儿科医生奶爸的育儿经

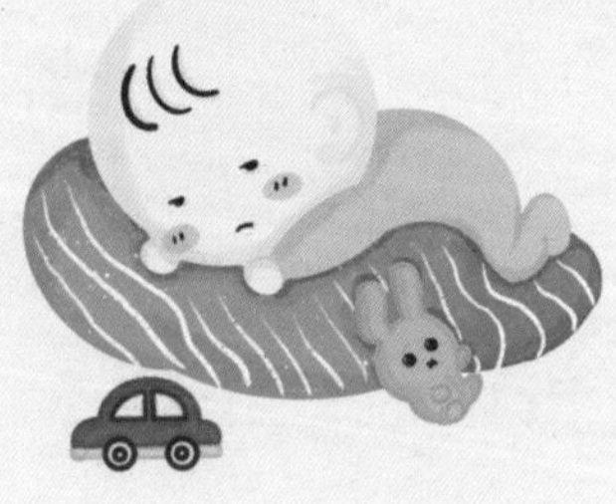

为0~6岁孩子
健康成长保驾护航

沈振宇 陈辉 彭福祥 著

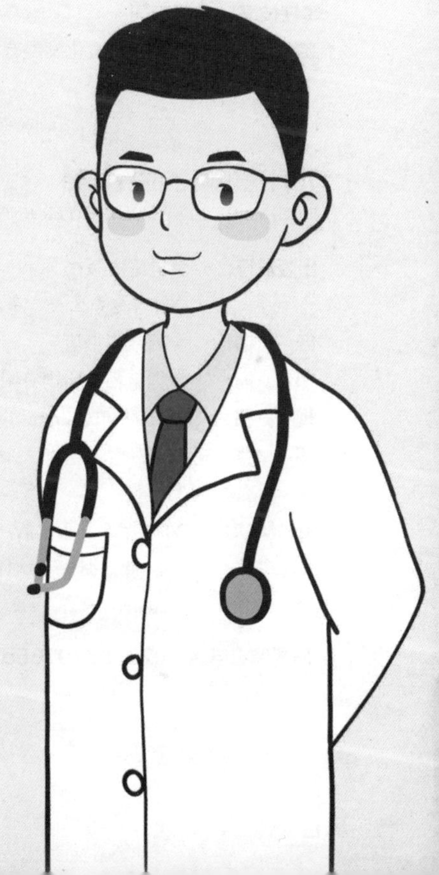

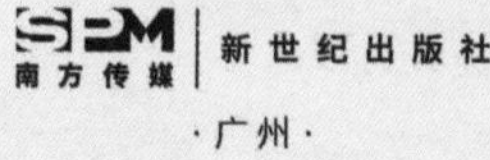

·广州·

图书在版编目（CIP）数据

儿科医生奶爸的育儿经 / 沈振宇, 陈辉, 彭福祥著
. – 3版. – 广州 : 新世纪出版社，2024.5
ISBN 978-7-5583-3960-8

Ⅰ. ①儿… Ⅱ. ①沈… ②陈… ③彭… Ⅲ. ①婴幼儿 – 保健 – 基本知识②婴幼儿 – 哺育 – 基本知识 Ⅳ. ①R174②TS976.31

中国国家版本馆CIP数据核字(2023)第126049号

出 版 人： 陈少波
选题策划： 何丽玲
责任编辑： 林祎珊
责任校对： 叶 莹
责任技编： 陈静娴
装帧设计： 广州水石文化发展有限公司

儿科医生奶爸的育儿经
ERKE YISHENG NAIBA DE YU ER JING

出版发行： 新世纪出版社
（广州市越秀区大沙头四马路 12 号 2 号楼）
经　　销： 全国新华书店
印　　刷： 深圳市福圣印刷有限公司
规　　格： 787mm × 1092mm 16 开
印　　张： 21.25
字　　数： 350 千字
版　　次： 2024 年 5 月第 1 版
印　　次： 2024 年 5 月第 1 次印刷
定　　价： 88.00 元

质量监督电话：020-83797655

自序

这本书与读者见面的时候，也刚好是我从医满 30 年的纪念日！

30 年前，我大学实习轮科到儿科，老师带着我们查房时，走到患儿床前，拿起床头的拨浪鼓摇几下就把孩子逗得咯咯笑，老师在谈笑中询问家长，给孩子做检查，病房里连空气都是轻快的。原来儿科医生的工作还可以这样快乐！还能这样有成就感！那个画面和拨浪鼓的声音在我的脑海中至今仍那么鲜活、清脆。也正是它冥冥中让我选择成为一名儿科医生。

每次出诊我都会自备玩具，已成为 30 年来雷打不动的习惯，我希望与孩子们的每次相遇都能给他们留下美好的回忆。

这本书是我送给家长们的礼物，也是送给自己的礼物。

去年，一位严重食物过敏患儿的妈妈在孩子成功脱敏后，再次挂了我的号来看门诊。她把陪伴孩子进行脱敏治疗的心路历程以及经验教训详细记录下来，希望通过我转给其他正饱受孩子食物过敏困扰的家庭，帮助他们少走些弯路。

这位妈妈的举动让我动容。患儿家长都有这样科普宣教的意识，为了让“别人家的孩子”少受点罪，她不辞辛苦，作为专业医生的我们，更该行动起来为孩子们做点什么了。

这本书在撰写时尽量把“原理”写得简单易懂，更侧重于实际操作与应用。当孩子出现特殊状况时，家长拿起这本书，翻到相关页面，马上就知道是否需要去医院，在家该怎么处理。如果这本书能让家长们心里少一点茫然、惊慌，多一点沉着、从容，它的目的就达到了。

这本书更是送给孩子们的礼物。

帮助爸爸妈妈对孩子们了解多一点，能够享受与孩子一起成长的过程，其中也包括陪伴孩子一起经历“生病”。我们潮汕有句俗语叫作“先有孩子，才有父母”。在陪伴我的女儿成长的过程中，我越来越体悟到这句话的含义。孩子的到来为每个父母打开了一个全新的世界，让我们或主动或被动地去了解、学习、掌握新的知识，比如营养学、儿科医学、心理学、中医学、音乐、美术、竞技体育……身处其中时，我们以为自己在帮助孩子，感受的大多是养育之苦；回望时，却发现是孩子在引领我们成长——孩子又何尝不是我们人生路上的老师！

陪伴是最长情的告白，不仅适用于恋人，也适用于父母与孩子。

没有一个孩子是在真空中长大，生病是每个孩子成长中必不可少的环节，他们的免疫系统也在一次次战胜疾病的过程中被建造、成熟起来了。当孩子生病时，我们就享受和他们一起“打怪升级”的过程吧。当孩子生病变得“更黏人了”，我们就好好利用这个机会与孩子充分“链接”，弥补一下前段时间我们因为工作忙碌而对孩子的忽视，或是陪伴时的漫不经心。

陪伴生病的孩子，会让我们不得不放慢匆匆的人生脚步，也会让我们看到我们平常看不到的“风景”。我们平常太忙忙碌碌了！当我们陪伴生病的孩子时，我们有可能才明白哪些东西是更宝贵的，是真正有价值的；我们有可能才意识到我们忽略孩子这个“生命”太久了，我们忽略我们自己的“生命”太久了，我们忽略爱的关系太久了……

沈振宇

2024 年 4 月 12 日

序

作为一个从事 23 年身心治疗的心理咨询师，看过太多被身心疾病困扰的孩子和焦虑担忧的家长。同时，童年的创伤会影响孩子一生的幸福体验，我们说幸福的童年可以疗愈一生，痛苦的童年可能需要我们用一生去疗愈。如何用温暖专业的方式呵护我们孩子身心健康，是需要我们专业人士和父母一起努力的方向，所以今天被邀请为一个儿科教授的科普书写序，内心是激动和喜悦的，因为身心健康从来都是息息相关的，这本育儿经的字里行间，也可以看出振宇教授对儿童与他们父母之间的仔细观察以及对孩子身心健康的理解。

当我第一次翻开这本儿科医生奶爸的育儿经，看到第一部分，儿童常见症状 ——听懂宝宝的身体语言。就情不自禁地想，如果每一个奶爸奶妈都可以理解这个观念，就可以减少多少初为人父母的忐忑和孩子生病以后的内心焦虑与恐惧。感谢作者对父母心理观察入微，从开篇就解决了父母内心渴望即刻消除孩子症状的焦虑，了解了孩子的症状其实是我们理解孩子身体的密码和钥匙。他同时也敏睿地指出一个残酷的现实，我们的孩子照料者往往因为克制不住自己内心的焦虑和恐惧，很多时候导致过度治疗。并且，这本书还非常体贴的用简单明了的语言教会新手父母如何判断孩子是否需要马上去医院找医生，还有对如何在家照顾好宝宝都有特别翔实的分享，甚至振宇教授会经常和我分享一个观点，有时候部分患儿是因为父母“生病”，孩子吃药。所以，阅读这本书，可以解决大部分父母的过度焦虑。更好地发现孩子身体的信号，陪伴孩子健康成长。

最后，想代表所有的新手父母向这本书的作者，振宇教授和帮助这本书“顺利分娩”的团队成员致敬，他们理解了父母，看见了孩子，代表了无法言语的婴儿。这本书也呈现出了父亲角色的核心力量——温柔而有力量，宽厚而又稳定。

今天刚好是春分，祝我们的孩子们在春天与一切美好相遇。

张雪辉

2024 年 3 月 20 日

CONTENT

目录

第一部分 | 儿童常见症状——听懂宝宝的身体语言 /01

第一章 | 发热 /02

第二章 | 咳嗽 /24

第三章 | 流鼻涕、鼻塞、流鼻血 /42

第四章 | 呕吐 /57

第五章 | 腹泻 /70

第六章 | 腹痛 /85

第七章 | 喉咙痛 /106

第八章 | 皮疹 /118

第九章 | 哭 /129

第十章 | 厌食 /138

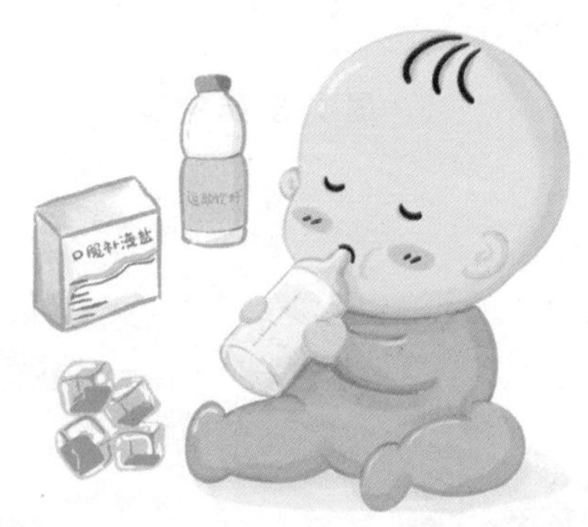

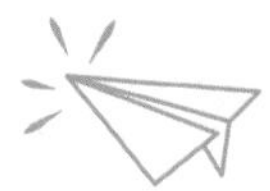

第二部分 | 儿童常见疾病——遇到疾病不慌张 /155

第一章 | 感冒 & 流感 /156

第二章 | 过敏性鼻炎、过敏性咳嗽、哮喘 /176

第三章 | 水痘 /189

第四章 | 荨麻疹 /197

第五章 | 麻疹、风疹、猩红热 /207

第六章 | 结膜炎 /216

第七章 | 中耳炎 /224

第八章 | 鼻炎 & 鼻窦炎 /233

第九章 | 营养类相关疾病 & 生长发育 /244

第十章 | 急性咽炎 & 喉炎 /258

第十一章 | 支气管炎 /266

第十二章 | 肺炎 /275

第十三章 | 便秘 /284

第十四章 | 尿路感染 /296

第十五章 | 手足口病 /304

第十六章 | 食物过敏类疾病 /312

第十七章 | 乳糖不耐受 /323

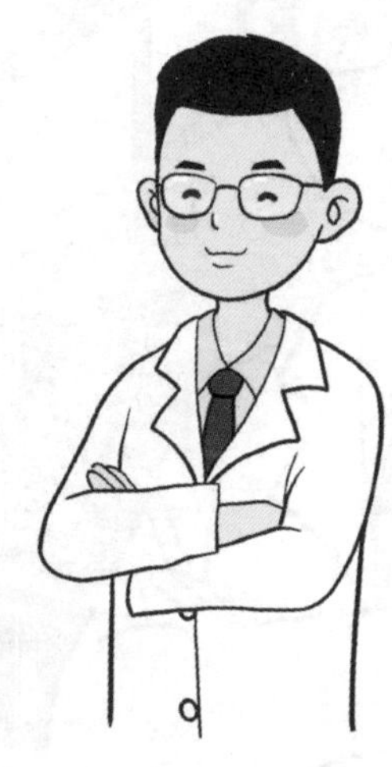

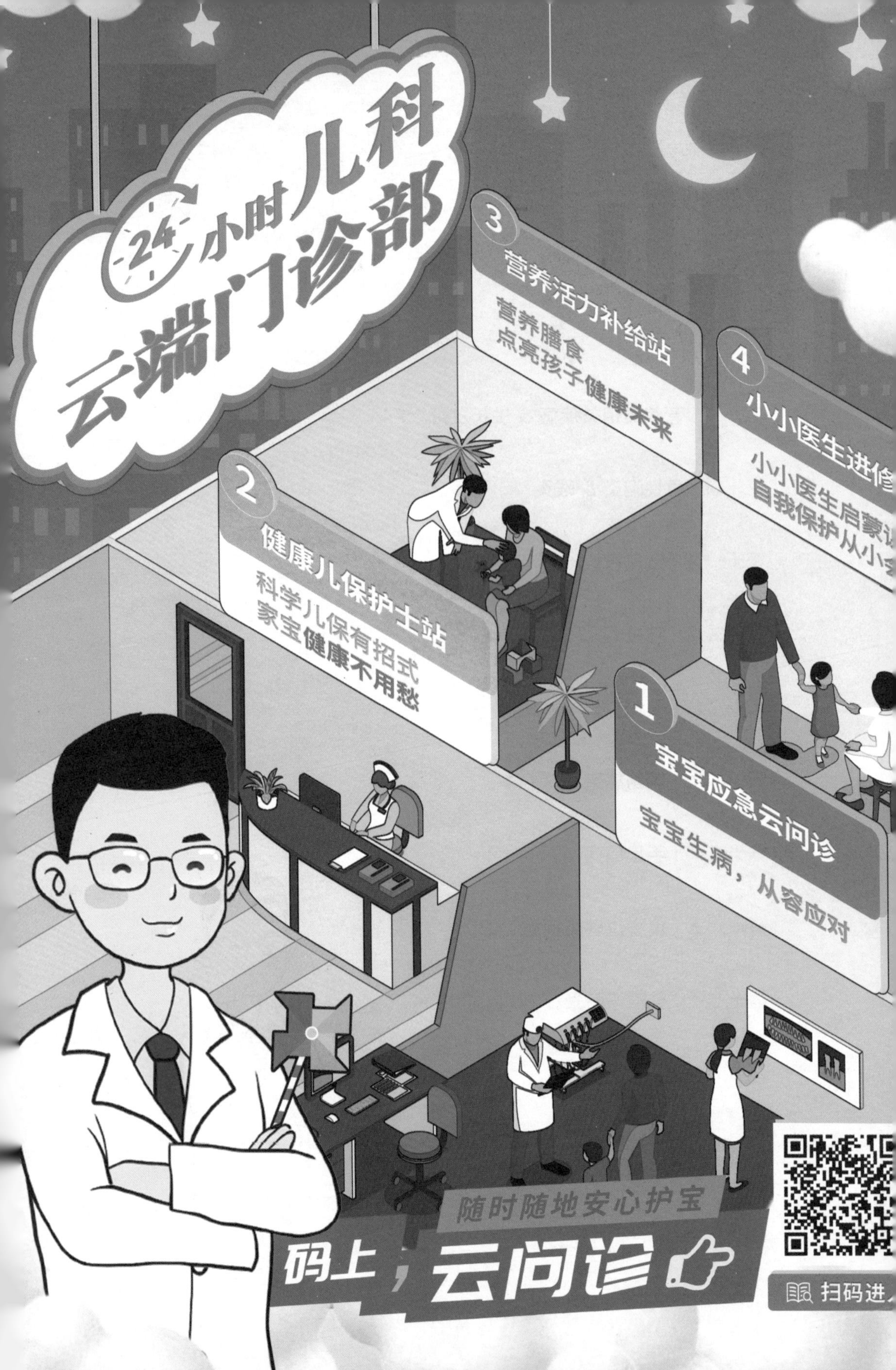

24小时儿科
云端门诊部
3
营养活力补给站
营养膳食
点亮孩子健康未来
4
小小医生进
小小医生启蒙
自我保护从小
2
健康儿保护士站
科学儿保有招式
家宝健康不用愁
1
宝宝应急云问诊
宝宝生病，从容应对
随时随地安心护宝
码上，云问诊
扫码进

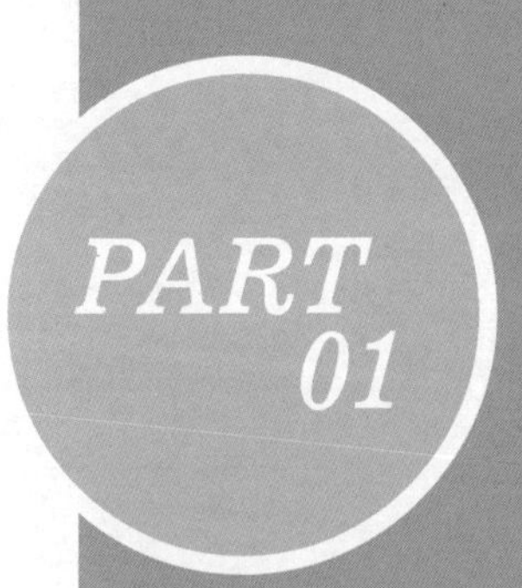

第一部分

儿童常见症状

——听懂宝宝的身体语言

宝宝一发烧、咳嗽，爸爸妈妈就如临大敌。其实这些症状非但不是我们的“敌人”，反而是在向我们发出预警和警报的“战友”“哨兵”，它们在提示宝宝的身体内可能出现了变化，比如换牙，或者异常，比如疾病，这需要引起家长的注意。这个预警对于还不会说话，或者还不能很好地表达身体不适的婴幼儿尤为重要。这些症状都是他们表达身体不适的语言，是向我们寻求帮助。儿科曾经被称作“哑科”，医生和父母们就是要借助这些症状来读懂宝宝身体的变化，进而去帮助他们。

我们要对付、消灭的不是症状本身，而是在它背后的疾病。因此，在治疗的过程中，父母们不用过于执着或纠结于“消灭”症状——怎么还没退烧？怎样能够立刻止咳？有没有快速止泻药？“敌人”疾病消失了，“战友”症状自然就离去了。有时症状甚至可以在宝宝战胜疾病的过程中出一臂之力，是名副其实的“战友”，比如说，咳嗽可以帮助宝宝排出呼吸道的分泌物，当人的体温达到 38℃时机体的抗病能力最强。

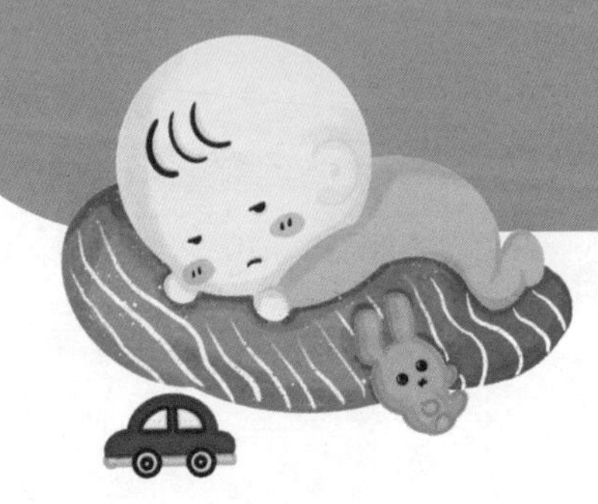

CHAPTER ONE

第一章 发热

1. 宝宝发烧了，可以用酒精或冰块给宝宝物理降温吗？···04
2. 让宝宝舒适的物理降温方法有哪些？·············05
3. 老人常说：“发烧了出身汗就好了。”捂汗可不可行？··06
4. 宝宝发烧了，家里能开电扇和空调吗？···········07
5. 宝宝在发烧期间，是不是只能喝白粥？···········08
6. 宝宝发烧了，什么时候该吃退烧药？············09
7. 吃了退烧药，宝宝的体温降到多少度最理想？·······10
8. 吃了退烧药为何体温还降不下来？··············11
9. 宝宝发烧时不愿意喝水怎么办？···············12
10. 宝宝总是不退烧，是不是打退烧针效果更好？·····14

11. 宝宝发烧了，什么时候该送医院？ ············15
12. 不小心退烧药吃多了，宝宝体温过低怎么办？ ······17
13. 高烧超过多少度容易发生高热抽搐？ ···········18
14. 宝宝出现过高热抽搐，下次发烧时该怎么办？ ······19
15. 宝宝发烧几天后鼻涕变色了，咳嗽声音也变了，是怎么回事？ ························20
16. 宝宝发烧了，哪种情况该使用抗菌素？ ··········21
17. 宝宝一年内发烧几次算合理？ ···············22
18. 接种完疫苗几天后就发烧了，是疫苗的副作用吗？ ···23

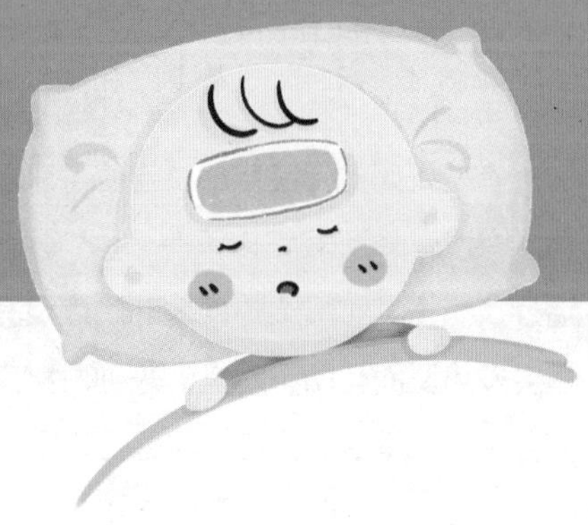

1 宝宝发烧了，可以用酒精或冰块给宝宝物理降温吗？

如果宝宝只是普通的感冒发烧，体温没有超过38.5℃，首先考虑使用物理降温的办法。当体温超过38.5℃时，再考虑使用退烧药。

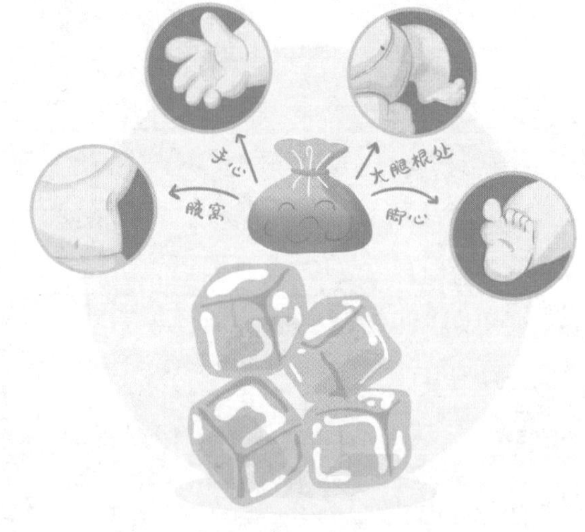

酒精降温并不推荐作为发烧的常规物理降温方法，目前仅限于在医院里偶尔用于超高热的患儿降温。我们家庭中常备的用于消毒的医用酒精浓度是75%，不能直接用于降温。如果是用冰块降温的话，也可用布将冰块包裹后放在腋窝、手心、脚心、大腿根处这些部位。

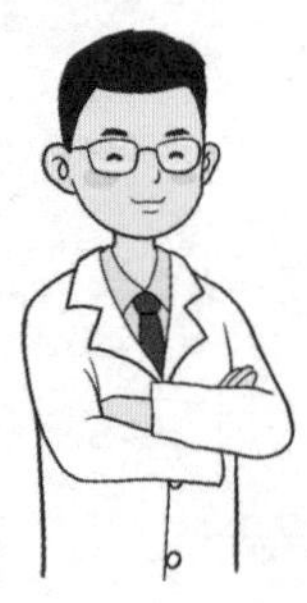

酒精降温、冰敷降温有共同的缺点：降温快，但反弹也快，宝宝的体温就像过山车一样忽上忽下的，这会让宝宝很不舒服。

有些妈妈觉得宝宝的体温降下来了，病就好了，自己也就放心了，因此对宝宝的体温有没有降到37℃以下有一种“执念”。其实我们给宝宝降温的目的，并不是为了治疗疾病（其实降温对疾病的治疗没有什么实质性的帮助，宝宝并不能获益。相反，适度发热反而有助于对抗外来细菌和病毒），而是为了让宝宝感到舒适，他们能得到充分休息才是目的。宝宝休息得越好，他们的免疫力才越强。

2 让宝宝舒适的物理降温方法有哪些？

宝宝发烧时最舒服的降温方式就是洗温水浴，洗温水浴除了能降温外，还能洗掉皮肤上的汗和污垢，宝宝就会感到很舒适。

洗澡水的水温以37℃~40℃为宜，妈妈用水温计测量，如果没有，也可以将手背放入水中，感到不烫手则为适宜温度。值得注意的是，为了干净戴着手套测温会导致水温过高，老人的皮肤对温度不敏感，也可能导致水温过高，烫伤宝宝。

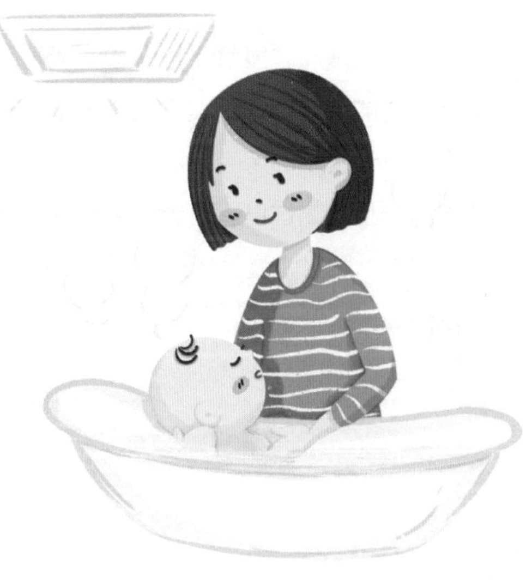

宝宝洗温水浴时注意不要让他们着凉，夏天时不要用电风扇、空调对着宝宝吹，如果是冬天可以在洗手间里使用暖气来升高室温。

在不着凉的前提下，发烧期间可以每天给宝宝洗几次温水浴，宝宝如果感到舒服，洗澡时间长一些也无妨。如果不便洗澡，温水擦身也能起到相同的效果。

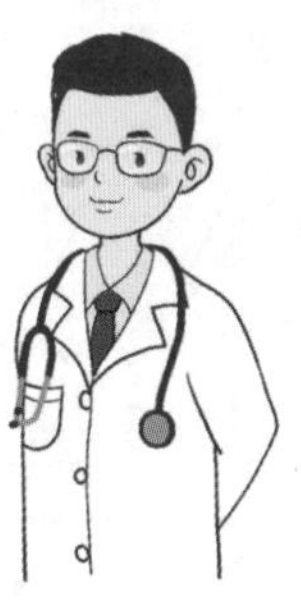

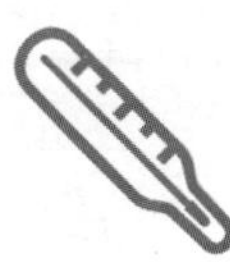

其他的物理降温方法，如贴退热贴，虽然不能帮助宝宝降温，但可以使宝宝感到更舒服。还要多给宝宝喝水，让他们多出汗和排尿，也可以起到降温的作用。

3 老人常说："发烧了出身汗就好了。"捂汗可不可行？

有一种说法："发烧了捂一捂，出身汗就好了。"老一辈人更倾向于让发烧的宝宝捂汗。其实大部分的儿科医生都很反对这种做法，出汗有助于让发烧的宝宝降温，但用捂热的方式来出汗不容易把握其中的度，一旦捂热过度，可能会导致宝宝出现类似中暑的症状，电解质大量丢失，脱水，甚至休克，医学上把这叫作 "捂热综合征"，简称"捂热征"。

捂汗还有另一个风险，就是一身大汗的宝宝一旦进入温度较低的空调房，毛细血管快速收缩，毛孔闭合，汗止住了，体内的核心热量却出不来了，体内的温度则可能会更高，这种现象称为"闭汗"，中医也会把这称之为"闭门留寇"。所以说，捂汗反而得不偿失。

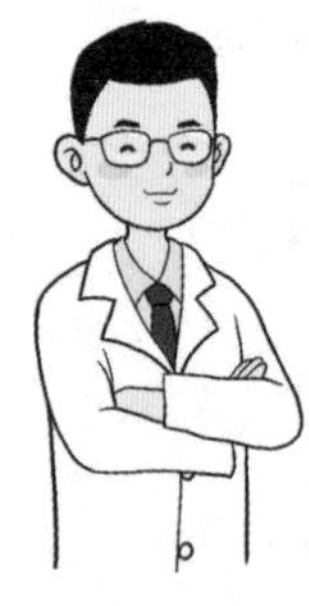

那么如何做到科学的出汗降温呢？

我们儿科医生更推荐用化学发汗的方法，也就是服用常用的对乙酰氨基酚或者布洛芬等类别的退烧药。除了西药中的退烧药之外，像水牛角等中药、中成药也有出汗降温的功效。

4. 宝宝发烧了，家里能开电扇和空调吗？

可以的，这也是物理降温的方式之一。如果宝宝正在发烧，而家里热得像个蒸笼，宝宝肯定不舒服。但要注意的是，如果是开电扇的话，不要让风对着宝宝吹，用低风量在房间里形成空气的流动即可，这样会提高宝宝的舒适度。

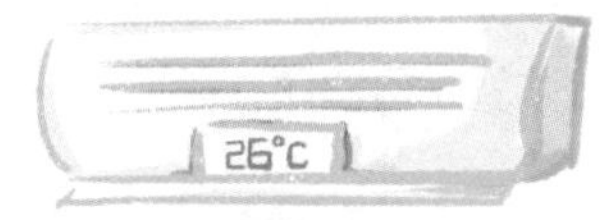

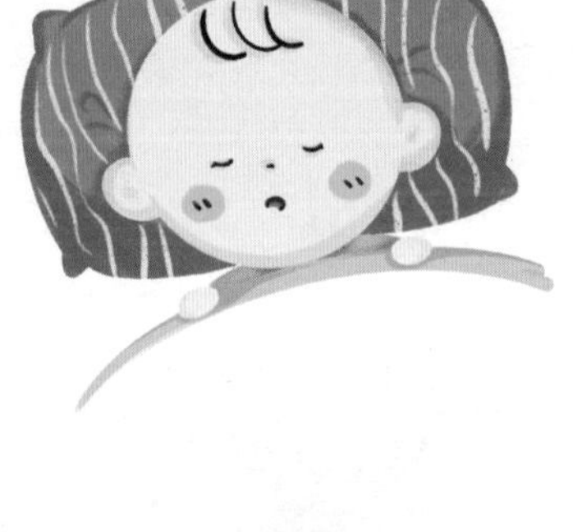

如果是开空调的话，要注意控制温度，一般建议在 26℃到 28℃为宜。同时还要结合具体情况，室内温度不要过低，否则会造成室内外温差太大，这种忽高忽低的温度变化并不令人感到舒适。

还要注意的是，如果宝宝刚发出汗来不要对着风扇吹，也不要马上进入空调房，要先擦干身体，以免导致“闭汗”。

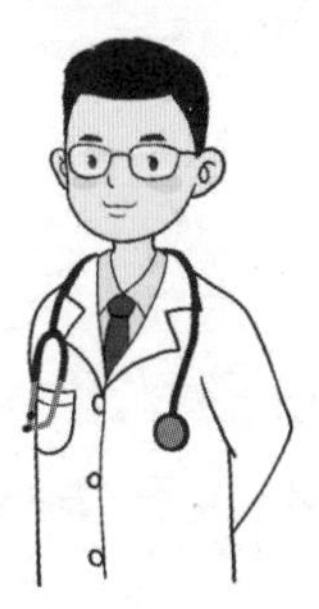

另外宝宝在空调房间中长时间不出汗也不好，此前我说过出汗有利于降温，把室温控制在让宝宝感到舒适，又能微微出汗的范围则最佳。宝宝出汗后应及时帮他擦掉，并换上干爽的衣服，以增加舒适感。

5 宝宝在发烧期间，是不是只能吃白粥？

宝宝在发烧期间，消化功能会变差，很多家长觉得白粥易消化就会让宝宝吃白粥。偶尔吃一顿是没有问题的，但不建议连续吃。宝宝发烧时，免疫系统需要产生许多抗体来对抗外来病毒、细菌，而这些抗体就是蛋白质。

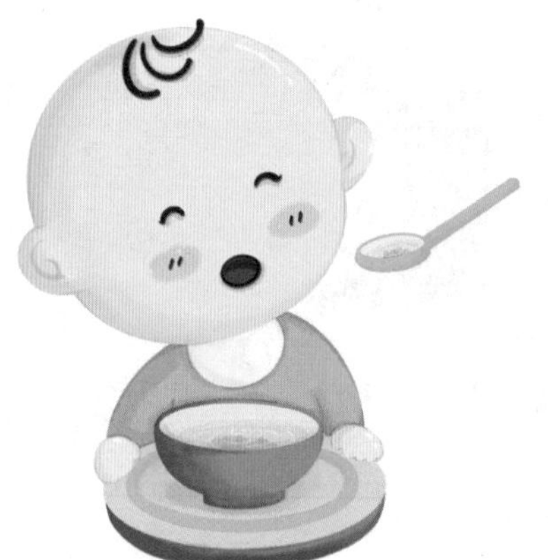

宝宝需要摄入一定量的蛋白质，供给免疫系统制造“武器”（抗体），而白粥里绝大部分是碳水化合物，宝宝连续吃白粥会导致蛋白质摄入不足，不利于身体的恢复。中医鼓励生病的宝宝喝瘦肉水（连渣一起喝）是有道理的，可以补充一定的蛋白质。

考虑到发烧的宝宝消化功能变差，我们要避免做过于油腻、难消化的食物，但也不需要额外准备特别好消化的食物，只要吃平常吃的食物即可，在这个阶段避免增添新的食物种类。

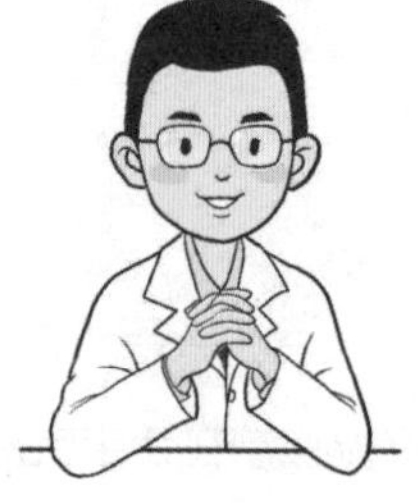

6 宝宝发烧了，什么时候该吃退烧药？

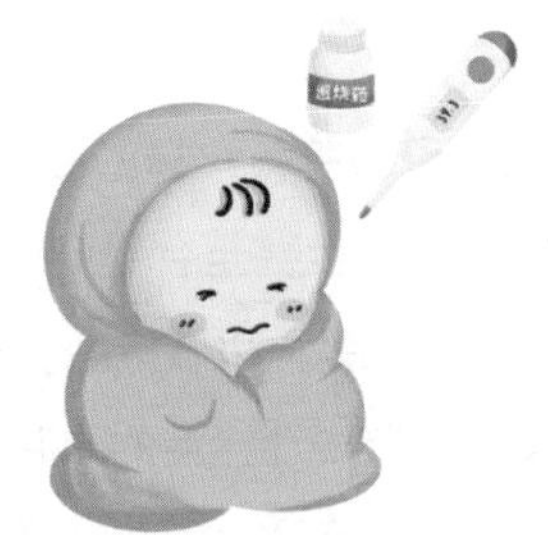

退烧药是帮助发热的宝宝降温的好伙伴，儿童常用的退烧药成分主要包括布洛芬和对乙酰氨基酚。

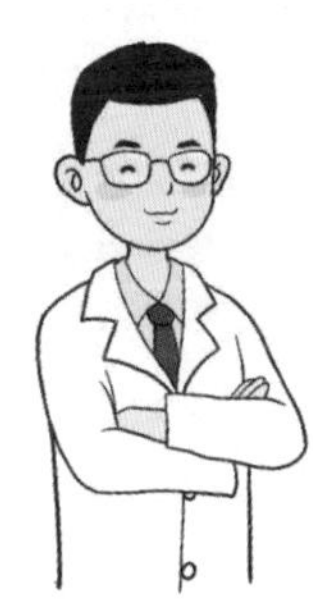

很多书中写道："宝宝发烧时，他们的体温在38.5℃以下就用物理降温，超过 38.5℃就吃退烧药。"但不能只看这一条标准。比如说，如果宝宝以前发生过高热抽搐，那么当他们的体温达 38℃就要吃退烧药了；如果宝宝的体温超过 38.5℃了，但他们的精神状态比较好，也可以先不急着吃退烧药。

适当地发热对宝宝尽快从疾病中康复是有帮助的，发热会调动并锻炼宝宝的免疫力，而病毒的活性随着体温的升高会下降。但妈妈们也不要因此走向另一个极端——让宝宝硬扛，这样宝宝会很难受。照顾发烧的宝宝有一个重要原则，就是让宝宝尽可能充分地休息，舒适地度过病程。

什么情况该用退烧药，可参考三个指标。

一是看宝宝的精神状态，如果他们出现烦躁、没精神、整个人蔫蔫的情况，则需要尽快吃退烧药。

二是看宝宝有无发烧的伴随症状。如果发烧导致宝宝出现了头痛、肌肉痛、骨头痛等症状，哪怕他们的体温没有超过38.5℃，都可以吃退烧药。退烧药全称其实是解热镇痛药，它同时有缓解疼痛的作用。

三是看宝宝的体温是否超过38.5℃，超过则建议服用退烧药，因为超过这个温度或多或少都会引起宝宝身体的不适。

7 吃了退烧药，宝宝的体温降到多少度最理想？

许多父母都曾有这样的经历：给宝宝吃了退烧药后，一个小时后再量宝宝的体温，仍在37℃以上甚至会更高。有些妈妈会产生疑问，没有降到正常体温，是否说明退烧不彻底，仍需再采取措施。

其实不一定要让宝宝的体温退至正常值，退至38℃其实是最理想的。因为随着体温上升，病毒的活性会下降，同时人体内的吞噬细胞和淋巴细胞的功能会上升，抗病能力增强。这一升一降之中等于说是在“弱化敌人，强化自己”，并且38℃的体温不算太高，宝宝一般不会感觉难受。

这么看来，可以说发烧是宝宝战胜疾病的“朋友”。除非高热本身已经引起了宝宝的不舒适，比如烦躁不安、难以入睡，或者宝宝有高热抽搐的病史，否则尽可能不去人为中断发烧的进程。

所以说，爸爸妈妈能容忍宝宝有一定程度的发烧（体温平缓维持在38℃到 38.5℃是最适合的状态），对宝宝从疾病中尽快康复是有好处的。

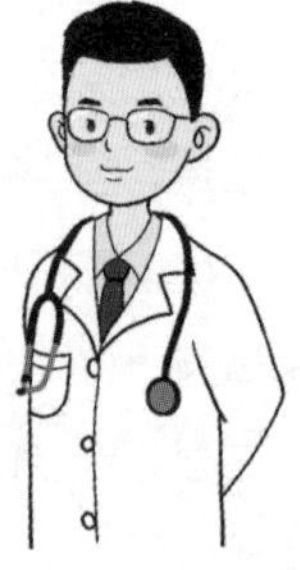

8 吃了退烧药为何体温还降不下来？

我们给宝宝吃了退烧药，可是他们的体温并没有发生很明显的变化，这其中的原因可能有多种。

常用的两大类退烧药是对乙酰氨基酚和布洛芬，不同的宝宝对这两大类药的敏感性是不同的。有些宝宝可能对其中一类不敏感，因此吃药获得的降温效果不好，家长可以尝试变换，看哪一种的降温效果更理想就选哪一种。

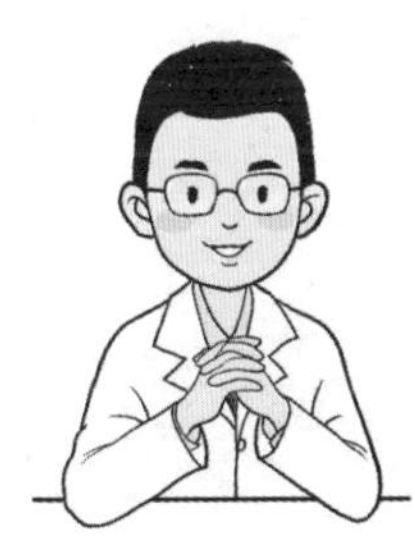

如果宝宝试过上述两类退烧药的降温效果都不好，则可以将两类药连用，比如说一个是充足的剂量，另一个是半剂量，能将体温降到 38℃ ~38.5℃就可以了。

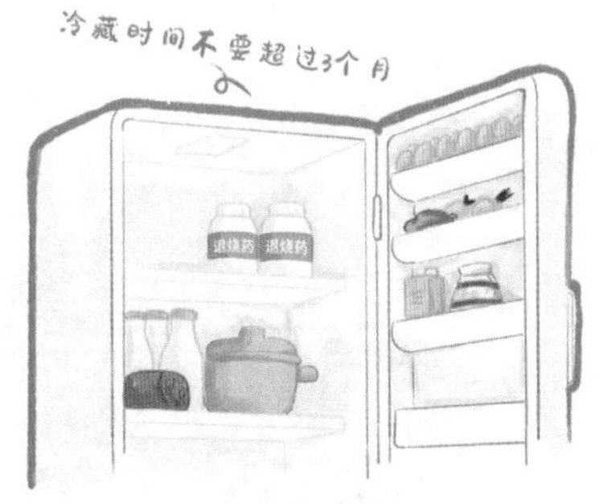

宝宝下次发烧仍可按这个剂量服用。这个过程需要我们细心观察，所以说父母才是宝宝最好的医生。

另外，几乎所有的退烧药都是通过让宝宝出汗来达到降温的效果。所以说，在给宝宝吃退烧药的时候，也要让他多喝水，退烧效果才好。

开封后的退热糖浆经过长期存放其药物会挥发，也会影响退热效果。一般退烧糖浆开封后要放在冰箱内冷藏，冷藏时间不要超过3个月，如果超过了3个月，哪怕它还在保质期内也不能再给宝宝喝了。

9 宝宝发烧时不愿意喝水怎么办？

宝宝吃了退烧药要多喝水，退烧效果才好，另外大量出汗后，电解质和水分会大量丢失，也需要及时补充。比如说，有些宝宝发烧出汗后会腿软，可能是出汗导致钾大量丢失，可吃些香蕉来补钾。

和白开水相比，口服补液盐水（可买口服补液盐粉，按比例兑水）的效果会更好，可以将其放在冰箱的冷藏室里微微冰一下，凉凉的口感，宝宝会更爱喝，因为口服补液盐里有葡萄糖，冷藏后口感会更甜。

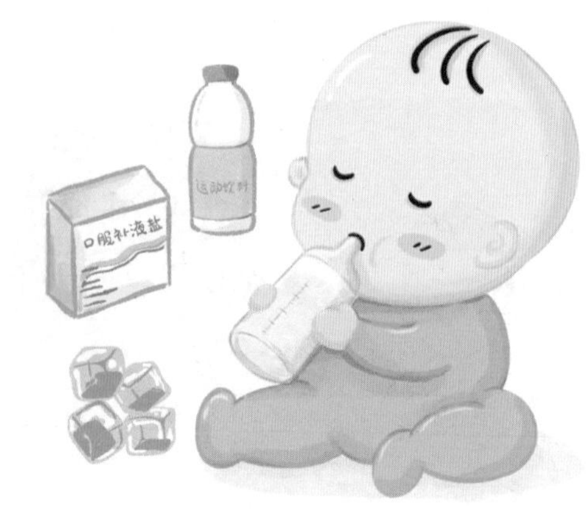

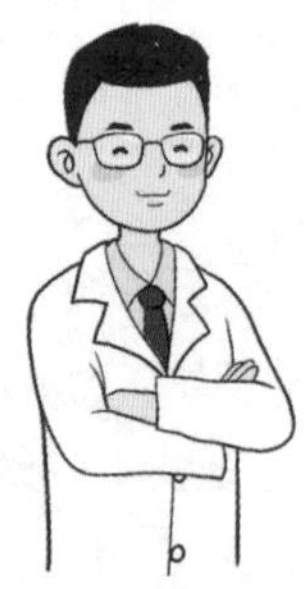

还可以把口服补液盐水放入冰箱的冷冻室，冻成冰棍，冰冰的、甜甜的，正在发烧的宝宝吃了会特别舒服，无法抗拒。如果是大一些的宝宝，也可直接喝运动饮料。

有些父母可能担心喝冷藏后的东西会伤了宝宝的脾胃，但眼下当务之急是让发烧的宝宝感到舒服、多喝水，只要量不大、不长期喝是没有问题的。此外米汤里加点盐也是不错的选择。像可乐这类碳酸饮料，如果宝宝愿意喝，在这时也是可以喝的，只要能让宝宝及时补充水分，方法可不拘一格。

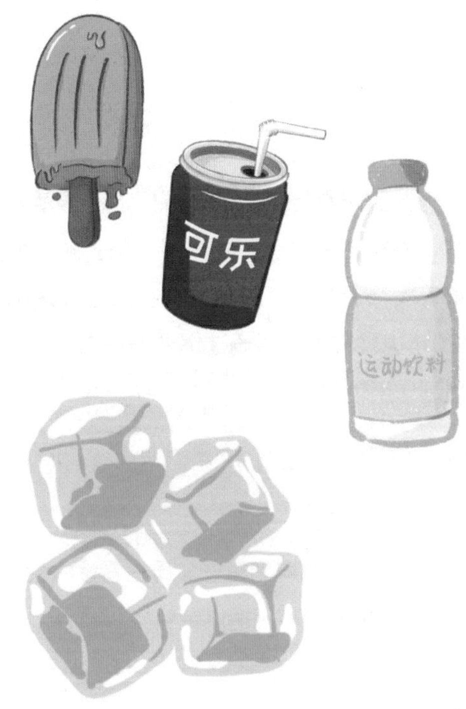

但是我不太建议给宝宝喝鸡汤、瘦肉汤等，这些汤偏油腻，且渗透压较高。渗透压可以理解为对水的吸引力，渗透压高的液体容易把身体里的水拉进肠道，造成腹泻，雪上加霜。

“一岁以内的宝宝不能吃盐，那么他们在发烧时能喝口服补液盐水吗？”

答案是可以的，一岁以内的宝宝并非绝对不能吃盐，而是不需要额外补充盐，因为母乳、辅食中已经有盐了。

宝宝在发烧时大量出汗，体内的电解质会丢失，因此额外补充口服补液盐是有必要的，也是安全的。

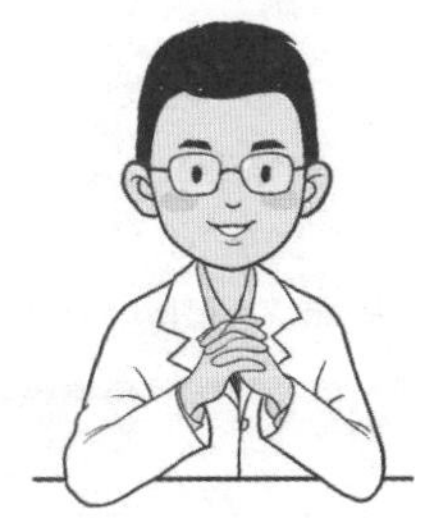

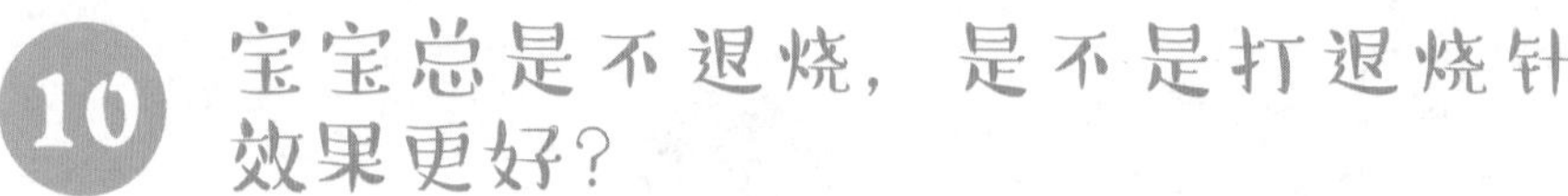

10 宝宝总是不退烧，是不是打退烧针效果更好？

有些家长看到宝宝的体温迟迟不退就要求医生开退烧针，认为打上一针会好得更快，其实这并非明智的选择。据了解，目前国内临床中仍在使用的退烧针有氨基比林、安乃近等，不过这些药在部分发达国家已经被禁止使用了，安乃近注射液在2020年也被我国药监局注销注册证书，原因在于它们的退烧效果并不比口服药好，并且副作用较大。

我遇到有些父母在看诊时会说，“我的宝宝体温超过40℃了，这么严重怎么不用退烧针？”

我想在这里解释一下，体温高并不等于疾病严重，这只是宝宝的身体对外来的病毒启动了一个过度激烈的反应，儿科医生接诊这样的高热宝宝时心里反而会松一口气，说明这个宝宝的问题不严重，并且间接反映了他们的免疫系统强大。

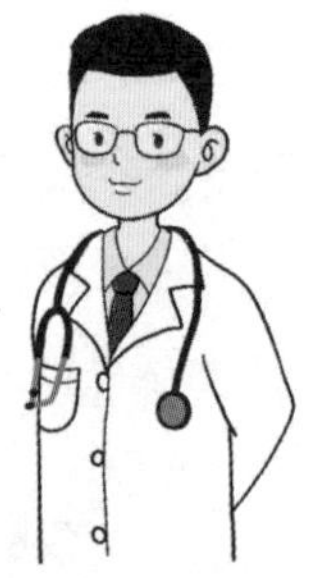

值得父母们注意的是，体温低也不等于疾病轻，有些营养不良、体质较弱的宝宝即使感染了病毒、细菌也不怎么发烧，可是他们的精神状况却比较差，这种时候我们更要小心。什么情况下该送医院，可参看《宝宝发烧了，什么时候该送医院？》。

宝宝发烧了，什么时候该送医院？

观察吃、睡、玩

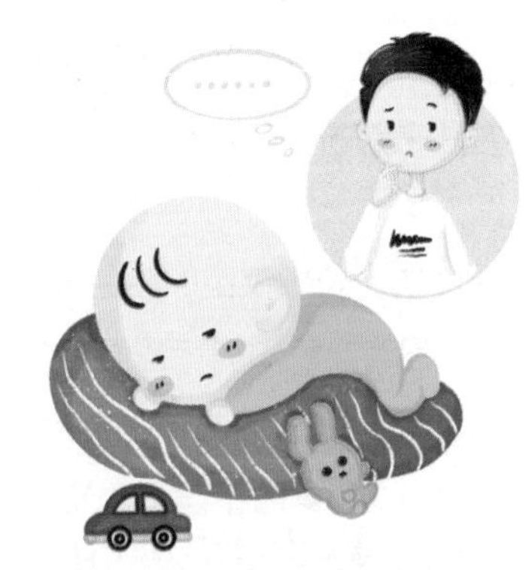

宝宝1岁断了母乳之后，或是3岁刚上幼儿园时会比较容易感冒发烧，不一定每次发烧都要去医院，可以先物理降温或吃退烧药，在这个过程中可一直观察宝宝的状态。

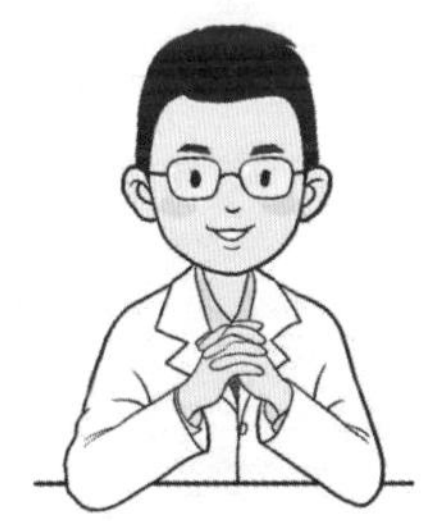

和体温相比，家长更需要关注的是宝宝的精神状态，具体来说就是观察他们的吃、睡、玩。

如果宝宝不能进食、喝水，可以到医院进行补液；如果宝宝睡觉时烦躁不安，醒来时总是昏昏沉沉、很疲倦的样子，需要及时就医（宝宝发烧时睡眠时间会比平时多，家长不用过于担心，这是身体在自我修复，需要有更多的睡眠休息）。小宝宝是不会装病的，当他们突然对平时非常爱玩的游戏或玩具不感兴趣、无动于衷了，这也是宝宝精神状态不佳的表现，需要请医生诊断。此外，宝宝的出疹性疾病较多，如果我们发现有新出现的皮疹也要及时就医。

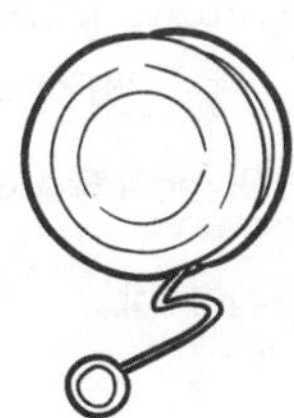

另外，当宝宝连续发烧超过 5 天时也建议去医院就医并查找引起发烧的原因。因为导致宝宝发烧最为常见的是由病毒引起的上呼吸道感染，一般在 5 天之内烧就会退了。

铁三角法

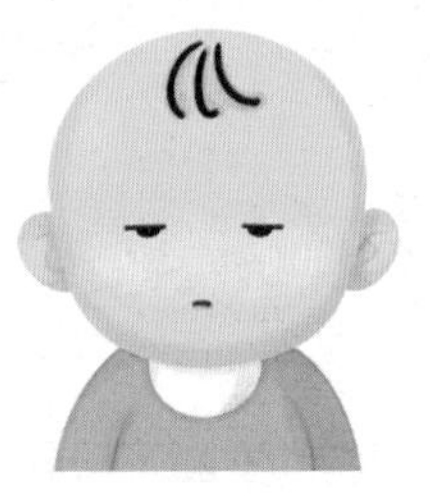

除了观察宝宝的精神状态，家长还可以用“铁三角”的方法来判断，其中任何一个指标出现问题都应立即送医。

一是面色。如果宝宝的脸色很红或者是苍白，尤其是苍白、没有血色则提示我们要去医院；

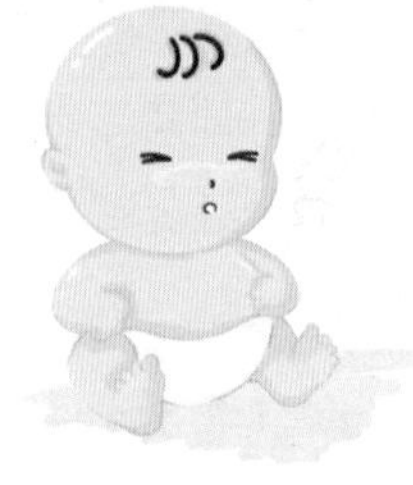

二是呼吸。正常情况下，6个月内的宝宝呼吸不超过60次/分，1岁内不超过50次/分， 2岁以上每分钟呼吸的次数应该在40次以内，并且随着年龄增大，频率逐渐减慢、向成人靠近，如果说2岁的宝宝40~60次/分则提示呼吸有些偏快，如果超过60次/分则提示要立即去医院；

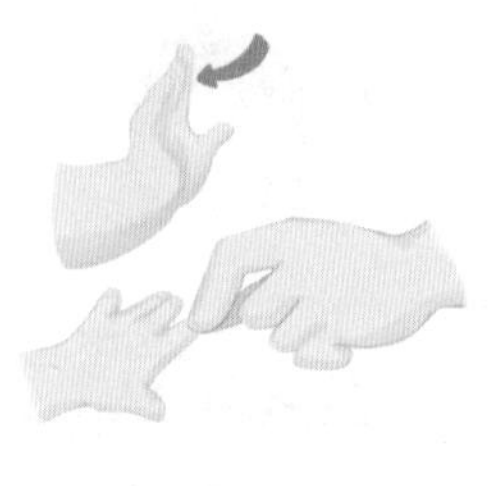

三是循环。如果宝宝的循环出了问题也要立即去医院。

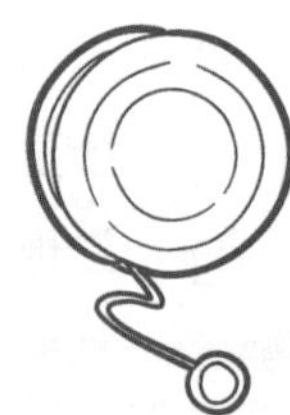

循环的判断有两个方法。

【食指线】适用于1岁及以下的宝宝。宝宝食指外侧（靠近拇指的那一侧）能看到一条青色的线，这是静脉血管，这条线越长则表示宝宝目前的循环越差。

【毛细血管再充盈时间】适用于各年龄段的宝宝。指甲本来是粉红色的，用力按其中一个指甲，指甲会变白，松开后指甲会逐渐恢复为粉红色。对于健康的宝宝，指甲恢复为粉红色的时间为1~2秒，最多不超过3秒，如果超过3秒了，则提示循环不正常，要密切关注宝宝的情况变化；超过5秒则需要立即送医院。我们也可用脚趾甲做这个测试。

12 不小心退烧药吃多了，宝宝体温过低怎么办？

宝宝的正常体温在36.5℃到37.5℃之间，有时他们误吃了过量的退烧药，会将体温降到36℃以下，甚至会降到35℃以下。

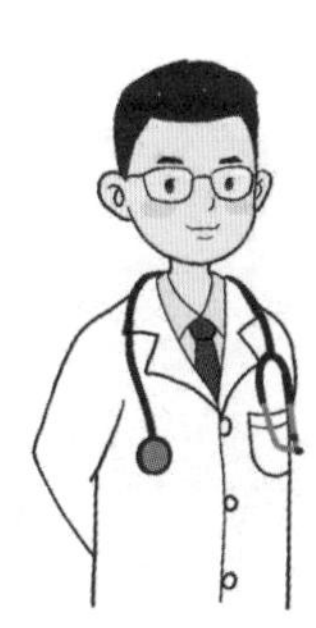

吃过量的退烧药分两种情况。

一种是服用的量在推荐剂量的两倍以内，这种情况多见于我们在倒药时操作失误。其实这个剂量还是在可容忍的范围内的，可以让宝宝多喝水，促进药物的代谢即可。

第二种情况是服用的量超出了推荐剂量的两倍，如果在服用后 4~6 小时之内，应立即把宝宝送到医院洗胃，因为服用过量的退烧药除了会导致体温过低外，还可能会造成肝肾损伤。如果超过了 4~6 个小时，药物已经不在胃里了，洗胃已经没用了，但仍要立即去医院，医生会采取其他的处理措施进行对症治疗。

第二种情况多见于没有保管好药物，宝宝自己拿起来当糖水喝了。这里要特别提醒的是，无论是大人的药还是孩子的药，都要保管好，放在宝宝够不到的地方，这是一个重要的家庭安全原则，也是不可触碰的红线。

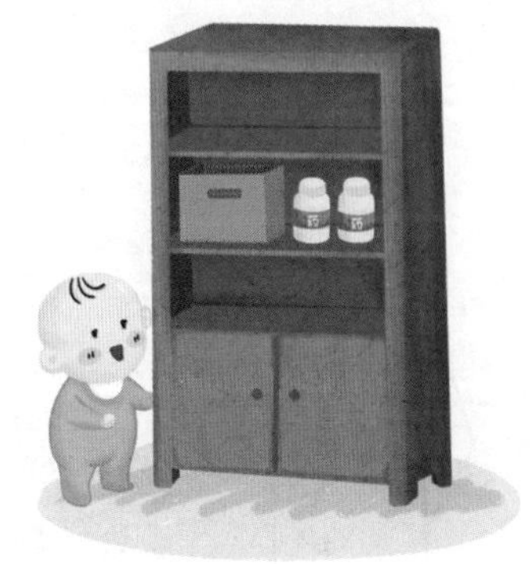

13 高烧超过多少度容易发生高热抽搐？

当宝宝的体温超过40℃，很多父母会担心宝宝出现抽搐，留下严重的后遗症。5岁以下宝宝高热时，抽搐的发生率有5%。但并不是体温越高，抽搐的概率越大。

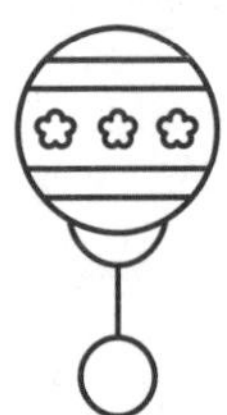

是否会出现抽搐更多的是与宝宝本身的体质有关，如果家族中有癫痫病人，或者宝宝的爸爸妈妈年幼时发生过高热抽搐，那么宝宝发烧时出现高热抽搐的概率就会比别人大，但这并不代表宝宝的体质比别人差，只是他们的中枢神经对体温的刺激更为敏感，出现了异常。

高热抽搐往往在发烧的头两天出现，我们在护理时要格外关注。如果高热抽搐只是一过性的“简单型”，也就是抽搐时间不超过5分钟，没有大小便失禁的情况，抽搐过后宝宝照样吃、玩，则不需要特别处理。如送到医院急诊室看病，医生除了做恰当的退烧外，一般不会做其他特别的处理，最后会让家长带宝宝回家休息，并进行观察。

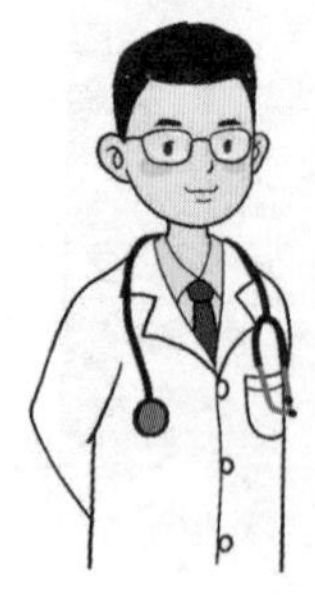

发生高热抽搐，不会留下后遗症，不会烧坏脑子。如果实在不放心，可两周后带宝宝回医院检查脑电图，排除癫痫的可能。

14 宝宝出现过高热抽搐，下次发烧时该怎么办？

如果宝宝发生过高热抽搐，说明他是易感体质，下次发烧时出现高热抽搐的概率会很高。家长可将退热的关口前移，体温达到38℃就要开始服用退烧药。如果高热抽搐频繁的宝宝，可以在发烧的头两天，在吃退烧药的同时也服用预防高热抽搐的药，比如苯巴比妥等西药，羚羊角、水牛角等中成药。如果只是偶发性的高热抽搐，下次发烧时注意及时退热即可。

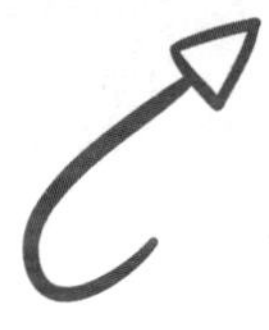

有家长担心反复的高热抽搐会损伤宝宝的大脑，其实会损伤大脑的抽搐往往是因为抽搐时间过长，特别是呼吸肌抽搐后引起大脑细胞长时间缺氧而发生损伤。但“简单型”的高热抽搐是短时间的四肢抽搐，不会损伤大脑，如果有条件做血氧监测的，会发现在抽搐的过程中宝宝的血氧并不会下降。

如果宝宝高热抽搐超过了 5 分钟，或出现了大小便失禁等情况，抽搐过后还有神经系统的表现，比如说脖子硬、两眼看向一边等，则说明可能是“复杂型”抽搐，需要立即去医院找到引起抽搐的原因，如癫痫、脑膜炎等。

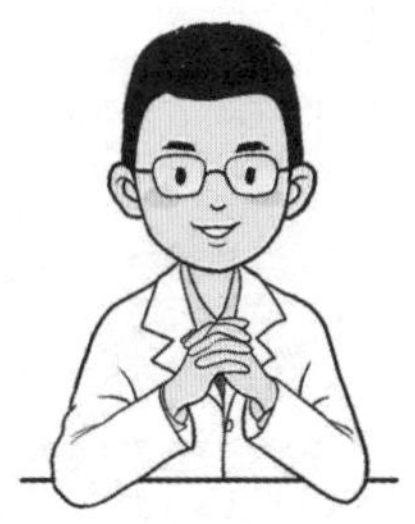

5岁以上的宝宝出现了高热抽搐也一定要去医院做进一步检查，要排除器质性疾病。

15 宝宝发烧几天后鼻涕变色了，咳嗽声音也变了，是怎么回事？

宝宝最常见的上呼吸道感染主要是由三大类微生物引起的：一是病毒（约占八九成），二是细菌，三是衣原体、支原体等非典型菌。

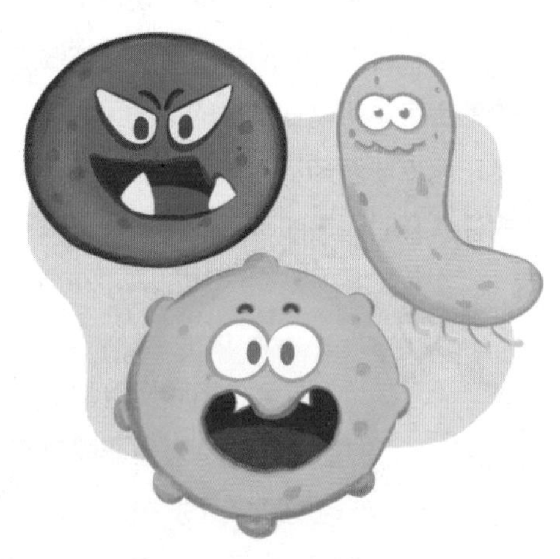

宝宝的呼吸道中其实一直都有细菌，它们平时潜伏起来了，大家都相安无事。当宝宝病毒感染后，免疫系统集中精力对付病毒，疏忽了监管，细菌就开始肆虐了，引起细菌感染。一般病毒感染超过3~5天就容易引起细菌感染。

病毒感染与细菌感染症状不同，病毒感染的鼻涕多为透明或白色，质地比较稀薄；细菌感染的鼻涕多为黄色、绿色，质地比较浓稠。

病毒感染引起的咳嗽多是清嗓样咳嗽或干咳，而细菌感染引起的咳嗽会有痰音，也会咳出黄色的痰来。这时宝宝如果做血常规检查，医生也能根据检查结果分辨出是病毒感染还是细菌感染。

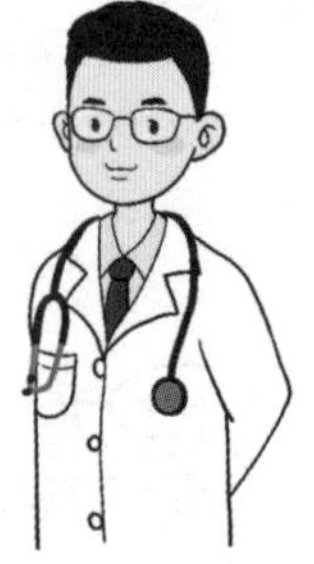

宝宝发烧了，哪种情况该使用抗菌素？

宝宝的上呼吸道感染绝大多数情况都是由病毒引起的，目前在医学范畴里对病毒是没有什么好办法的，虽然有抗病毒药物，但由于副作用比较大，除非疾病危及生命，否则不会轻易使用。所以最终站在搏击台上、直面病毒的，还是免疫系统这个“拳手”。宝宝发烧时，我们会采取各种治疗措施，包括药物等，其终极目的都是为这个“拳手”创造一个适宜的环境，可以让它在与病毒的搏击中发挥出更好的状态。

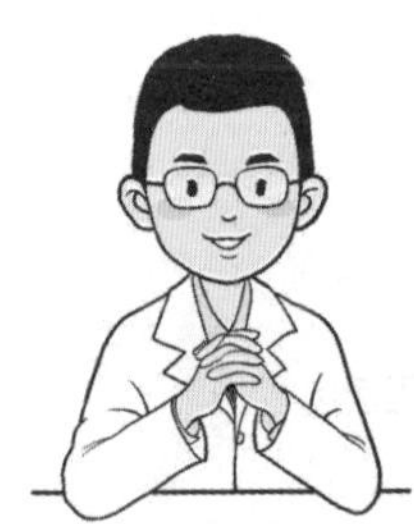

当宝宝的上呼吸道感染发展到细菌感染了，但血液检查的指标不太高、宝宝的精神状况也不错，可以不着急用抗菌素（俗称消炎药、抗生素），让宝宝的免疫系统锻炼一下。但如果宝宝发烧时间比较久，整个人的状态比较糟糕了，可以用抗菌素助他一臂之力，抗菌素对付细菌几乎是一打一个准，这是西医最引以为傲的地方。

但是如果感染的是比较坏的细菌，如链球菌、肺炎链球菌等，这些细菌很容易对宝宝造成比较大的伤害，致残率、致死率都比较高，所以一旦发现就要用抗菌素了。有些宝宝的抗病能力比较弱，比如有营养不良、脑瘫，或先天性心脏病的宝宝等，一旦发现有细菌感染也要尽快用抗菌素。

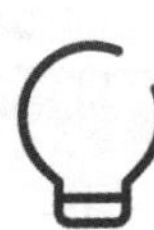

和以前的家长容易滥用抗菌素不同的是，现在的家长对抗菌素又过于紧张，以至于宝宝该用的时候却不同意用，把上呼吸道感染拖成了下呼吸道感染。

17 宝宝一年内发烧几次算合理？

“医生，我家宝宝三天两头就感冒发烧，要不要给他开些提高免疫力的药？”这是儿科医生最常被问到的问题之一，这就涉及宝宝一年内发烧几次才算合理的问题。

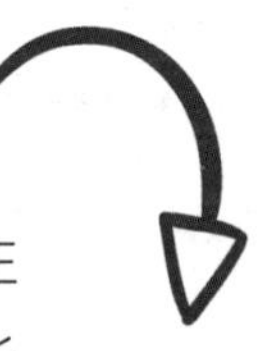

一般来说，6岁以内的孩子一年发烧在4次以内（含4次）都算正常范围。有时孩子刚上幼儿园或小学时，每个月都会感冒发烧，家长就会觉得孩子经常生病。其实这种情况可能只发生在刚开学的头两三个月，如果在一年中次数并没有超过4次，都算正常范围。宝宝们刚到一个新的环境，他接受到的病毒、细菌等微生物环境一定比在家时扩大了很多，他的免疫系统需要一个适应的过程，在适应的过程中会有两到三次的发烧，但这并不代表宝宝的免疫力不好。妈妈更没必要因噎废食，而不敢把宝宝送到学校去了，其实宝宝的免疫系统就是在这一次次的发烧过程中得到锻炼的。

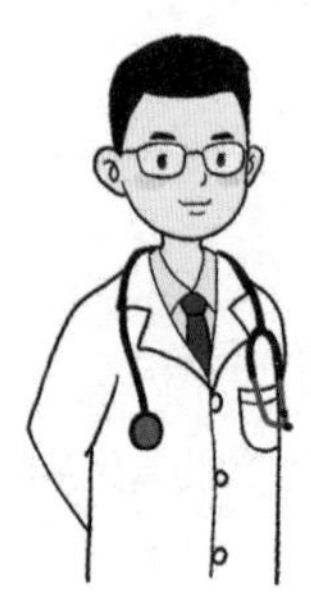

医学上是这样定义“复感儿”的，如果一年内上呼吸道感染的次数大于或等于 6 次，或者是一年之内下呼吸道感染（包括肺炎、支气管炎）大于或等于 2 次，或者一年内患中耳炎大于或等于 3 次，符合以上指标中的某一项就被认为是反复呼吸道感染，可以考虑服用提高免疫力的药物。

18 接种完疫苗几天后就发烧了，是疫苗的副作用吗？

有的宝宝每次接种疫苗几天后就会感冒发烧，家长心里会嘀咕这是不是疫苗的副作用，甚至不敢让宝宝再去接种疫苗。其实，这基本上是偶然事件。宝宝，尤其是半岁前的宝宝，疫苗接种频率高，且易生病，家长就容易联想到是疫苗所致。

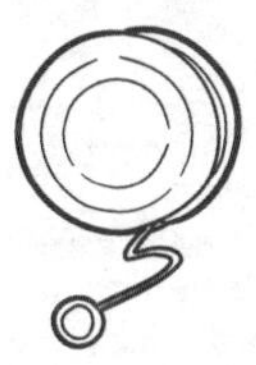

有些孩子在接种疫苗后会出现一些不良反应，如局部红肿、轻微疼痛、发烧、腹泻、皮疹等，这些不良反应一般是接种24小时内发生，最长不会超过48小时，而且这些反应的程度往往都很轻，多数在1~2天即可自愈，因此家长不用过度紧张，放大疫苗的副作用。

这里要提醒的是，宝宝在接种疫苗前，家长应主动将宝宝的健康状况如实告知医生，并了解相关禁忌征情况，如发烧、处于疾病急性期、出现大面积湿疹、患有某些特殊疾病等则不宜接种。

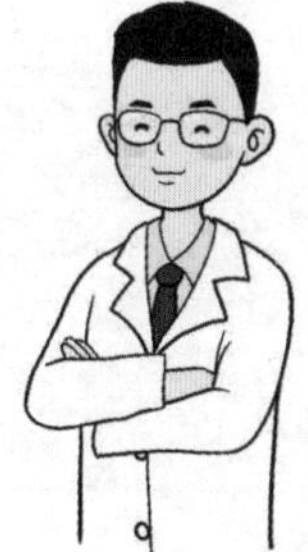

不严重的牛奶蛋白过敏不是接种的绝对禁忌，但应进行一些调整，如果宝宝的过敏症状主要体现在肠道，可以将口服的脊灰疫苗换为注射的疫苗，同时也不建议接种流感疫苗。

CHAPTER TWO

第二章 咳嗽

1. 宝宝咳嗽时把痰咽下去了，对身体有危害吗？ ······· 26

2. 宝宝咳嗽时我们明明听到喉咙里有痰音，他却咳不出痰来怎么办？ ······· 27

3. 如何给宝宝选止咳糖浆？ ······· 28

4. 吃了化痰药后，宝宝晚上睡觉时喉咙里的“呼噜呼噜”声更响了，是不是病情加重了？ ······· 29

5. 我买了家用雾化机，要怎么配药？ ······· 30

6. 食疗对止咳管用吗？网上推荐的大蒜煮水、蒸橙子等可以给宝宝试吗？ ······· 31

7. 宝宝咳嗽好几天了，什么情况该再去医院？ ······· 32

8. 宝宝咳嗽不愈该看什么科？ ······· 33

9. 宝宝白天不咳，晚上却咳得睡不着觉，这是怎么回事？ · · ·35
10. 如何判断宝宝的咳嗽是不是过敏性咳嗽？ · · · · · · · · ·36
11. 如果宝宝是过敏性咳嗽，需要做过敏原检测吗？ · · · · ·37
12. 对于寒咳、干咳的宝宝，有什么家庭护理小妙招吗？ · · ·38
13. 宝宝感冒好了一周了，怎么还会偶尔咳两声，是没断根吗？ ·39
14. 宝宝感冒后咳嗽了一个多月，我怀疑他得了支气管炎了，给他吃了消炎药也没见好，怎么回事？ · · · · · · ·40
15. 宝宝具有气道高敏感性，有什么办法改变这种体质吗？ ·41

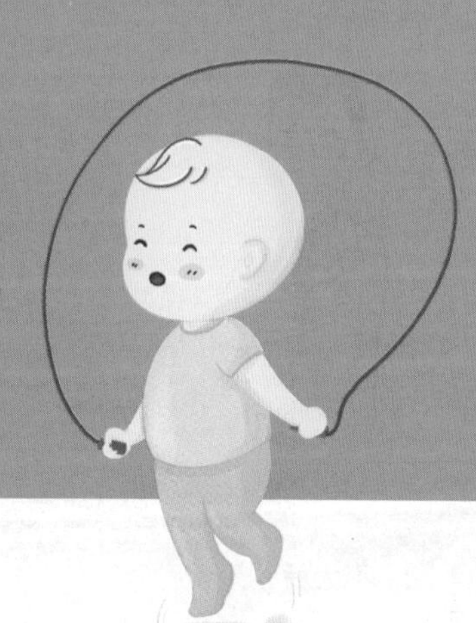

1 宝宝咳嗽时把痰咽下去了，对身体有危害吗？

宝宝的呼吸道感染了病毒、细菌后，免疫系统会派一大批“战士”去作战，“战士们”有白细胞、吞噬细胞等，激烈的战事过后，呼吸道里尸横遍野，有病毒、细菌的尸体，也有白细胞、吞噬细胞的尸体，这时呼吸道的黏膜细胞会分泌一些黏液来打扫战场——清洗呼吸道，这是我们人体的自洁功能。而黏液包裹着各种细胞、病毒、细菌的尸体就形成了痰液。如果是过敏导致的炎症反应，痰液主要是黏膜细胞分泌的大量黏液。

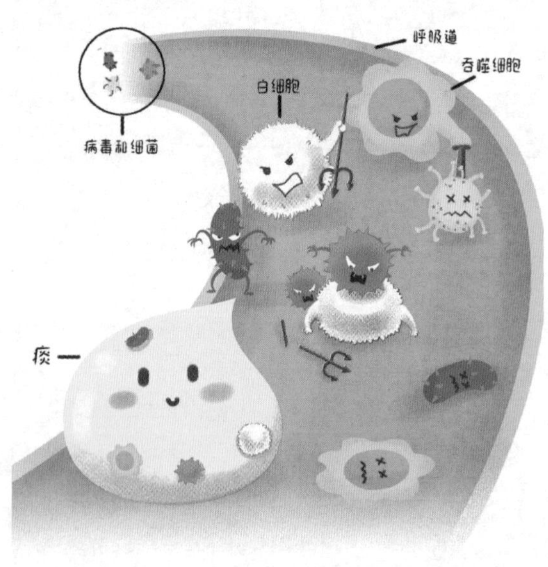

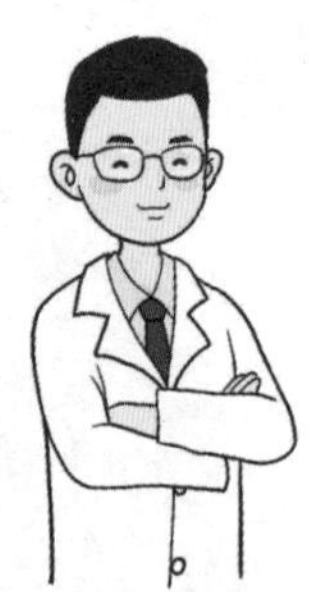

宝宝吞下的痰液，会进到胃中，胃里的酸度很高，PH 值为 2~4，会把痰液分解得支离破碎，痰液被分解后进入到肠道，如果里面有可被利用的成分，还会被肠道吸收再利用，所以在宝宝的大便中是不会看到痰液的。有些家长担心痰液里的病毒、细菌会危害宝宝的健康，其实就算有残活的病毒、细菌，进到胃里也已经被胃酸杀死了。

所以宝宝吞下痰液对身体没什么害处，只是爸爸妈妈感觉不太好。

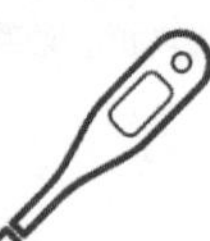

2 宝宝咳嗽时我们明明听到喉咙里有痰音，他却咳不出痰来怎么办？

我们的呼吸道里布满了密密麻麻的纤毛，这些纤毛是不停歇地向上摆动，可以把形成的痰液排出去。但如果痰液形成得太快、太多或太黏稠，超出纤毛摆动排出的能力范围时，人体就会启动另一个帮手——咳嗽，来帮助排出痰液。所以说咳嗽是宝宝的朋友，而非敌人。

咳嗽并不是一件简单的事，需要大脑指挥、调动160多个肌肉或肌肉群来完成。对于低龄的宝宝来说，这种咳嗽反射还没有完全形成，可能就会出现有痰咳不出来的情况，新生儿甚至完全不会咳嗽。

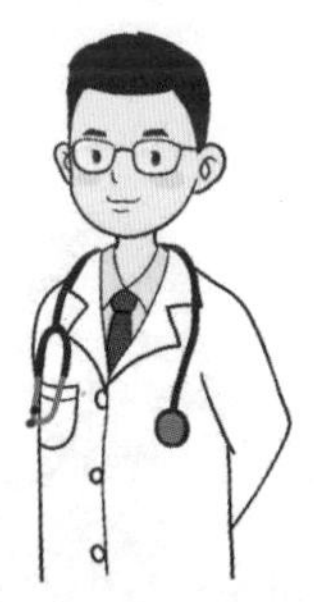

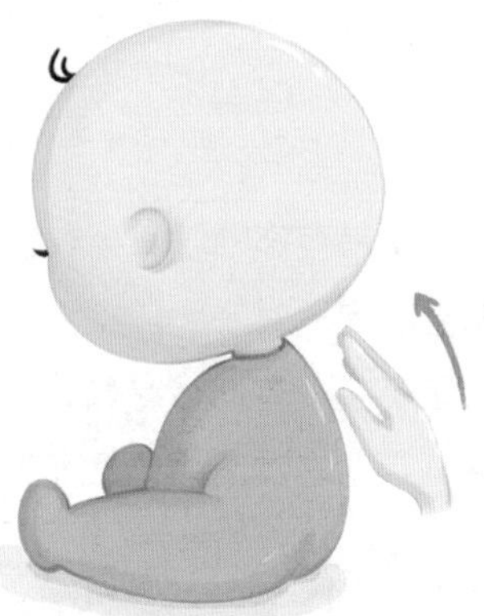

发现宝宝有痰咳不出来，我们可以用拍背的方法，帮助宝宝把痰液震松、震散，这样更有利于纤毛把这些痰液排出。拍的时候用空心掌顺着宝宝的呼吸道，在背部从下向上拍。有些医院里有振荡器，宝宝坐在上面，然后有两个机械掌快速拍打宝宝的背部。其实这都是用物理震荡的方法，让黏稠的痰液不要黏在气道上，并把它们打散成小块，从而更容易被排出来。

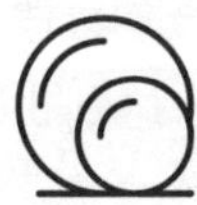

此外，我们也可以给宝宝服用止咳化痰的药物，用化学的方法稀释痰液后，帮助排出痰液。如何选止咳糖浆，可参看《如何给宝宝选止咳糖浆？》。

3 如何给宝宝选止咳糖浆？

咳嗽、痰液其实是人体自洁功能的体现，可以说是宝宝的朋友。宝宝咳嗽时其实并不难受，痛苦的是大人，恨不得让宝宝吃个药马上就不咳了，于是就出现了“吃药的是孩子，治的是大人的心病”的情况。

目前止咳糖浆有三类。第一类是中枢神经镇咳药，这类止咳糖浆有强力镇咳的效果，作用于大脑的中枢神经系统，让作为反射行为的咳嗽消失。

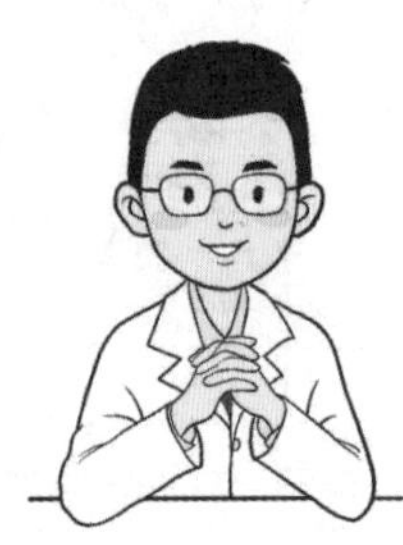

作为儿科医生，我并不建议宝宝服用第一类止咳糖浆。虽然宝宝服用后止咳效果立竿见影，但会导致气道内的痰液排不出来。这就好比撤走了清洁工，任由垃圾堆积，宝宝病情可能会加重，之后会咳得更厉害。

第二类是止咳祛痰药，适用于湿咳，也就是有痰的咳嗽。目前常见的药物有氨溴索、溴创木酚。这类药物对宝宝来说是比较安全的，它可以稀释黏附在支气管黏膜上的痰液，让痰液没有那么黏稠，纤毛能靠自己的力量将它们排出，这样就不需要启动咳嗽反射，从而达到止咳的效果。

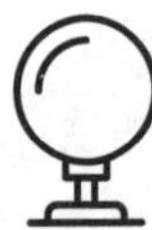

第三类是扩张支气管或缓解支气管痉挛药，宝宝干咳，也就是没有痰的刺激性咳嗽时可选用。这类药物有丙卡特罗、氨溴特罗、帮布特罗，它们都是通过放松气管、支气管，降低其敏感性，来达到止咳的效果。

4. 吃了化痰药后，宝宝晚上睡觉时喉咙里的“呼噜呼噜”声更响了，是不是病情加重了？

喝了祛痰药或化痰药后，宝宝在头一两天可能会痰液更多、咳嗽更多，这其实是正常现象，之后痰液和咳嗽都会逐渐减少。黏稠的痰液被稀释后，会显得更多，听上去“呼噜呼噜”的，但是这样才更容易被排出来，或是借助纤毛的摆动，或是借助咳嗽，所以咳嗽增多是可能的。

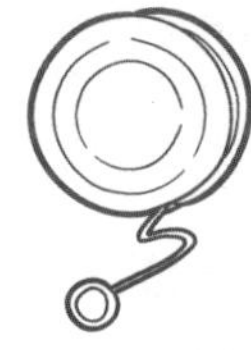

这些排出的痰液有一部分咳出体外，还有一部分无意识中咽进了肚子里，这对宝宝是没有危害的。

我想对爸爸妈妈说的是，和在前一章提到的发烧一样，咳嗽、痰液都不是病，它们是信号和“哨兵”，提示我们宝宝的呼吸道或者是有感染，或者是过敏引起了炎症反应。

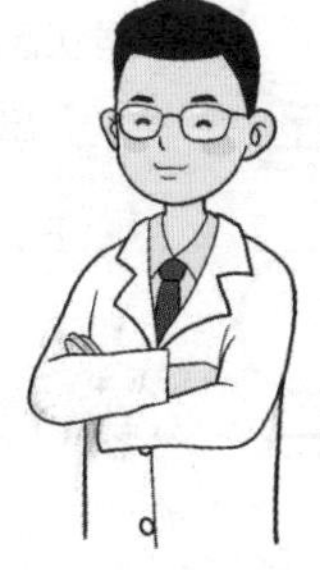

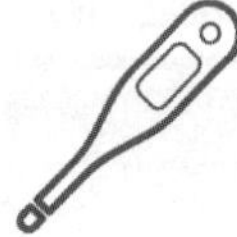

我们要对付的是引起咳嗽、痰液的“幕后黑手”，而不是咳嗽、痰液本身。找到了病根，进行对应治疗后，咳嗽和痰液自然就消失了。

5 我买了家用雾化机，要怎么配药？

雾化属于吸入治疗，因为药物直达患处，所以具有起效快、用药量少、局部药物浓度高以及全身副作用少的优点。如果宝宝经常咳嗽，我们买个雾化机放家里还是值得的，也可减少往返奔波医院的频率。

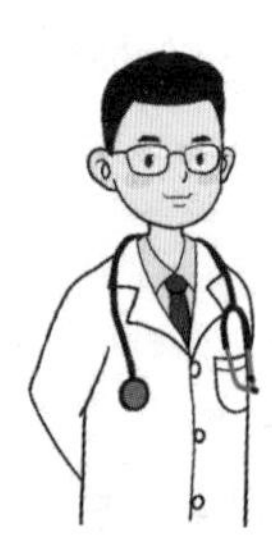

每次给宝宝做雾化的时间是10~15分钟左右，可每天一次，在药物中加入2~3毫升的生理盐水即可配制成雾化药液。雾化的药物分为以下三类。

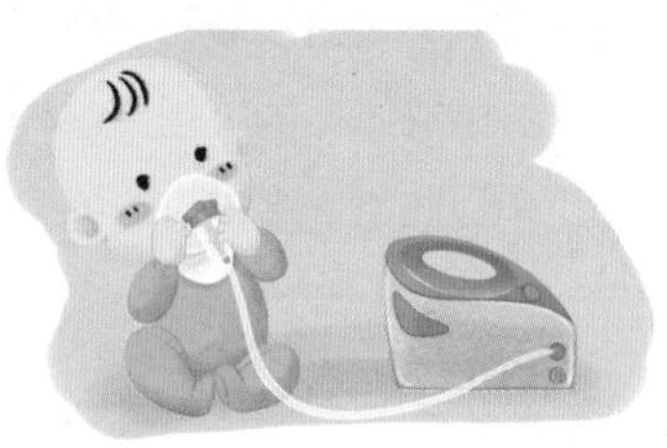

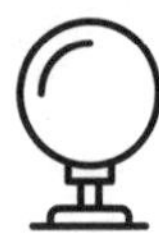

第一类是吸入性表面激素，如布地奈德。这类药对支气管的炎症状态有缓解的作用。过敏、哮喘会引起呼吸道的炎症反应，细菌感染也会启动呼吸道的炎症反应，有时细菌本身不太厉害，但机体启动的炎症反应太猛了，导致分泌物过多。表面激素吸入后不是去杀菌的，而是去控制这种过度的炎症反应。

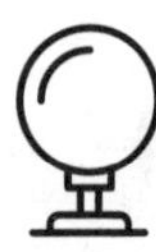

第二类是气管扩张剂，如沙丁胺醇。这类药能够拮抗支气管的收缩状态，有舒张支气管平滑肌、缓解支气管痉挛的作用。气道管径增大了，供氧就会增多，宝宝的舒适度会明显提高。这类药物适用于宝宝过敏性咳嗽或者刺激性干咳嗽。

第三类是M胆碱受体阻断剂，如异丙托溴铵。它对液体的分泌有抑制作用，可减少宝宝整个气道的黏液分泌。

这里要提醒的是，雾化药物的选择、雾化的频率最好在宝宝看病时咨询医生，宝宝每次咳嗽的原因、表现不同，使用的药物就会有所不同。

6 食疗对止咳管用吗？网上推荐的大蒜煮水、蒸橙子等可以给宝宝试吗？

我们给宝宝尝试止咳食疗的做法是可以的，不过在使用前要先分清宝宝的咳嗽是寒咳还是热咳，这是中医的理念。

中医的寒咳相当于西医概念中的过敏性咳嗽和刺激性咳嗽。如果宝宝在早晚、夜间咳嗽会加重，受到冷风刺激或吃了寒凉食物（如苦瓜、西瓜等）、冰冻食物（冷饮、冰激凌等）后咳嗽也会加重，并且咳嗽时通常无痰或出现白痰，这时我们可以用温热的食疗方调理，比如大蒜煮水、蒸橙子、红糖姜水、陈皮水等。

中医的热咳相当于西医概念中的感染性咳嗽，表现为白天咳得多，痰音重、痰呈黄绿色，还可能伴有头痛、鼻塞等症状。这时可以吃些清热的食疗方，如冰糖川贝炖雪梨。

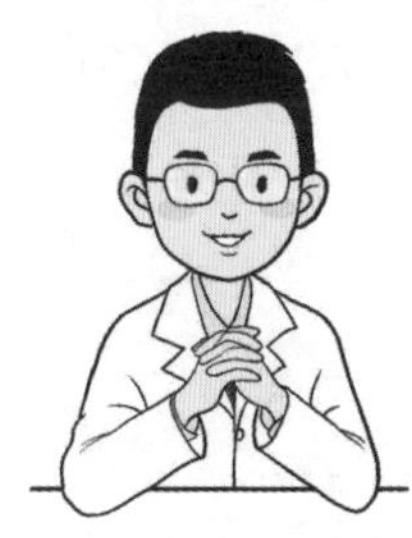

需要提醒的是，这些食疗方通常比较甜，中医不主张宝宝咳嗽时吃甜食（包括甜的水果），中医认为甜食不利于排痰。咳嗽常伴有痰液，脾为生痰之源，甜食容易碍滞脾胃，使脾胃运化水湿的功能受到影响，水湿凝聚成痰，痰液上聚于肺脏，就出现痰鸣漉漉，迁延不愈。

因此在使用这些食疗方时家长要注意观察宝宝，如果没有好转，甚至有加重迹象，就不要尝试了，或者尽量选择不太甜的食疗方。

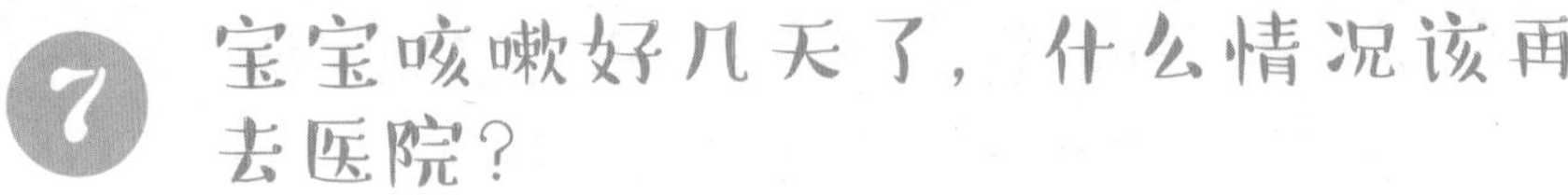

7 宝宝咳嗽好几天了，什么情况该再去医院？

照顾咳嗽的宝宝，我们要关注宝宝的呼吸和嘴唇的颜色。

如果宝宝出现呼吸急促，则提示宝宝所患的上呼吸道感染很可能已经发展为下呼吸道感染，如肺炎、支气管炎等。宝宝嘴唇发紫则提示他有些缺氧，病情很可能已发展为肺炎，这表示宝宝病情加重，需要再去医院就诊。

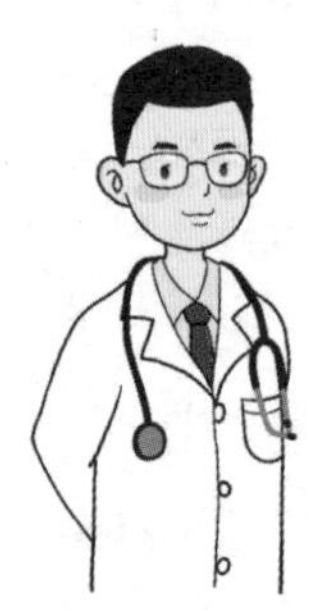

另外我们还可留意宝宝咳嗽时有无出现“嘶嘶”的喘息声。有些咳嗽其实就是咳嗽变异性哮喘，刚开始会表现为刺激性干咳，实际上就是哮喘的前奏，一旦发现宝宝在不停息的刺激性干咳中掺杂有“嘶嘶”声时，家长要及时再带宝宝就医。

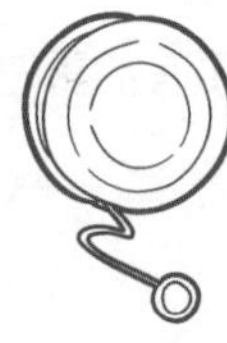

一般的上呼吸道感染在一到两周内就好了，不会再咳嗽。如果宝宝的咳嗽超过四周还没好，则为慢性咳嗽，需要再次去医院查找引起咳嗽的原因。

8 宝宝咳嗽不愈该看什么科？

很多医院的儿科是不分科的，一般我们带宝宝去看儿科。如果医院有分科就可以看儿科呼吸专科。引起宝宝慢性咳嗽的原因有几大类，也可在儿科查到病因后，再去对应的专科就医。

原因一：鼻后滴漏综合征，又称上气道咳嗽综合征。

也就是说咳嗽是由鼻子问题引起的，多见于本身有鼻炎、鼻窦炎的宝宝。我们人体每天会分泌很多鼻涕，大约为2L，相当于一瓶特大支的可乐，这些鼻涕通过蒸发、吸收、吞咽就由身体自行解决了，我们甚至意识不到它的存在。但如果鼻涕产生得过多，打破了这种平衡，鼻涕就开始刷存在感了，往前流就是鼻涕，向后流刺激到咽喉就会产生刺激性的咳嗽，这就叫作上气道咳嗽综合征。由这种原因引起咳嗽的宝宝可以去耳鼻喉科就医，解决了鼻子的问题就止咳了。

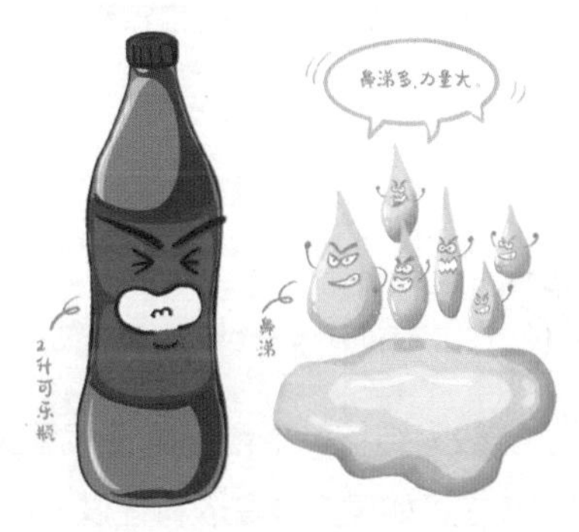

原因二：咳嗽变异型哮喘。

它是一种特殊类型的咳嗽，虽然没有达到哮喘的标准，但发病的根源与哮喘类似，都是由气道的高敏感所导致的，这种情况常见于本身是过敏体质的宝宝，比如曾患过或已经有湿疹、过敏性鼻炎、食物过敏等的宝宝，或者父母中有一方是过敏体质的宝宝。这种原因引起咳嗽的宝宝可以到变态反应科、过敏免疫科、呼吸科就诊。这一类咳嗽的治疗思路与轻症哮喘的类似。

原因三：胃食管反流。

和成人不同，宝宝的胃呈水平位，且部分孩子的贲门（胃与食管相连的部分）本身发育不完全，睡觉平躺时胃酸就会上流到食道、咽喉，刺激咽喉引起咳嗽。胃食管反流引起的咳嗽在夜间会比在白天严重，常常还会伴有胃肠不适的症状。这种原因引起咳嗽的宝宝可以去消化内科就医。对宝宝来说，胃食管反流的诊断过程有些痛苦，医生有时会先开些提高胃动力的药物，并建议宝宝睡觉时头部略微高过上身，如果咳嗽明显好转，则可以推断是胃食管反流引起的咳嗽。

原因四：特殊病原体感染。

一般为结核、嗜酸细胞性气管炎等。现在，结核在城市中比较少见，但农村中仍有存在，如果宝宝在农村住过一段时间，出现咳嗽不愈，并伴有午后潮热、手心发热、脸颊发红等症状，则要考虑是否患有结核。总之，特殊病原体感染的种类很多，要逐一排查，找到原因后再进行针对性治疗。这种原因引起咳嗽的宝宝，需要到传染病医院接受治疗。

9 宝宝白天不咳，晚上却咳得睡不着觉，这是怎么回事？

对于这种情况，医生会高度怀疑这是过敏性咳嗽，也就是说宝宝本身是过敏体质，气道很敏感，当晚上睡觉的环境中出现了致敏原就可能诱发咳嗽。中医会把这种症状诊断为寒咳。

比较常见的过敏原是“寒冷”。

比如，南方的家庭夏季晚上睡觉时会开空调，宝宝如果只穿背心的话，他的胸口就会露在外面，虽然宝宝可能并不觉得冷，但身体里的气道已经觉得冷了，在寒冷的刺激下气道自然就会收缩，最终引起咳嗽。

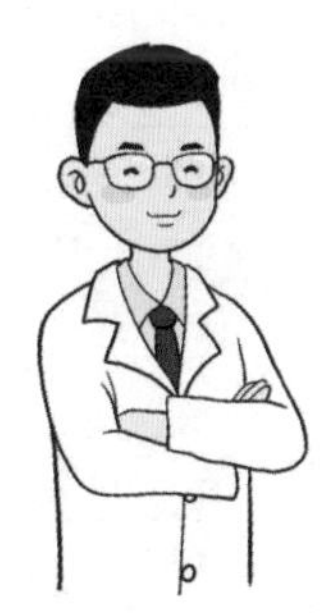

这用中医的理论——“肺主皮毛”会更容易理解：皮毛的散气与汗孔的开合也与肺的宣发功能密切相关。在这种情况下，我们可以尝试在晚上睡觉时将室温调高点，并给宝宝穿带袖的衣服睡觉（注意领口不要过低），看夜间咳嗽是否有所缓解。

过敏性咳嗽以夜间咳嗽为主，与神经系统有关。

宝宝白天活动玩耍时，他们的交感神经兴奋，身体处于“战斗状态”；而在夜间休息时，他们的副交感神经（也称为迷走神经）兴奋，身体处于“修复状态”，而迷走神经同时也控制着咳嗽，所以当迷走神经兴奋时，宝宝会更容易咳嗽。夜间咳嗽的症状是在提示我们宝宝的迷走神经兴奋，身体正在进行自我修复，这对宝宝的身体健康来说是个好消息。

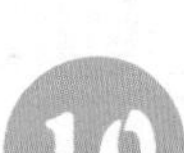

如何判断宝宝的咳嗽是不是过敏性咳嗽？

首先，可以从症状上来判断宝宝是不是过敏性咳嗽。过敏性咳嗽（包括咳嗽变异性哮喘）除了以早晚咳嗽、夜间咳嗽为主要表现外，往往咳嗽的时间比较长（通常会超过4周），咳嗽时无痰或痰稀薄，无黄色浓痰。

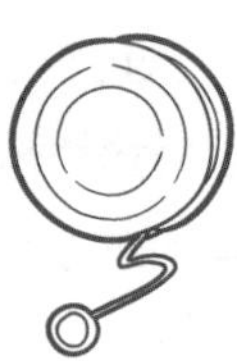

其次，也可以从病因上来判断。宝宝的过敏性体质是内因，外界的致敏原是外因。宝宝从出生到现在，如果出现过皮肤湿疹、食物过敏、药物过敏、过敏性鼻炎，或者平时经常揉眼、耸鼻、鼻塞等，那么宝宝很可能就是过敏体质。服用抗过敏药物可暂时解决这个内因，让宝宝身体的高敏感性暂时降低，对外界不会太过敏感。

我有一个处理外界过敏原的方法。螨虫及其排泄物是比较常见的外界过敏原。床单、枕套可经常清洗、更换。可以尝试将家里的被子、枕头、床垫拿到阳光下暴晒，暴晒后再拍打，即可把螨虫的尸体拍落。如果枕头比较厚，阳光难晒透，可以压缩成一小团后放在冰箱冷冻室内冷冻半小时，螨虫就死了，再拿到户外把螨虫尸体及排泄物拍掉。这样尝试后看看宝宝的咳嗽是否会改善。

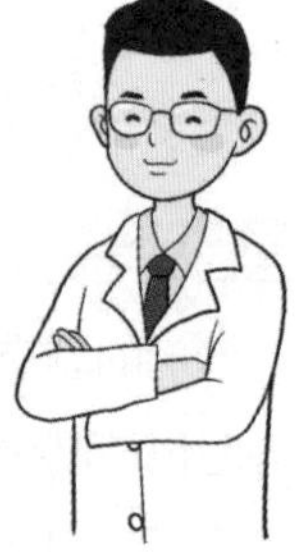

11 如果宝宝是过敏性咳嗽，需要做过敏原检测吗？

找到外界的过敏原也至关重要，在有条件的情况下可减少宝宝与过敏原的接触。

我并不建议做过敏原检测，除了费用高之外，检测的漏诊率也很高。最好的方法是父母细心观察，所以我一再强调“爸爸妈妈才是宝宝最好的医生”。

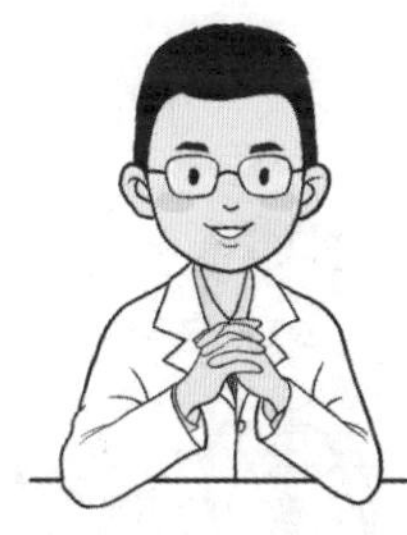

除上文提到的螨虫、冷空气外，宠物毛发皮屑、二手烟和三手烟也都属于环境中的过敏原。食物中的过敏原除了比较常见的虾蟹、鸡蛋、花生、贝类外，还有些比较少见的过敏原容易被忽视。

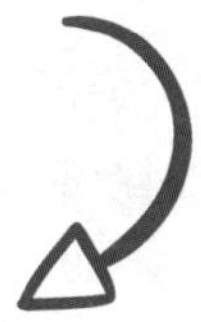

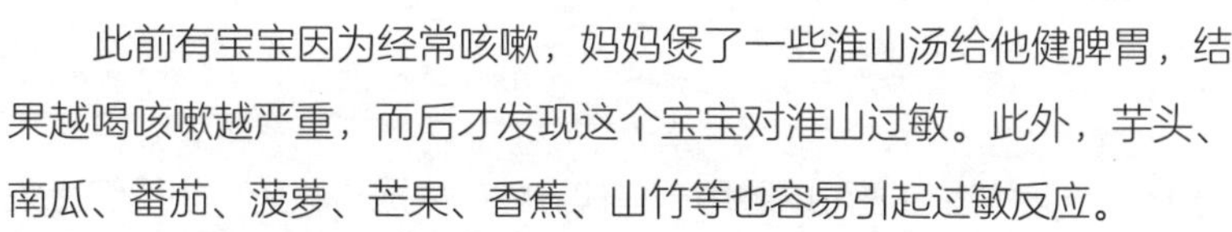

此前有宝宝因为经常咳嗽，妈妈煲了一些淮山汤给他健脾胃，结果越喝咳嗽越严重，而后才发现这个宝宝对淮山过敏。此外，芋头、南瓜、番茄、菠萝、芒果、香蕉、山竹等也容易引起过敏反应。

12 对于寒咳、干咳的宝宝，有什么家庭护理小妙招吗？

寒咳、干咳的宝宝在傍晚和夜间时咳嗽会加重，除了前面介绍过的睡觉时要调高室温、注意给宝宝保暖外，每天睡前可以用艾灸灸一下大椎穴、身柱穴、肺俞穴等，或者用红外线灯照一会儿宝宝的背部，让宝宝的肺部处于温暖的状态。

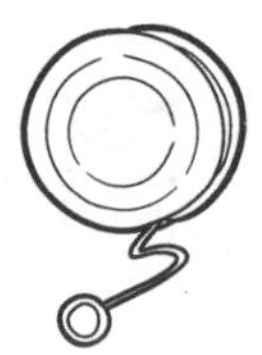

如果咳嗽影响了宝宝的睡眠，可以在睡觉前服用一些抗过敏药加气管扩张剂，如孟鲁司特纳、丙卡特罗、氨茶碱等；也可以在睡前做一下雾化。如果宝宝经常有咳嗽的问题，家中可以备一台家用雾化机，这种雾化机起效快、只作用于局部、副作用极少。

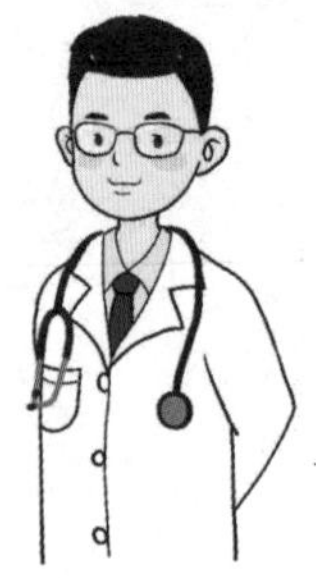

雾化药物的选择可参看《我买了家用雾化机，该怎么配药？》这章，如果宝宝咳嗽时痰不多的话，可选择第一类或第二类，如果痰比较多的话，再加上第三类。

寒咳、干咳的宝宝还可以服用一些偏温性的中成止咳药，如橘红止咳糖浆等。

13 宝宝感冒好了一周了，怎么还会偶尔咳两声，是没断根吗？

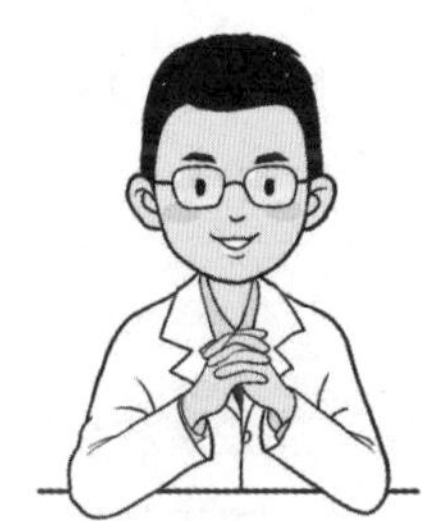

一般情况下，宝宝感冒后 7 天左右可痊愈或症状有明显改善，但感冒好了之后咳嗽可能还会延续 2 周到 3 周。这种咳嗽被称为“感冒后咳嗽”，咳嗽程度比较轻，咳嗽声也比较零散，只是偶尔轻咳几声。

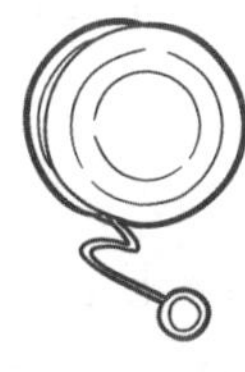

对于这类咳嗽家长不用担心，如果咳嗽没有影响到睡眠，就不需要去干预，这是人体修复过程中的一种自然表现。此前宝宝在感冒过程中，上呼吸道会因为感染、炎症反应而出现不同程度的损伤，呼吸道黏膜有些坑坑洼洼、不太平整，它在自我修复过程中就可能引起轻微的咳嗽。

这种“感冒后的咳嗽”一般不会引起流鼻涕，除非感冒诱发了鼻炎、鼻窦炎——这就是另一个要处理的问题了。

过敏性体质的宝宝“感冒后咳嗽”可能会延续长达 4 周到 6 周，这就不是普通的“感冒后咳嗽”，而是慢性咳嗽了，需要有针对性的治疗。

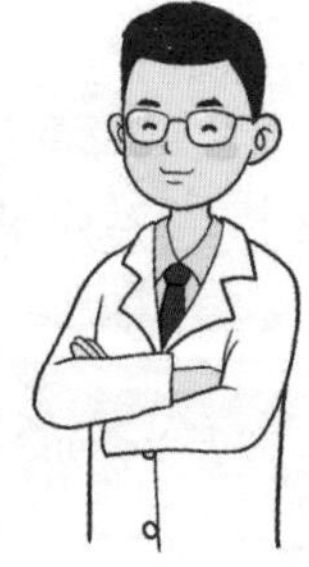

14 宝宝感冒后咳嗽了一个多月，我怀疑他得了支气管炎了，给他吃了消炎药也没见好，怎么回事？

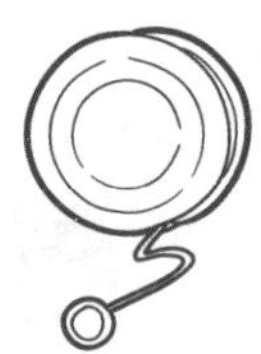

这种情况在儿科门诊中很常见，过敏性体质的宝宝感冒后易出现慢性咳嗽，这种咳嗽常会被误诊为支气管炎。

为何会出现这种慢性咳嗽？

宝宝的感冒多由病毒引起，对于过敏性体质的宝宝可能会继发引起气道高反应，也就是气管易受刺激，这类症状表现为咳嗽。这其实就是过敏反应的一种表现形式。咳嗽时间可持续长达4周到6周，可能是干咳，也可能有白痰或稀痰，多为早晚咳或夜咳。

由于宝宝咳嗽的时间较长，家长往往会比较着急，这种焦虑也无形中给医生造成压力，影响医生对病情的判断。考虑到宝宝咳嗽的时间比较长、迁延不愈，医生很可能会把它误诊为支气管炎，并认为炎症较重，因而给以抗生素治疗，甚至为了增强治疗效果，而采用静脉滴注的治疗方法。可结果往往是，宝宝在吃了一周的头孢或打了七天的吊针后，咳嗽却不见有任何好转。

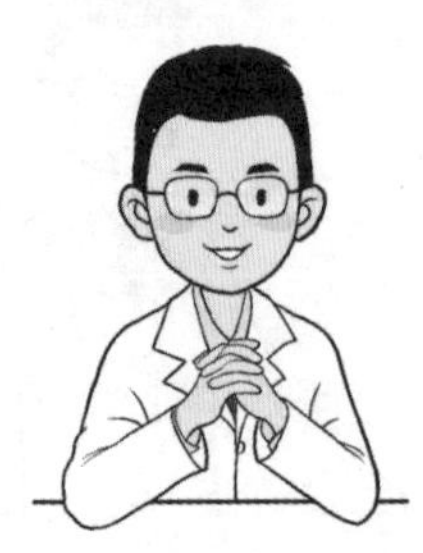

过多使用抗生素，非但不会对缓解咳嗽有帮助，还可能出现各种副作用。正确的治疗应该是加强抗过敏治疗的力度，延长用药时间。

15 宝宝具有气道高敏感性，有什么办法改变这种体质吗？

每个宝宝都有自己的薄弱环节，对于气道高敏感的宝宝来说，最苦恼的就是每次感冒后都可能会诱发慢性咳嗽。

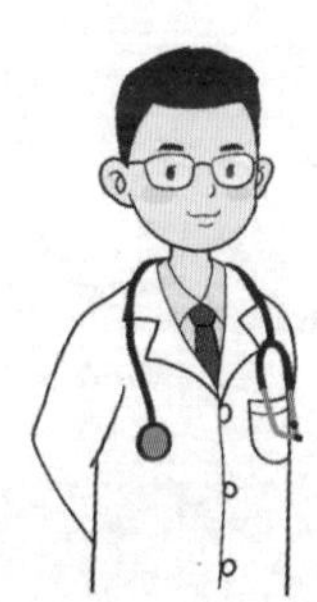

在医学上有个“主动维持治疗”的理念，就是说哪怕暂时没有症状了，也要持续接受规范的治疗。因为症状只是冰山上的一角，体质问题才是根本，所以我建议气道高敏感的宝宝可在医生的指导下持续接受抗过敏治疗。

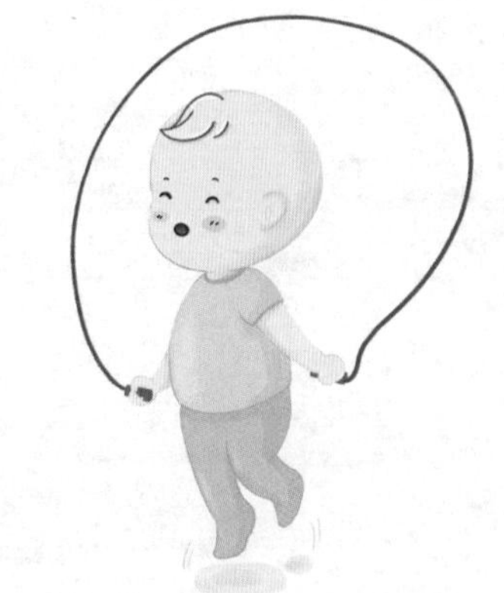

同时还要让宝宝多锻炼身体。宝宝的发育过程有两个黄金期。一个是在7、8岁时的“小发育”期，一个是在青春期（10~20岁，具体因人而异），在这两个黄金期他们的免疫系统会有一个巨大的改变。我们要抓住宝宝这两个重要的年龄段，帮助宝宝的体质“打个翻身仗”。除了注意补充营养外，还要加强锻炼，经常咳嗽或患有哮喘的孩子可以多游泳，想长高的孩子可以多跳绳、游泳，有便秘的孩子可以多踩自行车等。

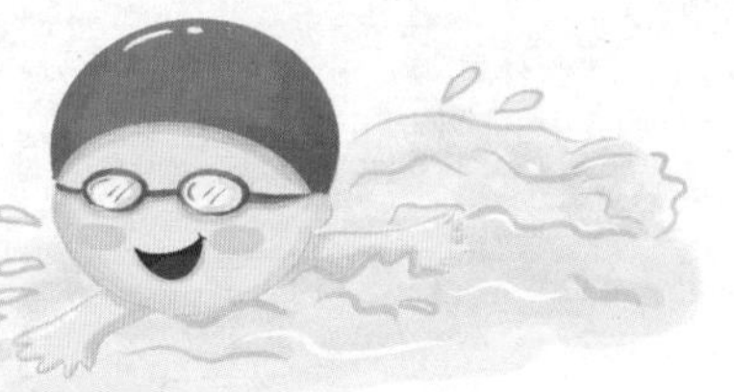

CHAPTER THREE

第三章 流鼻涕、鼻塞、流鼻血

1. 宝宝流鼻涕、打喷嚏了，是过敏性鼻炎引起的还是感冒引起的？ · 44

2. 宝宝平时不打喷嚏，但一遇到降温天气就会有严重的鼻塞，这算是过敏性鼻炎吗？ · · · · · · · · · · · · · · · · 45

3. 宝宝鼻塞晚上睡不好，想给他用滴鼻液，可药里有麻黄碱成分，不知道能不能用？ · · · · · · · · · · · · · · · · 46

4. 宝宝每次感冒好得很快，但流鼻涕、鼻塞的症状会持续两三个月怎么办？ · · · · · · · · · · · · · · · · · · · 47

5. 原来看医生时开的洗鼻用的盐水没有用完，现在宝宝鼻塞好了还可以作为日常护理使用吗？ · · · · · · · · · · · · · 48

6. 用海盐水洗鼻子对鼻塞有帮助吗？宝宝不配合怎么办？ · · 49

7. 鼻喷雾剂的喷嘴那么长，要把整个都伸进宝宝的鼻腔里去喷吗？ · 50
8. 在西医的领域里不分寒热，看医生时还需要描述鼻涕是黄色或是白色的吗？ · 51
9. 宝宝流鼻涕，鼻子和嘴上面都被擦红了，一碰就痛怎么办？ 52
10. 宝宝有鼻涕但不会擤鼻涕怎么办？ · · · · · · · · · · · · · 53
11. 宝宝的鼻涕黏稠很难擤出来，太用力擤他又说耳朵疼，该怎么办？ · 54
12. 患有过敏性鼻炎的宝宝在秋冬季节为何总流鼻血？ · · · 55
13. 宝宝流鼻血时该如何快速止血？ · · · · · · · · · · · · · · 56

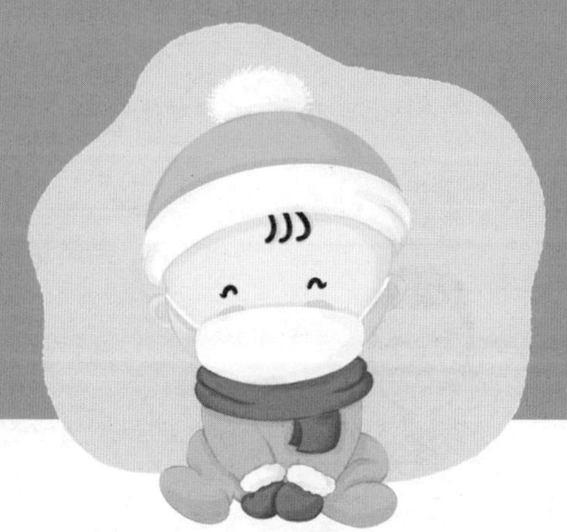

1 宝宝流鼻涕、打喷嚏了，是过敏性鼻炎引起的还是感冒引起的？

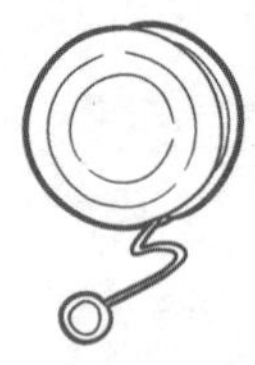

宝宝流鼻涕、打喷嚏要先判断是由感冒还是过敏性鼻炎引起的。过敏性鼻炎有四大症状，就是流鼻涕、打喷嚏、鼻痒和鼻塞，有可能四种症状都有，也可能只有其中的一两种。

如果宝宝平时没有这些症状，突然出现、起病比较急，那感冒的可能性就比较大，感冒引起的这些症状一般不超过一周。如果一周后宝宝流鼻涕、打喷嚏的症状仍不见好，或平时宝宝会反复出现这些症状，那么较大可能是得了过敏性鼻炎。

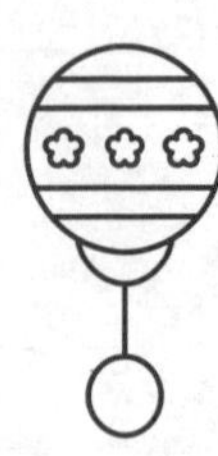

如果是感冒则用感冒药，如果是过敏性鼻炎则可进行喷鼻、洗鼻和口服抗过敏药。有的父母提出，给宝宝吃感冒药后上述症状明显缓解，是不是说明宝宝得的就是感冒？那不一定，感冒药里面通常有抗组胺成分，能起到减少鼻水的功效，如果是得了过敏性鼻炎的宝宝吃了感冒药症状也会改善，但不建议长期这么用药，还是要按照过敏性鼻炎的特点接受规范的治疗。

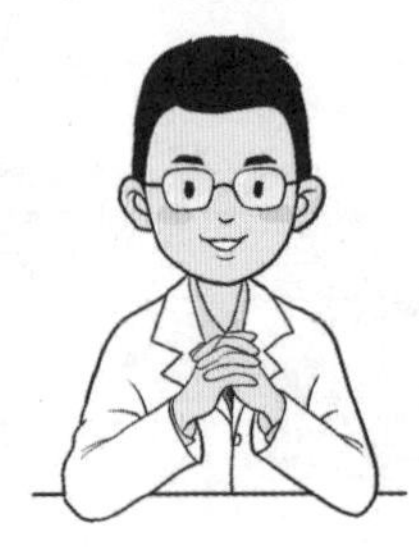

需要注意的是，从“有没有伴随症状”上来判断宝宝得的是感冒还是鼻炎比较难，如果感冒感染的是鼻病毒，宝宝的症状也可能只表现为鼻子相关的症状；急性鼻炎有时也可能蔓延到咽喉，引起咽喉肿痛。

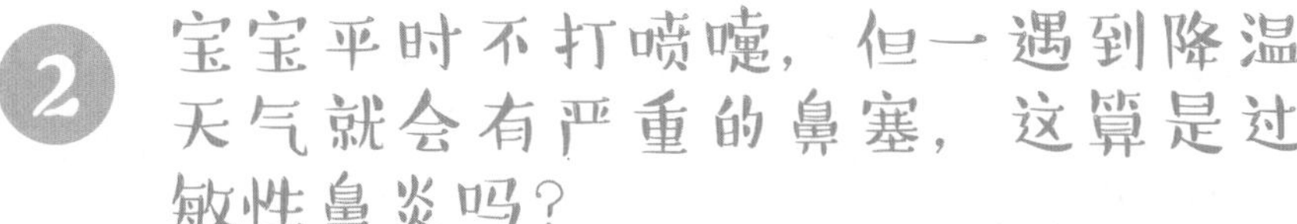

2 宝宝平时不打喷嚏，但一遇到降温天气就会有严重的鼻塞，这算是过敏性鼻炎吗？

过敏性鼻炎有四大症状，就是流鼻涕、打喷嚏、鼻痒和鼻塞，有可能四种症状同时有，也可能只有其中的一两种。就算宝宝只有鼻塞症状也可能是过敏性鼻炎，而且这种鼻塞症状还出现得比较规律，温度一下降就会出现。那么，这大概率就是过敏性鼻炎了。

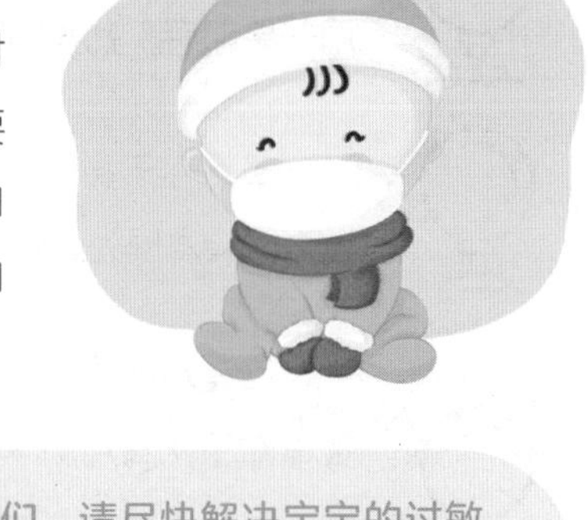

要如何照顾这样的宝宝呢？

在日常生活中要注意保暖，在冬季外出时给他们戴上帽子、围巾，在夏季时开空调不要把温度调太低，在晚上睡觉时要给他们穿领口小、有袖的衣服，在降温天气可给他们戴上口罩，在鼻子周围营造一个温暖的小环境。

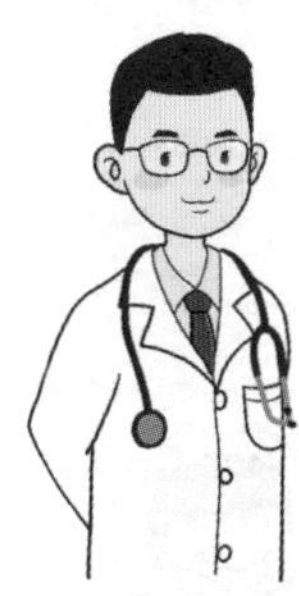

在这里我要提醒父母们，请尽快解决宝宝的过敏性鼻炎的问题！长时间的鼻塞，导致宝宝晚上睡觉会打呼噜、张口呼吸，这样容易形成类似腺样体面容（嘴唇厚，上牙突出，牙齿不齐等）。鼻塞也会让宝宝在睡眠时缺氧，让他们睡不沉、睡眠时间偏长，导致宝宝在白天易烦躁。有的宝宝会因为鼻塞导致鼻周血液的循环不好，形成眼袋、黑眼圈。

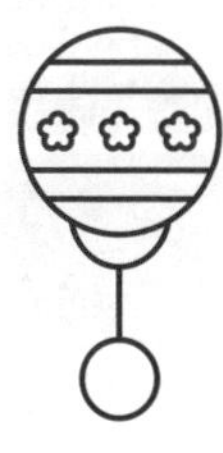

过敏性鼻炎的这些症状还可能引起孩子的心理问题，这要引起我们的重视。比如孩子上小学后就可能因为鼻塞睡觉会打呼噜而不敢在学校午休，有的孩子因为鼻痒会不自觉地抽动鼻子而被误以为做鬼脸，有的孩子每天擦鼻涕要用掉一百多张纸巾，以上这些事情让他们在学校需要承受怎样的心理压力是可想而知的。

3 宝宝鼻塞晚上睡不好，想给他用滴鼻液，可药里有麻黄碱成分，不知道能不能用？

麻黄碱有收缩血管的作用，对缓解鼻塞的效果可以说是立竿见影。如果宝宝感冒鼻塞严重影响了睡眠，或鼻炎急性发作导致鼻子塞得很难受，用上几天麻黄碱是没问题的，但我不建议长期使用，如果连续使用会带来以下几个问题：

一是用了一段时间麻黄碱后，其药效会越来越弱。所以一般连续使用一星期后，就要停用一段时间后再重新使用。

二是对于鼻黏膜敏感的人群，长期使用麻黄碱会导致鼻黏膜萎缩，还可能会发展为药物性鼻炎的风险，不过发生的概率不高。

三是麻黄碱通鼻效果太好了，我们会对这个药物产生依赖，“宝宝鼻塞了就滴几滴”，这样反而不会去积极寻找引起宝宝鼻塞的真正原因。腺样体肥大、鼻炎、鼻窦炎等都可能引起鼻塞，需要针对疾病本身进行规范治疗。

缓解鼻塞还有一类药物是鼻腔喷雾激素，常见的有辅舒良、雷诺考特等，主要是通过激素的作用减轻黏膜的充血、水肿来改善鼻塞，在临床应用上没有依赖性，副作用比较小。但无论是哪一种缓解鼻塞的药物都建议在短时间“救急”使用，让宝宝能好好睡一觉，也让照顾宝宝的人能充分休息下，但最关键还是我们要积极寻找导致鼻塞的病因，并接受规范治疗。

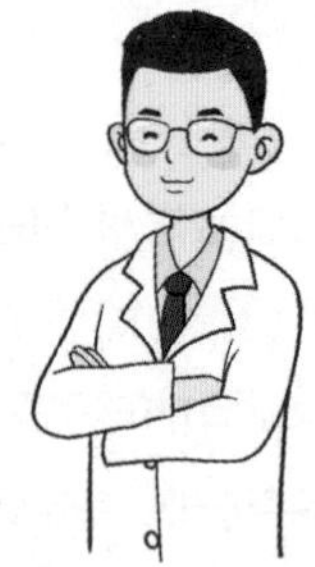

宝宝每次感冒好得很快，但流鼻涕、鼻塞的症状会持续两三个月怎么办？

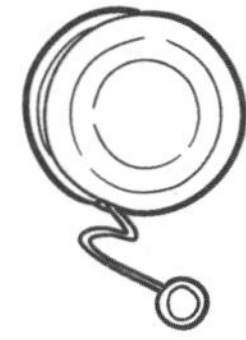

出现这种情况很可能是因为宝宝本来就有过敏性鼻炎、鼻炎或鼻窦炎，并且没有真正得到治愈，平时只是处于缓解期。感冒诱发了鼻炎的急性发作，导致流鼻涕、鼻塞的症状绵延比较久。

对有这种情况的宝宝，我建议要进行规范化治疗鼻炎，治疗方法包括盐水洗鼻、药物喷鼻、口服药物三个部分。

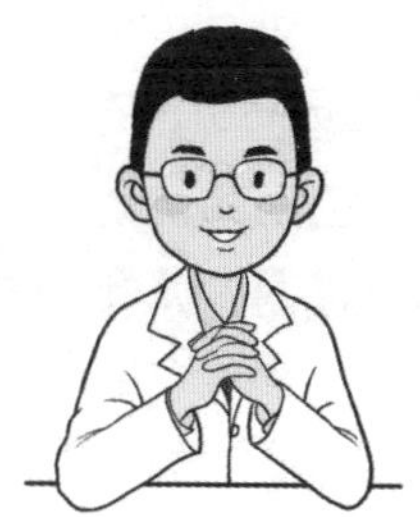

治愈鼻炎确实不容易，过程也比较繁琐、艰辛，往往宝宝的症状一得到缓解或消失，有些家长就不再给他用药了，在没有症状的缓解期仍持续用药才是关键，这将决定宝宝的鼻炎是否能真正得到控制，所以说我们一定要遵医嘱，足量、足疗程地给宝宝用药。

如果一得感冒就容易诱发鼻炎的宝宝可以接种流感疫苗、HIB疫苗（B型流感嗜血杆菌疫苗）、肺炎疫苗等，来预防感冒的发生。

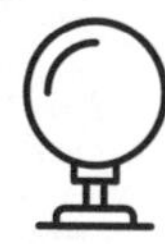

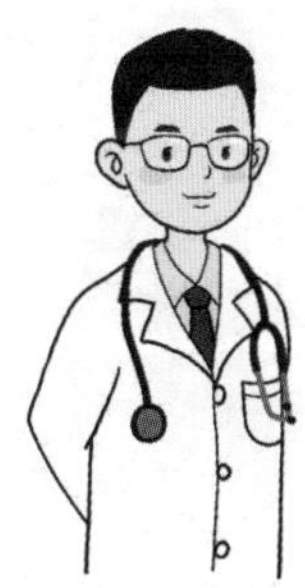

我们也可以通过给宝宝加强营养和锻炼来提高宝宝的免疫力，必要时可服用改善免疫功能的药物或保健品。

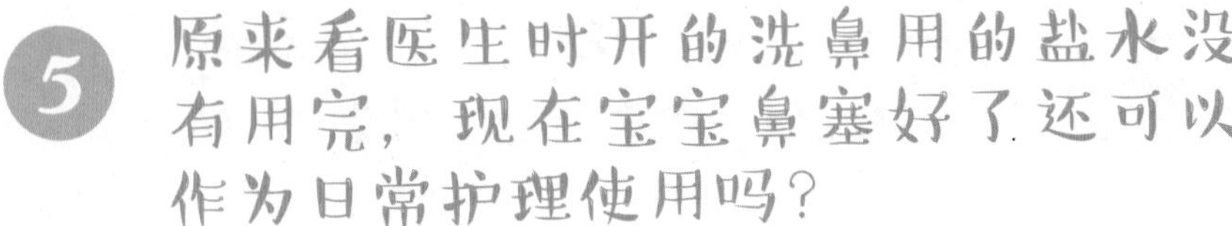

5 原来看医生时开的洗鼻用的盐水没有用完，现在宝宝鼻塞好了还可以作为日常护理使用吗？

洗鼻子用的盐水分为两种：

一种是高渗盐水（氯化钠的含量为2.5%~3%），其渗透压高于人体细胞内的渗透压，水分有从低渗透压向高渗透压区域流动的趋势，用高渗盐水清洗鼻腔时可明显改善鼻黏膜的水肿，缓解宝宝的鼻塞症状。

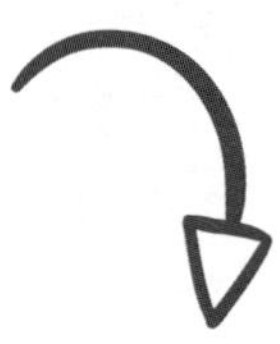

另一种就是生理盐水（氯化钠的含量为0.9%），它的渗透压值和正常人的血浆、组织液都是一样的。用生理盐水清洗鼻腔，可冲洗掉其中的过敏原，如灰尘、细菌、炎症分泌物等，减少过敏反应。

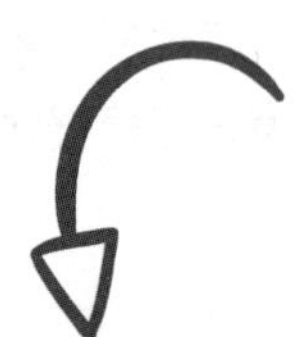

高渗盐水只用于炎症期、鼻黏膜水肿（即我们通常说的鼻塞）比较明显的阶段，等鼻黏膜水肿缓解后，就不要继续使用了，长期使用对鼻黏膜是有损伤的。如果医生开的是生理盐水就可以在日常使用。

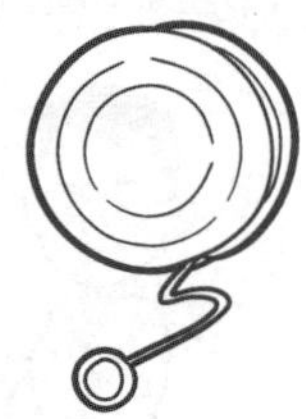

6 用海盐水洗鼻子对鼻塞有帮助吗？宝宝不配合怎么办？

海盐水和生理盐水的氯化钠含量相同，都属于等渗液，也就是其渗透压值和正常人的血浆、组织液都是一样的。不过海盐水里除了氯化钠之外，还有一些其他微量元素，更加模拟自然世界，但从冲掉鼻腔内的过敏原来说，这两种药水的功效是相同的。一般来说我们购买的是海盐粉，按照比例兑入相应的凉开水，再对鼻腔进行冲洗。我不建议用普通食盐来兑成盐水进行鼻腔冲洗，因为我们把握不好氯化钠与水勾兑的比例，这样反而可能损伤宝宝的鼻黏膜。

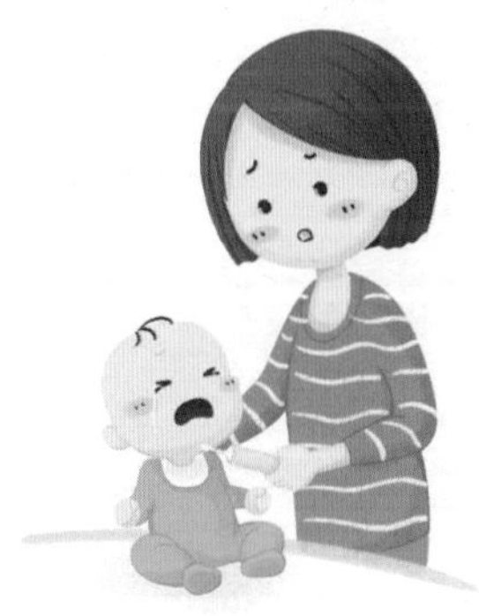

用海盐水冲洗鼻腔可以用冲洗瓶，其优点是冲洗水量大，同时挤压冲洗瓶产生的正压也可有效地将海盐水压入鼻窦，将分泌物冲出。其缺点是冲洗的压力过大或者水量过多，宝宝可能会出现鼻痛、耳痛、盐水冲入眼睛、恶心、呛咳等不良反应。这些不良反应在成人身上往往是可以耐受的，但宝宝可能会因这些不适而不愿意配合。

如果宝宝不肯配合，我们还可以选择用喷雾器装的海盐水，它是通过脉冲的方式将盐水的雾化颗粒扩散到鼻腔深部，冲洗效果比用冲洗瓶的弱，且宝宝的接受度比较高，适用于鼻腔内分泌物较少的情况。在使用喷雾器装的海盐水时，可以让宝宝侧躺，喷上侧鼻孔，鼻腔的分泌物就会从下侧的鼻孔、同侧的鼻孔或嘴巴中流出（具体可以参考产品说明书）。

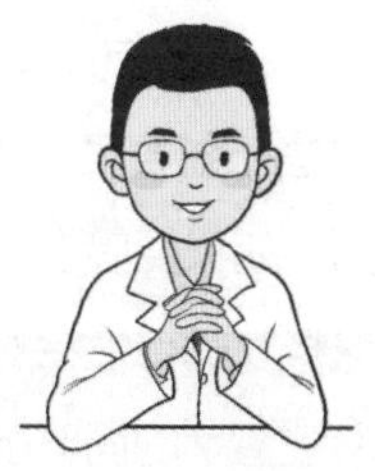

除了以上的方法，我们还可以使用家用雾化机，配个鼻罩，将海盐水装入雾化机里对鼻腔进行雾化。

7 鼻喷雾剂的喷嘴那么长，要把整个都伸进宝宝的鼻腔里去喷吗？

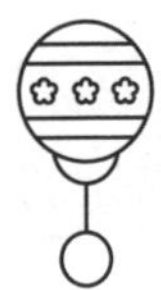

这是个特别常见的问题，在临床中我也经常遇到因家长操作错误而影响了疗效的情况，我来说一下鼻喷雾剂的正确使用方法。

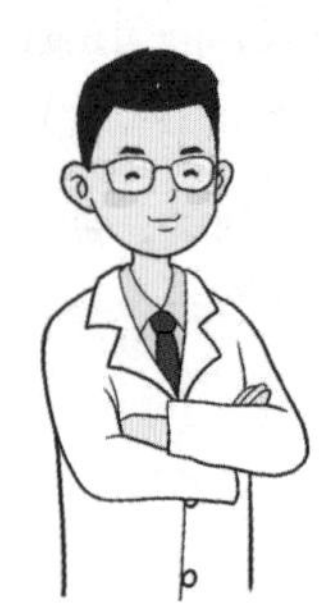

使用前先轻轻地摇匀药液，如果第一次使用或超过一周未使用过，在喷之前还要检查喷嘴是否正常，可将喷嘴远离身体，向下按压几次，直至喷嘴能喷出持续的、均匀的喷雾为止。

然后将喷嘴的三分之一（如果能伸进去三分之二则更佳）轻轻放入宝宝的鼻腔里面，这样才能喷到鼻腔根部，有不少家长只将喷嘴放在宝宝鼻子入口处来喷，这样起不到什么效果。

另外还要注意的是喷嘴喷射的方向要对着鼻腔鼻翼的那一侧，不要对着鼻中隔（两个鼻孔中间的隔板）喷，多次冲击可能会损伤鼻中隔，甚至会造成鼻中隔偏曲，鼻中隔偏曲可能会引起鼻腔功能障碍，如鼻塞、头痛和鼻出血等。

对于年龄比较大、能自己使用鼻喷雾剂的宝宝，我们可以教他左右手交叉使用鼻喷雾剂的方法：如果要喷左边的鼻孔就用右手拿鼻喷雾剂，如果要喷右边的鼻孔就用左手拿鼻喷雾剂。这样喷嘴自然会对着鼻翼方向了。如果宝宝在喷鼻喷雾剂的同时配合用力吸气，效果会更好。使用完鼻喷雾剂后，最好用纱布或纸巾清理喷嘴，并盖好瓶盖。

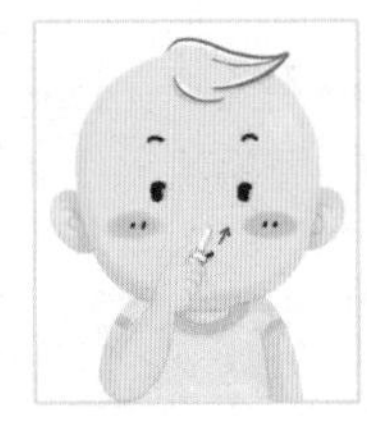

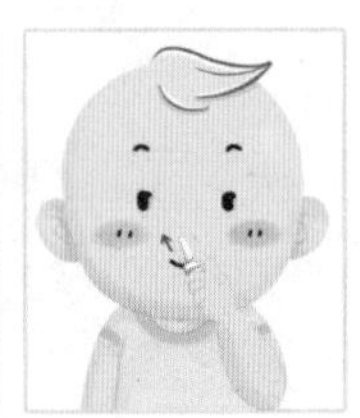

8 在西医的领域里不分寒热，看医生时还需要描述鼻涕是黄色或是白色的吗？

还是要描述的，这样有助于医生更准确地判断宝宝的病因，并判断疾病发展到什么阶段了。那么，如何区分鼻涕的形态呢？我来跟你们说一说：

清水样鼻涕：

分泌物稀薄、透明，如清水样，流这种鼻涕提示身体可能有病毒感染，多见于感冒初期。由于鼻腔黏膜充血肿胀，腺体分泌增多而形成鼻涕，开始为清水样，3～5天后渐渐变浓。过敏性鼻炎也会出现这样的鼻涕，一般持续时间会超过一周，流鼻涕也有时间规律，比如在刚起床时较严重等。

黏稠的鼻涕：

多见于感冒后期，随着感冒痊愈，黏脓性鼻涕内的脓性成分逐渐减少。如果黏稠的鼻涕流了超过10天就要考虑是否为鼻炎或鼻窦炎。

鼻涕中带有血丝或小血块：

流这种鼻涕提示鼻子有鼻外伤、炎症、异物堵塞或者缺乏维生素C、K等。

脓涕或涕中带血丝，并有臭味：

流这种鼻涕提示鼻腔内存在异物，多发生于3岁左右的儿童因好奇而把纸张、豆类、花生米等物体塞入鼻腔，待水分被吸收后发生腐烂而产生臭味。

9 宝宝流鼻涕，鼻子和嘴上面都被擦红了，一碰就痛怎么办？

宝宝鼻涕比较多，特别是清水样鼻涕流个不停时就易出现这种情况，每一次用纸巾擦鼻涕对宝宝娇嫩的皮肤来说就是一次用力的摩擦。

为预防这种情况的发生，宝宝流鼻涕时我们用纸巾轻轻将鼻涕蘸干净就可以了。在鼻周的皮肤已经红了或还没有红之前，擦一些保湿性的软膏，比如说凡士林，能起到保护皮肤的作用。用茶油或香油来擦宝宝鼻周的皮肤也是可以的。

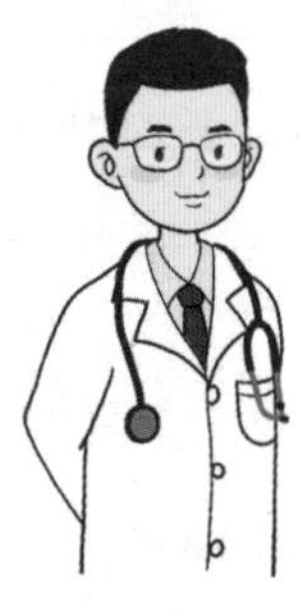

如果鼻涕量大，还可以用纸巾沾点金霉素软膏或麻油，涂到鼻腔内部，在鼻黏膜上形成一个保护层，减少外界对鼻黏膜的刺激，从而在一定程度上减少鼻涕的分泌。

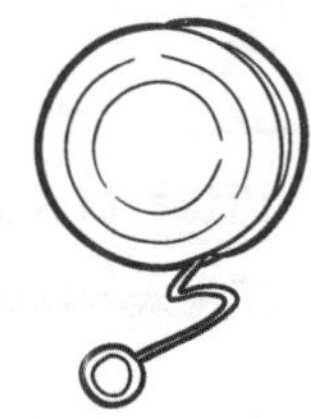

宝宝有鼻涕但不会擤鼻涕怎么办？

大部分宝宝是到了两三岁或是上幼儿园前后才学会擤鼻涕的。在此之前，如果宝宝有鼻涕可以暂时不用擤出来，鼻涕多了要么向前流，从鼻腔流出来后轻轻擦掉，要么向后流，宝宝自然地就会咽下去了。

如果看宝宝鼻子被鼻涕堵得比较辛苦，可以用吸鼻器将鼻涕吸走。如果鼻涕实在黏稠，可以先用生理盐水或海盐水喷雾剂喷鼻子，等黏稠的鼻涕被稀化后就容易被吸出来了。

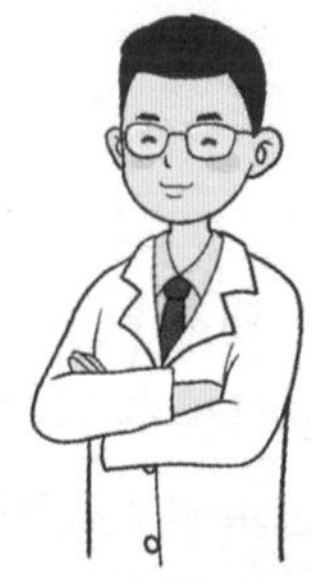

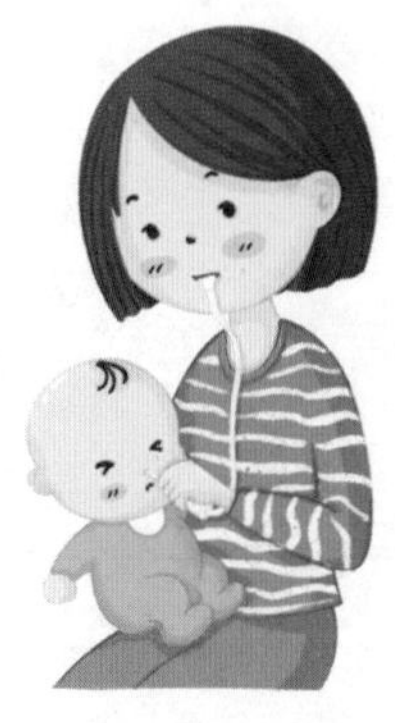

宝宝到了上幼儿园的年龄后，如果仍不会擤鼻涕，我们可以有意识地对宝宝进行训练。先让宝宝发“哼”的声音，找到气流快速通过鼻腔的感觉，如果有鼻涕就在手上准备一张纸，等鼻涕出来后再去擦。

为何不直接用纸放在鼻子那里呢?

因为宝宝一开始力度掌握不好，会用纸巾捏住了鼻子，导致擤鼻涕时压力增大，引起耳朵疼、眼窝痛，那么他以后就会抗拒擤鼻涕了。等宝宝掌握擤鼻涕的基本方法后，再教他们轻按一个鼻孔，擤完一边再换另一边，并且力气不宜太大。

11 宝宝的鼻涕黏稠很难擤出来，太用力擤他又说耳朵疼，该怎么办?

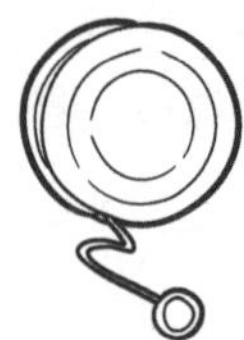

我们的鼻腔和中耳腔是通过咽鼓管相通的，用力擤鼻涕时，鼻腔里的压力会增高，细菌就会很容易地随鼻涕由咽鼓管进入中耳腔内，引起中耳发炎。由于婴幼儿的咽鼓管较短宽且平直，感染中耳炎的风险增大。

两岁以内的宝宝基本都不会擤鼻涕，两岁以后也未必会准确使用擤鼻涕的方法，有了鼻涕该如何处理可具体看《宝宝有鼻涕但不会擤鼻涕怎么办？》这一章。等到宝宝掌握了按住单侧鼻孔擤鼻涕的方法后，就可以在家长的监督下自己来擤鼻涕。

如果宝宝感冒后长期擤鼻涕出现耳朵闷、耳朵痛等症状时，我们就要意识到很可能是因为宝宝擤鼻涕引发了中耳炎，应尽早给予对症治疗，切不可拖延到出现流脓等严重症状，以免导致慢性中耳炎。

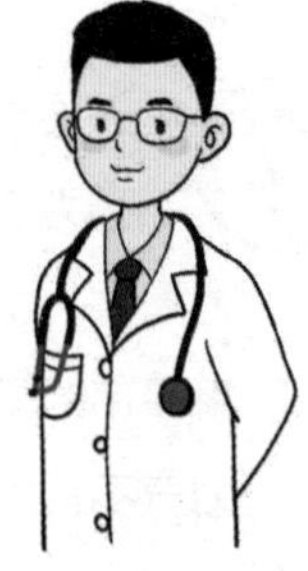

患有过敏性鼻炎的宝宝在秋冬季节为何总流鼻血？

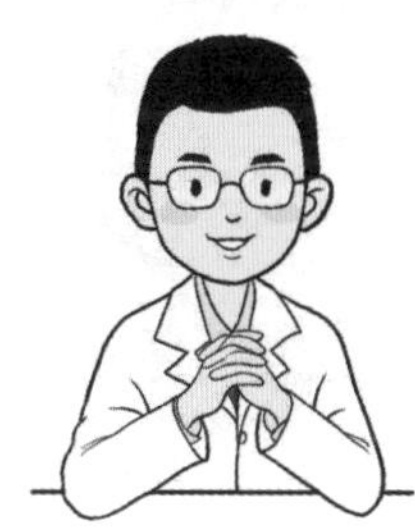

有过敏性鼻炎的宝宝的鼻腔黏膜长期处于炎症状态，这也意味着它更脆弱，在秋冬季气候干燥时鼻黏膜上的血管破裂导致鼻出血的情况是比较常见的，一个月出现两三次鼻出血都是在合理范围的。

流鼻血只是看上去有点吓人，其实它本身对宝宝的健康不会有什么危害，我们不用过于紧张。我们的紧张表现可能还会吓到宝宝，让宝宝哭闹不止，血就更难止住了。大多数宝宝随着年龄的增长，流鼻血出现的频率就会越来越低了。

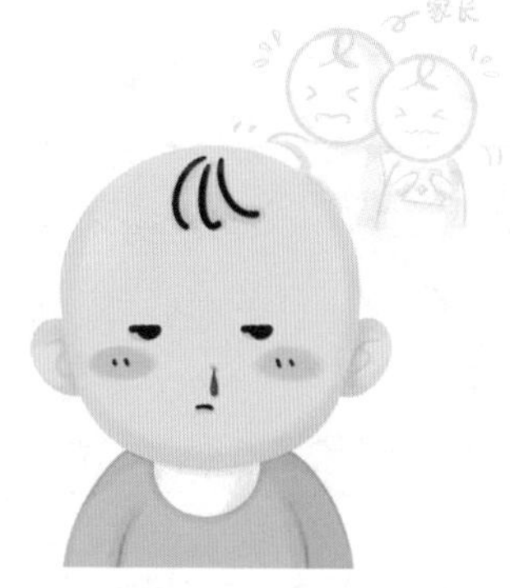

如果属于顽固性的鼻出血，耳鼻喉科的医生还可以采用电烧灼的方法，将频繁破裂的小静脉血管进行烧灼，这样就能一劳永逸了。

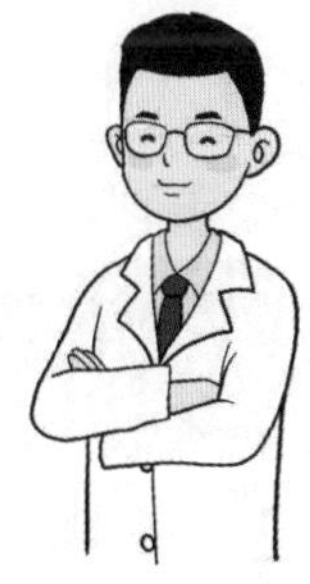

13 宝宝流鼻血时该如何快速止血?

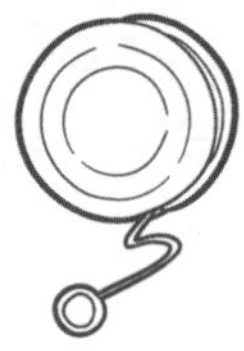

对于流鼻血的处理，人们想出了很多妙招，最靠谱的还是压迫止血的方法，判断是哪一边鼻孔出血，就用手指按压住这一侧的鼻翼不动，安静地坐一会儿后鼻血就止住了。

还有其他的方法，比如头仰起来、在鼻孔处放个棉球，这些方法只能暂时让血不会从鼻孔流出来，但不能真正起到止血的作用。

按照中医的方法，还可以用按揉上星穴来止鼻血。上星穴在头部、前发际正中直上1寸处，因穴在头上，得名“上星”。我们可以分开宝宝正中间的头发，以右手拇指按压住上星穴，右手四指自然弯曲或分开，左手扶住头部，顺时针方向按揉，一般按揉2～6分钟即可见效。

如果仍无法止住宝宝的鼻血，应及时到医院诊治。医生会用一块无菌纱布或吸收性明胶海绵等材料放入鼻孔内进行加压填塞，从鼻翼内侧进行按压止血。

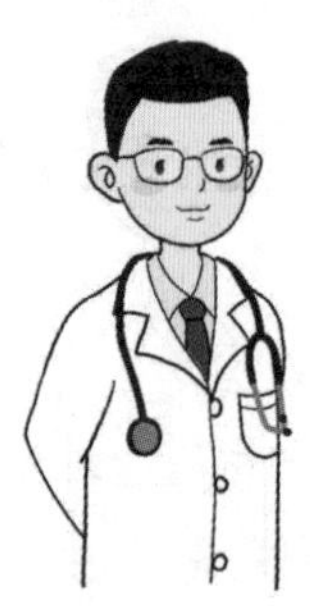

CHAPTER FOUR

第四章 呕吐

1. 我们夫妻都不晕车，宝宝一坐车就说想吐，该怎么办？ · · 58
2. 宝宝一吃东西就吐，是不是应该让他尽量少吃东西？ · · · 59
3. 宝宝呕吐频繁，如何判断是否引起了脱水？ · · · · · · · · 60
4. 宝宝喝奶后易呕吐，长大点这种情况真的就会好转吗？ · · 61
5. 为了解决宝宝吐奶的问题，值得入手抗反流床吗？ · · · · 62
6. 听说换了奶粉，宝宝就不容易吐奶了，要如何换？ · · · · 63
7. 新生儿宝宝吐奶，是正常现象还是生病了？ · · · · · · · · 64
8. 如何处理宝宝呕吐后嘴巴酸臭的问题，又如何清理鼻子里的呕吐物？ · 65
9. 宝宝刚吃了药就呕吐了，药也跟着吐出来了，要再吃一次吗？ · 66
10. 宝宝隔三岔五地就会吐，算不算“周期性呕吐”？ · · · 67
11. 宝宝哭的时候如果不去哄他，他会一直哭到吐，这该怎么办？ · 68

1 我们夫妻都不晕车，宝宝一坐车就说想吐，该怎么办？

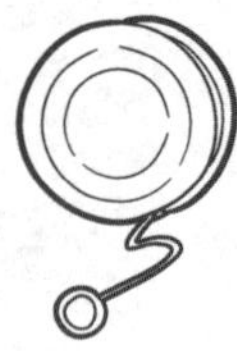

有些宝宝坐车、坐船时会有想吐的感觉，其实这与宝宝前庭功能发育不太完善有关。

我们可以在乘车或乘船前 0.5~1 小时给宝宝吃一些晕车药，或使用儿童专用的晕车贴。民间的一些做法比如涂风油精、用姜片贴肚脐、喝姜水或陈皮水等方法都不妨一试。

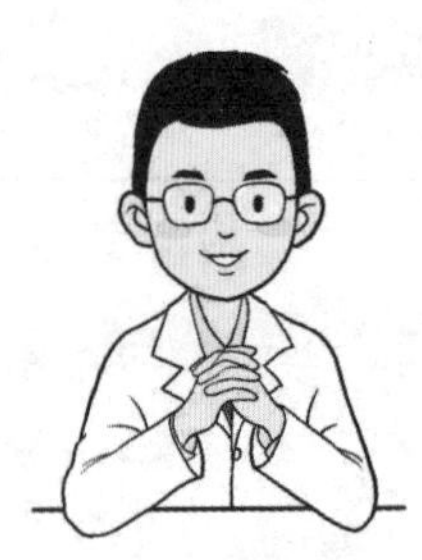

另外如果宝宝晕车，就不要让他在车上看书、看手机，可以让他闭上眼睛睡觉或者看远景（如远山）。眼睛的聚焦不会频繁变动，前庭的压力减少了，晕车反应也就没那么大了。

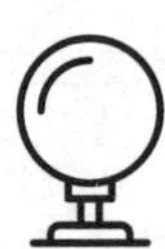

宝宝的晕车问题不会一辈子都伴随他，随着宝宝年龄的增长，加上增强锻炼，晕车情况是会慢慢改善的。

2 宝宝一吃东西就吐，是不是应该让他尽量少吃东西？

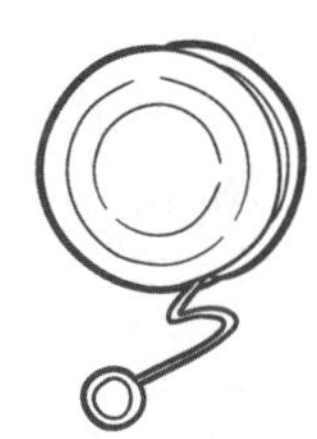

有些妈妈看宝宝吐得很辛苦，就想着让宝宝少吃点东西会不会就吐得少了。其实不是这样的，如果宝宝的呕吐是由急性肠胃炎引起的，那么并不是食物刺激胃引起了呕吐，而是因病毒感染了胃部引起的反应，所以吃不吃、吃多少并不会影响呕吐的频率。

急性肠胃炎引起的呕吐症状大约会持续一天（这期间如果宝宝不想吃东西就可以不吃，注意补充水分即可，可以选择给他喝口服补液盐或加盐的米汤），之后就会转为腹泻，没有了恶心感后宝宝就可以正常进食了，腹泻期间更要注意补充足够的水分。

如果宝宝一天呕吐几次是在可以接受的范围内的，只要没有出现脱水的情况，就可以不用去吃止吐药。如果一天呕吐的次数高达十几次，或者引起了脱水，则要及时干预，除补充液体外，还可口服止吐药，能吃药的话就尽量不打止吐针。

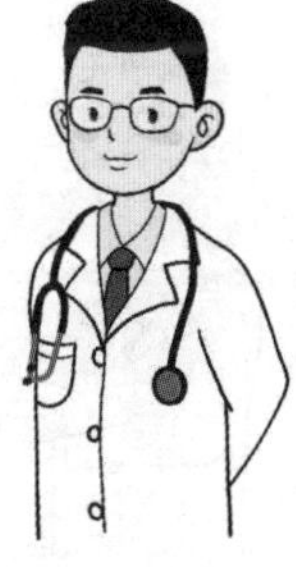

3 宝宝呕吐频繁，如何判断是否引起了脱水？

如何判断宝宝是否脱水，可记住“摸摸头、摸摸手、看看眼睛、看看口”这句口诀。

“摸摸头”就是摸摸头顶的囟门是否凹陷；

“摸摸手”就是摸摸手是不是冷的（这也是在判断循环好不好）；

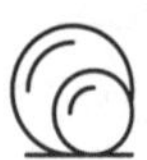

“看看眼睛”就是看眼窝有没有凹陷（眼窝处均为软组织，一旦脱水凹陷会比较明显）、看宝宝哭的时候有没有眼泪（眼泪很少或无泪说明存在脱水现象）；

“看看口”就是看看嘴唇是不是干的。

如果以上答案都是“是的或者有的”，则提示宝宝已经脱水了，我们需要尽快干预，可以给宝宝服用止吐药，并加强液体的补充。如果宝宝不仅嘴唇干，甚至舌面也干裂了，则提示他的脱水已经很严重了，需要尽快去医院进行治疗。

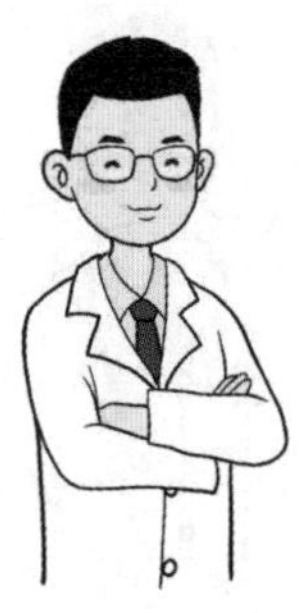

4 宝宝喝奶后易呕吐，长大点这种情况真的就会好转吗？

1岁以内，特别是6个月以内的宝宝喝奶后就呕吐，我们先不用急着换奶粉，首先要调整喝奶姿势，具体见下文《为了解决宝宝吐奶的问题，值得入手抗反流床吗？》。

1岁以内的宝宝的功能性胃肠道问题比较多，主要是因为他们的胃肠还没有发育完全，比如说食道与胃的交界处——贲门应该是个单向的阀门，只能是食物从食道进入到胃内，如果宝宝的贲门闭合还不好，会比较容易出现食物反流。而且6个月以内的宝宝的胃是横着长的，食物更易反流，6个月后宝宝的胃开始斜着长了，这就是宝宝6个月后吐奶的频率大大减少的原因。

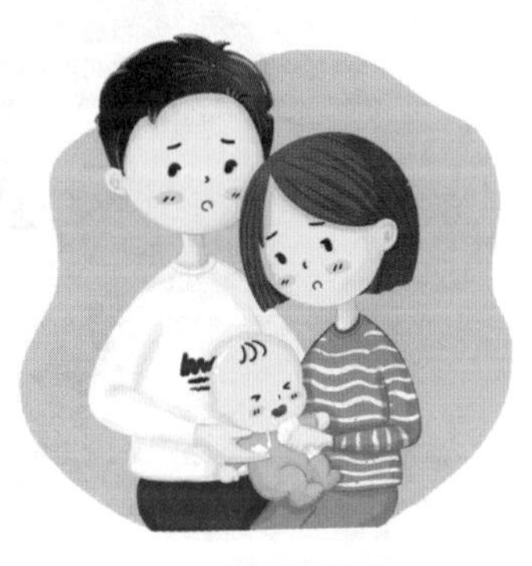

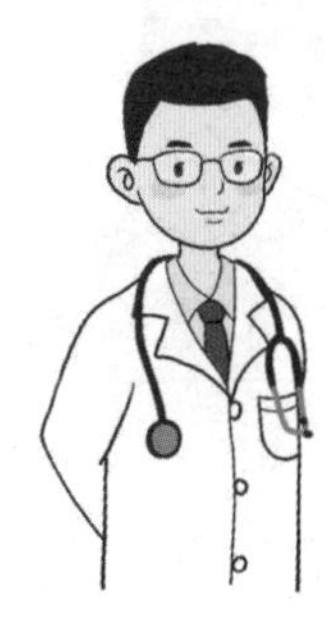

宝宝1岁后，胃就像成人一样是竖着长了，所以1岁后基本不会吐奶了。所以对于1岁以内宝宝的吐奶问题，医生不会认为宝宝是“有问题的”，而是会期待他随着身体不断发育而发生改善，这也就是医学上的“期待疗法”。

当家长们带宝宝来就诊，想预防吐奶问题的发生，遇到这种情况时我首先要解决的问题就是减轻父母的焦虑。

父母过度的焦虑会让宝宝感染焦虑情绪，导致宝宝哭闹进而会增加吐奶的发生频率。另外焦虑的父母会做一些不恰当的治疗或者干预，比如说过度地摇晃宝宝、不停地带着宝宝求医，或者是给医生施加压力导致过早使用药物等。

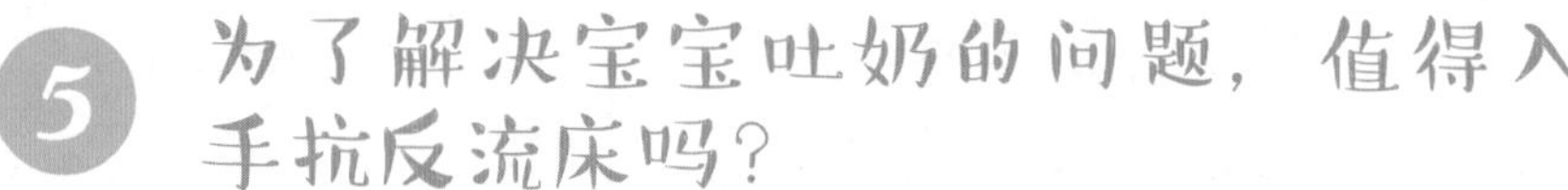

5 为了解决宝宝吐奶的问题，值得入手抗反流床吗？

如果宝宝易吐奶，可以先从调整喝奶姿势入手。

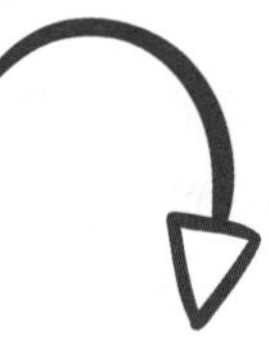

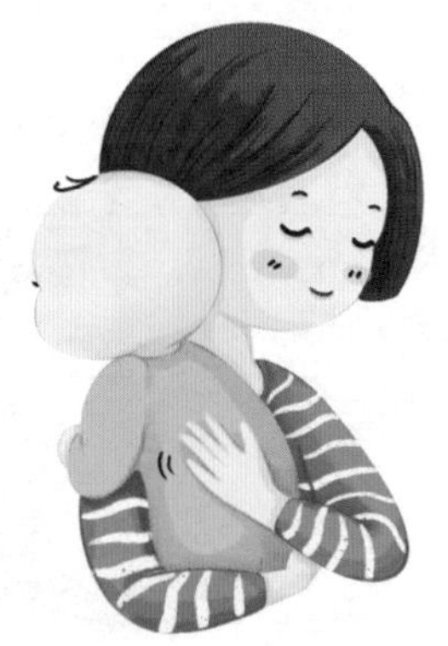

宝宝喝奶后，我们可竖着抱起宝宝，让他的头趴在我们的肩上，轻轻拍宝宝的背部，让喝奶时误吞进去的气排出来，直到宝宝打出奶嗝为止。

宝宝打完嗝，不要让他马上平躺，我们可以将他的头微微抬高，让身体呈 15~30 度角斜抱着。

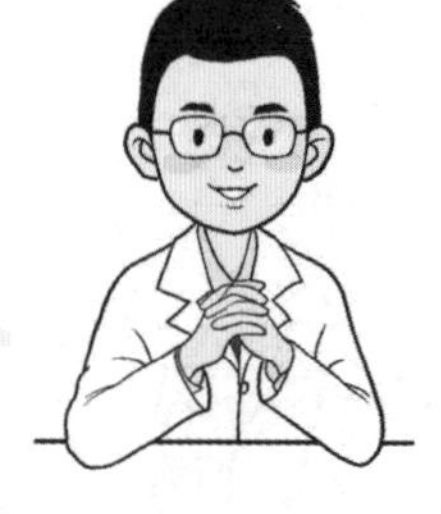

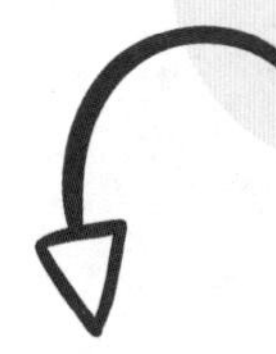

把宝宝放到床上睡觉时，在这个阶段可以选择睡斜坡床（又叫抗反流床），不方便购买的家长可以用被褥铺成一个头高脚低的斜坡，让宝宝斜躺在上面睡觉，这样宝宝就不容易吐奶了。

6 听说换了奶粉，宝宝就不容易吐奶了，要如何换？

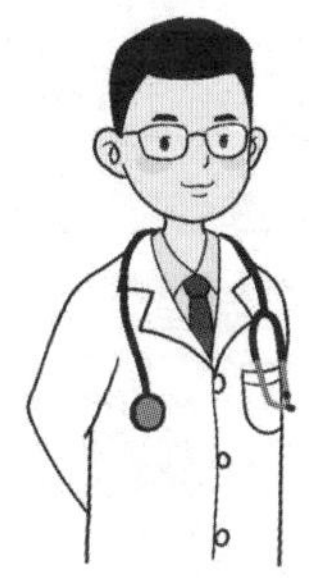

接受母乳喂养的宝宝的吐奶情况比较少，因为母乳在胃里排空的时间比较短，基本上在 3 小时内就排空了。

喝配方奶的宝宝更容易出现吐奶的情况。用改变喝奶姿势的方法仍不能解决的话，就可以考虑换奶粉了。

但是，这里说的不是换奶粉的品牌，而是换奶粉的品种，从普通配方奶换为部分水解蛋白配方奶粉，这种奶粉在胃里排空的时间比较短，可减少吐奶次数的发生。

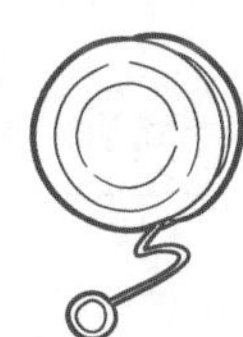

每种品牌的配方奶都有部分水解蛋白配方奶粉，这种奶粉的价格比普通配方奶粉高一些，营养价值是基本相等的，可以让宝宝吃到不容易吐奶了再换回普通配方奶粉，当然条件允许的话一直喝下去也是可以的。

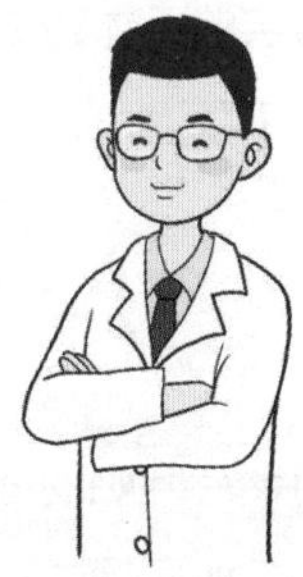

调整姿势、换奶粉品种仍不能缓解吐奶的话，才考虑药物治疗，最后一步是进行手术治疗。

7 新生儿宝宝吐奶，是正常现象还是生病了？

新生儿每天吐奶的次数不超过4次，每一次吐出来的奶量不超过吃下去的三分之一，我们医生一般认为这是生理性吐奶，也就是说在可以接受的范围内。还有一个判断的方法就是观察宝宝的状态，如果宝宝吐完后还笑眯眯的，照吃照睡，心情不错，体重也在正常增长，那我们就不用理会。

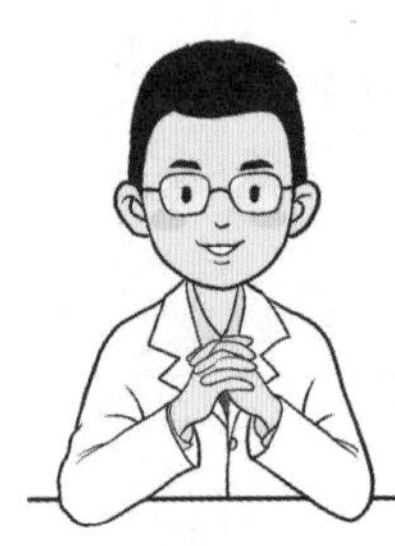

如果宝宝出现吐奶次数过多，体重不增长，吃奶量急剧下降，或呕吐物里有血块等情况，则表示可能有病理性的原因，比如说可能有蛋白过敏、胃溃疡、中枢神经系统损害等疾病。这就要引起我们的重视，及时找到病因。

假如不是其他疾病引起的呕吐，但宝宝生理性吐奶过于频繁或吐出量过大也可能给宝宝的身体造成危害，如慢性咳嗽、体重不增长、生长发育缓慢等，这些情况也要采取干预治疗。

我们不用过于担心宝宝吐奶的问题，百分之五十以上的宝宝在6个月龄后吐奶的情况就会消失，绝大部分的宝宝到1岁后就不会再吐奶了。如果超过1岁的宝宝仍吐奶则提示他可能有器质性疾病了。

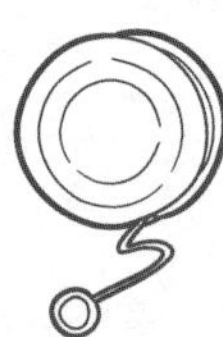

8 如何处理宝宝呕吐后嘴巴酸臭的问题，又如何清理鼻子里的呕吐物？

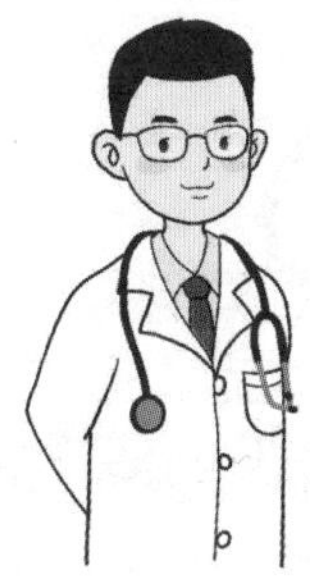

其实宝宝呕吐时他本人并没有那么难受，难受的是旁边的大人。大人的焦虑、紧张会吓到宝宝，让他呕吐后大哭，其实这会比较危险。

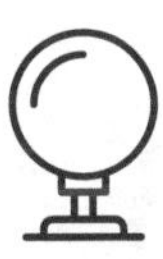

口腔内的呕吐物可能会被误吸入气管，引起呛咳、窒息，呕吐物还有可能通过咽鼓管引发中耳炎。这就是我常说的“安抚焦虑的父母最重要”，大人安静了，宝宝也就安静了，发生误吸的风险也就大大降低了。

宝宝呕吐后我们可以帮他擦擦嘴、喝点水漱漱口即可，让宝宝该玩就去接着玩，想睡就去接着睡。不需要理会鼻子里的呕吐物，它们不会危害健康，我们的鼻腔有自洁功能，过一段时间后就会从鼻子的前端或后端出来了。

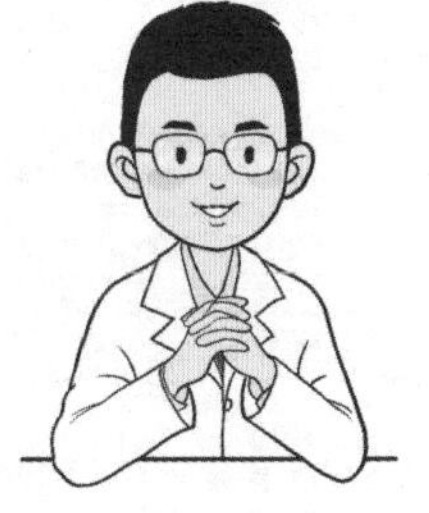

如果宝宝呕吐后嘴巴里有酸臭味，其实可以不用处理，宝宝是不会因此感到难受的，让宝宝正常喝水、喝奶可减少酸臭味。

9 宝宝刚吃了药就呕吐了，药也跟着吐出来了，要再吃一次吗？

宝宝如果吃药后超过30分钟才吐出来，我们医生一般会认为药物已经被部分吸收了，这时可让宝宝按一半的量补服一次即可。

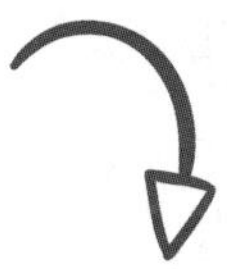

如果刚吃了药不到30分钟就吐出来了，这时可立即按全量补服一次。如果宝宝服药一个小时后发生呕吐，我们医生则认为药物已经被吸收，不需要补服了。

如果宝宝服用的药物是有时间间隔要求的，那么呕吐之后的下次服药时间需要按补服后的时间重新计算。比如说药品说明书上写着每 4 个小时服用一次药，宝宝吃过药才 20 分钟就呕吐了，这时可以立即按全量给他补服一次，那么下次服药的时间从这次服药的时间开始计算。

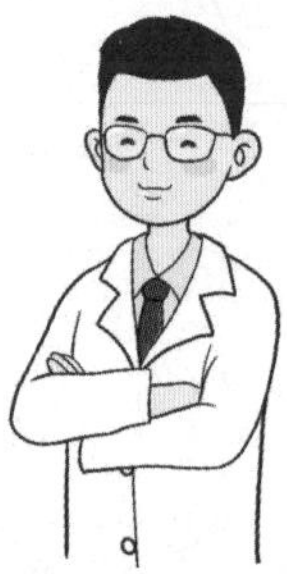

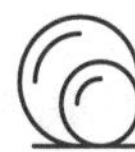

不管宝宝吃的是片剂还是糖浆都可按照这个原则操作。

10 宝宝隔三岔五地就会吐，算不算“周期性呕吐”？

周期性呕吐其实是一种病，但发病率不高，目前还未找到真正的病因，有专家认为这可能与中枢神经系统有关。

这种病的特点是，做了胃肠镜检查也没有查出胃有什么明显的问题，并且呕吐会周期性发作，来势凶猛，吐起来不停歇的，会持续一到三天，甚至吐到无法正常进食并脱水，但不会伴随腹泻，患者发作时其实非常痛苦。

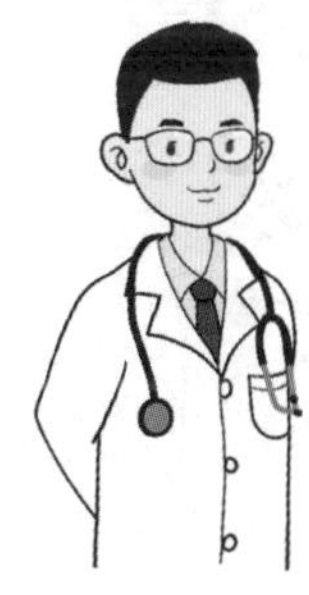

曾经有个小朋友来我的门诊，他随身带着一个脸盆，因为随时都要吐，他就这么吐了一路来的。但呕吐来得猛走得也快，说停就停，一旦不吐了患者就像正常人一样。

患者的痛苦程度取决于这个周期有多长，周期越长，患者的痛苦越小，比如一个月发作一天还不算太痛苦。我还接诊过一个小朋友，他的周期只有两天，就是说每两天就要吐一次，一次吐一整天，已经没办法上学了。

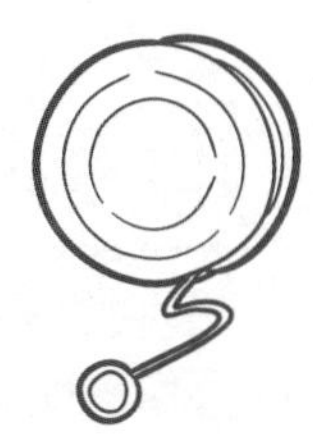

我们可以对照这个标准，初步判断一下自己的宝宝是不是周期性呕吐。

11 宝宝哭的时候如果不去哄他，他会一直哭到吐，这该怎么办？

当宝宝哭时，我们要去了解宝宝有什么需求、遇到了什么问题、是哪里不舒服，而不是让他一直哭到吐。

值得我们注意的是，宝宝在哭的时候呕吐，发生窒息的风险很高，要尽量避免。

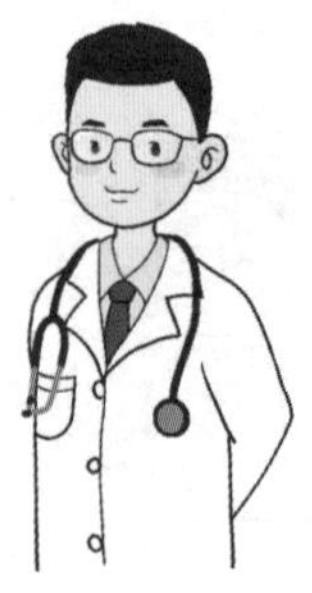

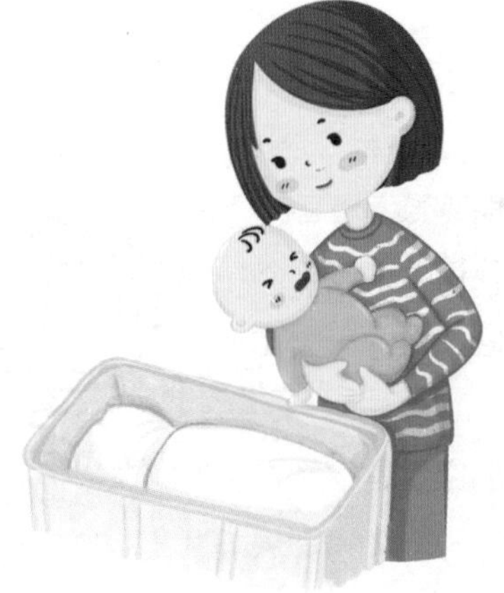

其实这个问题的关注点不在“吐”而在“哭”上。哭，其实是宝宝的语言，他是想告诉我们他有需求了，比如说他的纸尿裤湿了，他饿了，他想得到你的关注或者是他想和你玩了，等等。在此之前他可能已经发出弱信号了，比如他饿了想吃奶，他会舔嘴唇、看妈妈等，当发出弱信号没有得到回应时，他才会发出强信号——哭。

此前美国、意大利等国家有研究显示，一个正常、健康的婴儿每天累计哭的时间在2~3小时，不超过3个小时。

如果宝宝累计哭的时间过长，或者连续哭的时间过长，则提示宝宝的需求没有得到满足，或是宝宝生病了。比如肠绞痛的宝宝会一直持续地哭。

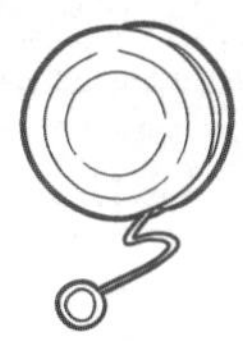

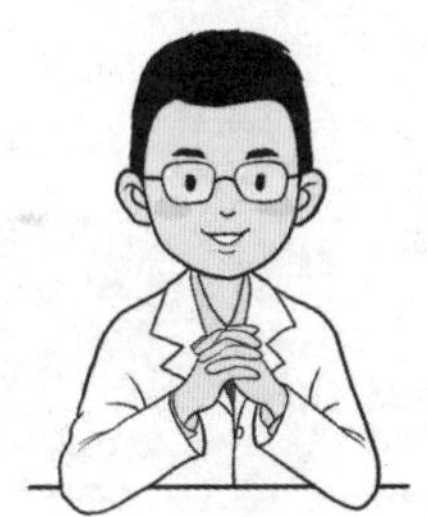

此前有些育儿理念提出要训练宝宝独立，对宝宝的哭不要回应。我是不太认同的。孩子在婴儿时期是应被给予爱的阶段，让他们在得到充分的关注、肢体接触、与父母互动中获得内在的、充足的安全感，这满满的爱可以滋养他们向外探索，自由、健康地成长。

CHAPTER FIVE

第五章 腹泻

1. 引起宝宝腹泻的原因有哪些？吃消炎药管用吗？ · · · · · · 72

2. 医生说腹泻要补液，可是给宝宝喂白开水他就是不肯喝怎么办？ · 73

3. 家里没有口服补液盐，给宝宝喝鸡汤、果汁来补充水分可以吗？ · 74

4. 昨天看过医生了，今天宝宝仍在拉肚子，要不要再去医院？ 75

5. 宝宝每次拉完，我们都用清水洗，为何小屁屁还是红了？ · 76

6. 老人家说宝宝腹泻，就不要给他吃东西，让肠胃充分休息会好得更快，这有没有道理？ · · · · · · · · · · · · · · 77

7. 宝宝腹泻好了，还要继续喝腹泻奶粉吗？ · · · · · · · · · 78

8. 邻居小朋友患了秋季腹泻，但已经痊愈了，可否让我家宝宝和他一起玩？ · 79

9. 家有两个娃，一个得了秋季腹泻，该怎么做可避免传染给另一个？ · · · · · · · · · · · · · · · · · · 80
10. 宝宝接种了轮状病毒疫苗，为何还会得秋季腹泻？ · · · 81
11. 蒙脱石散能和其他药一起服用吗？ · · · · · · · · · · · · 82
12. 每次宝宝腹泻医生都会开益生菌，我们从超市买益生菌饮料给宝宝喝可以吗？ · · · · · · · · · · · · · · 83
13. 宝宝腹泻时要吃益生菌，选择片剂好，还是胶囊、冲剂好？ · · · · · · · · · · · · · · · · · · · 84

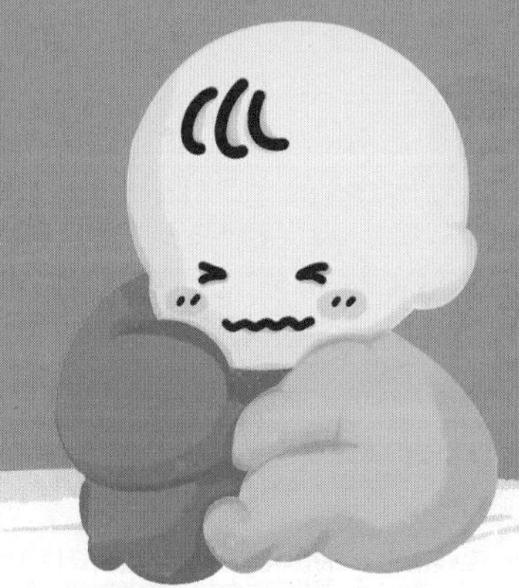

1 引起宝宝腹泻的原因有哪些？吃消炎药管用吗？

宝宝腹泻可以分为两大类，一类是感染性腹泻，其中病毒感染占了约90%，细菌引起约占10%，而在病毒引起的腹泻中轮状病毒占大多数，而且和其他病毒引起的腹泻相比，轮状病毒引起的腹泻症状更常见，也更严重，因此医生也会更为关注。如果是食用了不洁食物，感染金色葡萄球菌、大肠杆菌，则属于细菌引起的感染性腹泻。还有一类是非感染性腹泻，如牛奶蛋白过敏、受凉、饮食不当引起的腹泻。

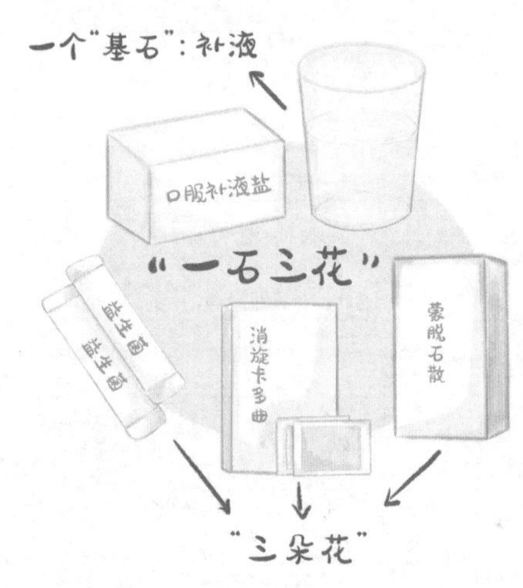

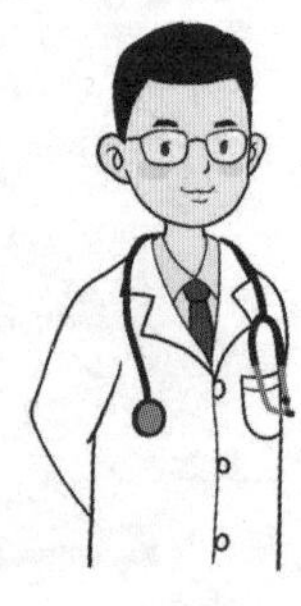

总的来说，病毒引起的腹泻占绝大多数。医生对这类腹泻的治疗可以用“一个基石三朵花”来比喻，“基石”就是补液，“三朵花”分别是益生菌（改善肠道菌群，提高肠道免疫力）、消旋卡多曲（可减少腹泻的水量，预防脱水现象）和蒙脱石散（可吸附于肠壁以及保护肠道黏膜免受刺激），基石是一定要使用的，三朵花不一定全部使用。

如果怀疑宝宝的腹泻是细菌引起的，医生会给宝宝验过大便确认后，在以上治疗的基础上增加抗菌素，也就是大家常说的消炎药。

2 医生说腹泻要补液，可是给宝宝喂白开水他就是不肯喝怎么办？

对于腹泻宝宝最重要的治疗就是补液，以预防脱水。如何判断脱水，可参看第四章的《宝宝呕吐频繁，如何判断是否引起了脱水？》。

别以为腹泻是小事，在我刚开始做儿科医生那几年，病区里经常会有因急性肠胃炎或秋季腹泻导致重度脱水需要住院来补液的宝宝。现在已经比较少见了，一是得益于轮状病毒疫苗的推广，二就是得益于口服补液盐的广泛应用。

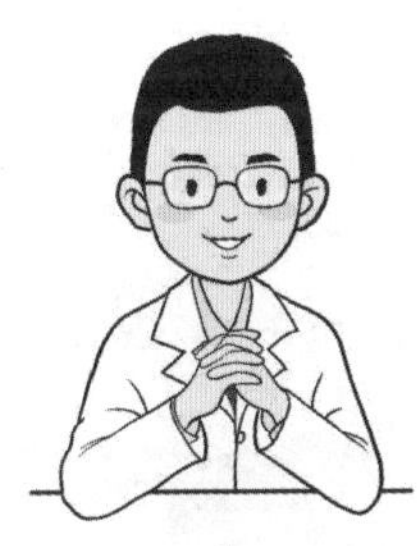

腹泻宝宝要预防脱水，其实喝白开水并不是最佳选择。

一是因为许多宝宝不爱喝白开水，二是因为白开水进入胃肠道后吸收的效能其实并不高。但如果是用口服补液盐兑上相应比例的水喝则不同，里面因含有少量的葡萄糖和氯化钠，肠道在吸收这些成分时会同时吸收水分子，这样的话水分被吸收进入体内的效能就得到极大的提高。

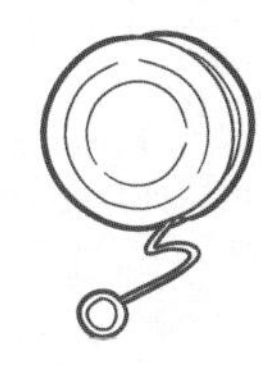

如果家里没有口服补液盐，用米汤水加点盐也是可以的，因为米汤的主要成分是淀粉，淀粉在体内会分解为葡萄糖，再添加了盐（氯化钠）之后其实基本相当于口服补液盐水，吸收效能比较高。

3 家里没有口服补液盐，给宝宝喝鸡汤、果汁来补充水分可以吗？

这也是很多父母们常问的问题，“可以用鸡汤、果汁或者是可乐等饮料代替吗？”，这里就涉及渗透压的问题。

血管内的渗透压是基本固定的，宝宝在腹泻时，我们希望他肠道内的液体是低渗状态，因为水分是从低渗透压的区域流向高渗透压的区域，这样才能快速补充水分。但鸡汤、果汁、饮料属于高渗透压液体，这些进入肠道后，其中的水分不容易被吸收。

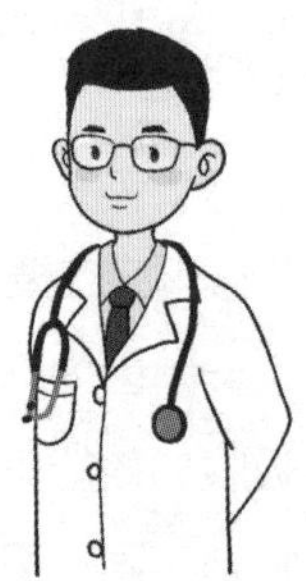

如果宝宝不爱喝口服补液盐，我们可以放在冰箱里稍微冻一会儿再拿给宝宝喝，会增加甜度，口感更好。也可以在里面滴两滴蜂蜜，味道会更好喝（但是不满一岁的宝宝不要用这个方法）。

4 昨天看过医生了，今天宝宝仍在拉肚子，要不要再去医院？

判断要不要再带宝宝去医院的依据是观察是否发生了脱水，而不是还有没有腹泻。从疾病中康复是有一个过程的，是需要时间的。

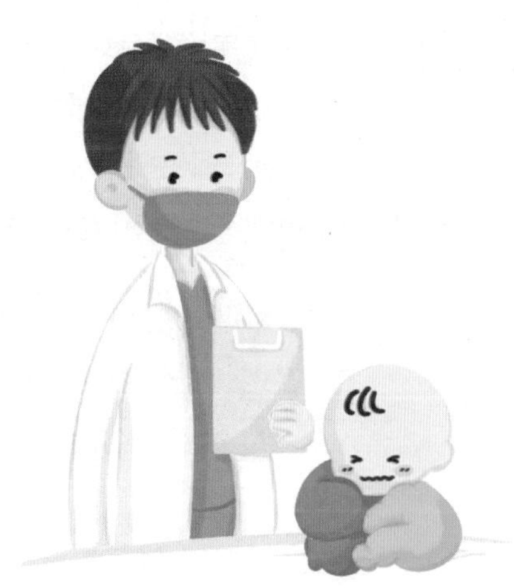

以最为常见的轮状病毒引起的秋季腹泻为例，它的自然病程是3~8天，最长不超过两周，在这个过程中只要宝宝没有脱水，就让他通过腹泻来“排毒”，等排完了自然就好了。

如果是吃了不洁食物，是细菌引起的急性感染性腹泻，不用抗菌素的话可能会持续比较长时间，但最多不超过两周。就算用了抗菌素，也不意味着腹泻马上就停止了，一般也要三四天后才改善。

如果是非感染性腹泻，如乳糖不耐受引起的腹泻，宝宝即使添加了乳糖酶后，腹泻也要1~3天才改善。

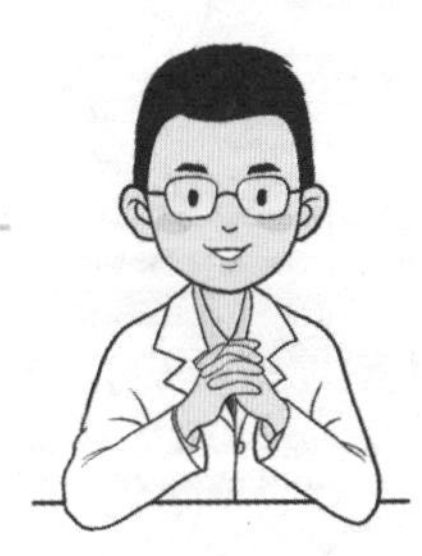

我列举了这么多数字，就是想让父母们不要心急，即使用了药、用对了药，腹泻停止也是需要时间的，要尊重这个进程。

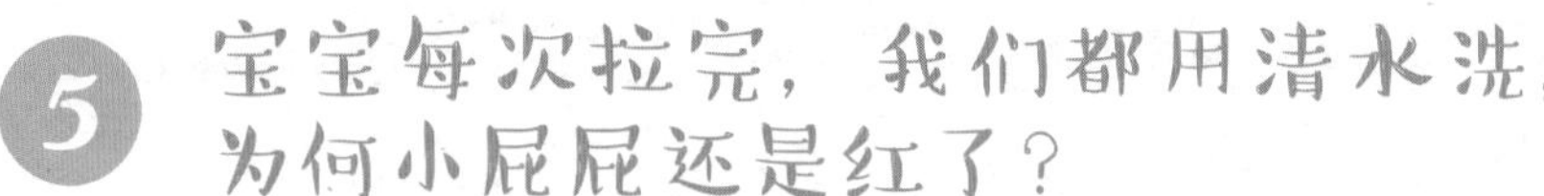

5 宝宝每次拉完，我们都用清水洗，为何小屁屁还是红了？

这就涉及宝宝大便后如何清理的问题，在腹泻时一天要拉十几次，这个清理的小问题就显得极其重要了。总的原则就是要“尽量减少与宝宝皮肤的摩擦”。可以用清水洗一下后，用纸巾或湿纸巾轻轻地蘸干水即可，有的父母会用电吹风吹干也是可以的，总之要避免反复摩擦宝宝的皮肤。

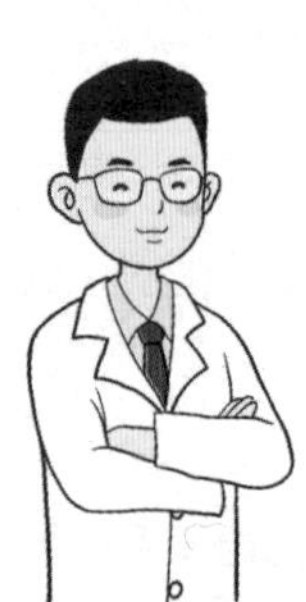

我们的皮肤本身是弱酸性的，上面有皮脂层，还有细菌层（弱酸缓解对维持菌群的平衡是有帮助的），这两层都可对皮肤形成保护。宝宝的大便中含有氨，是碱性的，如果不及时清理，让它们停留在皮肤上，则会破坏皮肤上的这两个保护层。但如果是机械性摩擦（用纸巾反复擦屁屁）或者是过度清洗（如用沐浴露或碱性肥皂给宝宝洗屁屁），也可能会破坏这两个保护层，因此我不建议这么做。

想要预防出现红屁屁，给宝宝清洁完屁屁后，可以涂上一层弱酸性的药膏，它既是对皮脂层的保护，其弱酸性环境也对菌群平衡有帮助，可以说是起双重作用。现在也有带弱酸涂层的纸尿裤售卖，价格略贵，在宝宝腹泻期间可以使用。

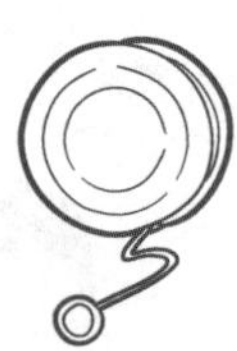

有些父母用涂茶油、茶籽油的方法来预防和治疗红屁屁，其实也是可以的，这种方法其实是相当于为皮肤额外增加一个皮脂层，只不过现在这些产品质量良莠不齐，去药店买弱酸性软膏更靠谱。

6 老人家说宝宝腹泻，就不要给他吃东西，让肠胃充分休息会好得更快，这有没有道理？

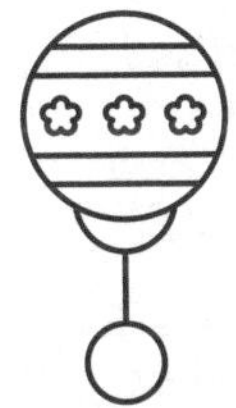

没有道理。即使宝宝不吃东西，他一天该拉几次还是会拉几次，腹泻的次数与有没有吃东西没有直接关系。

其实不给腹泻的宝宝吃东西反而有害处。轮状病毒引起的腹泻一般持续3~8天，如果这段时间都限制饮食的话，他的身体会处于营养不良的状态，不利于肠道黏膜的修复，会使得病情迁延。

我们肠道细胞的营养来源有两个途径，一个是通过血管滋养，血液可提供氧气和蛋白质，这与身体的其他细胞相同；另一个是肠道细胞独有的来源，就是肠道表面上皮细胞可以直接从肠道里的食物中吸收营养物质。如果你不给宝宝吃东西，就相当于断了肠道上皮细胞一半的“口粮”，肯定不利于它的修复。

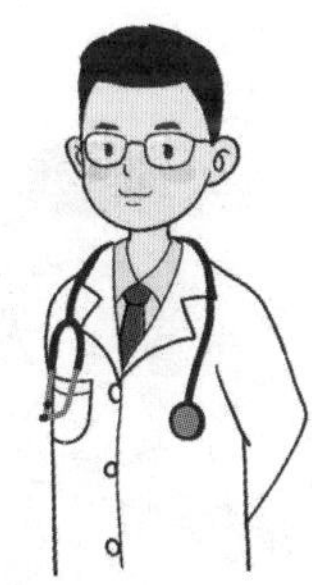

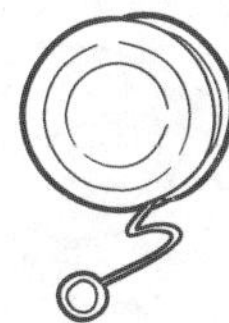

正是基于这个机制，目前国际上形成共识，ICU里的新生儿由于各种原因不能进食，但每天仍会给他们喂1~2毫升的奶，这一点点奶对他全身来说没有价值，但是能够滋养肠道上皮细胞，有利于维持它的功能。

腹泻期间可以给宝宝正常进食，但要避免食用过于油腻的食物和高渗透压的饮品。前者不容易完全消化和吸收，剩下的营养物质会走到大肠引起发酵，加重腹泻；后者如可乐、果汁、鸡汤等，会加重脱水。

7 宝宝腹泻好了，还要继续喝腹泻奶粉吗？

前面在《家里没有口服补液盐，给宝宝喝鸡汤、果汁来补充水分可以吗？》讲过，宝宝腹泻时我们希望进入他肠道的液体尽量是低渗压的，这样才可达到快速补充水分的作用。

宝宝平时喝的配方奶就是高渗压的液体，所以宝宝腹泻时医生会建议用腹泻奶粉。

腹泻奶粉做了两个处理，一是渗透压比普通配方奶粉低，二是去掉了奶粉中的乳糖，宝宝在腹泻期间他的乳糖酶被破坏了，即使平时没有乳糖不耐受，在腹泻时也会出现乳糖不耐受，如果喝普通配方奶，乳糖消化不了会在肠道内发酵，产生酸气。

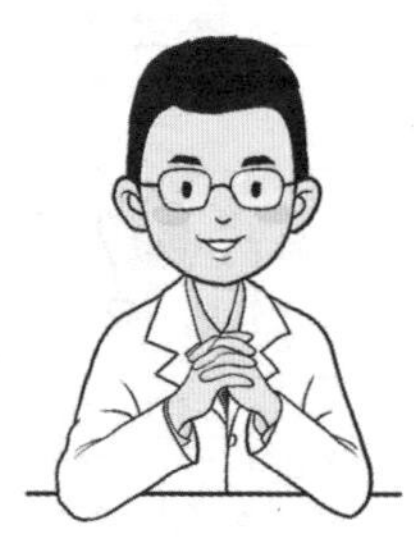

宝宝腹泻好了，可以再继续喝一到两周的腹泻奶粉。这是因为他虽然不腹泻了，但身体内乳糖酶的恢复还需要一到两周的时间。

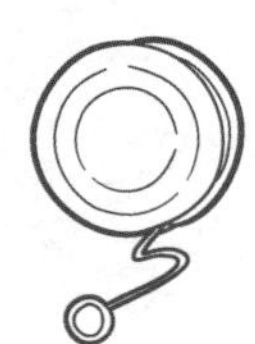

对于经常腹泻的宝宝，有的妈妈懒得不断地换奶粉，就让宝宝一直喝腹泻奶粉，这也是没有问题的。腹泻奶粉是能够给宝宝提供足够的营养物质，但价格比普通配方奶粉贵。

8 邻居小朋友患了秋季腹泻，但已经痊愈了，可否让我家宝宝和他一起玩？

轮状病毒引起的腹泻一般排毒期是从宝宝开始发病起两周，如果邻居小朋友还在这两周之内就先不要一起玩了。

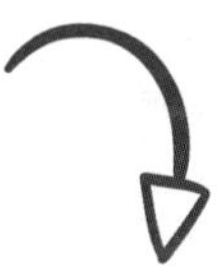

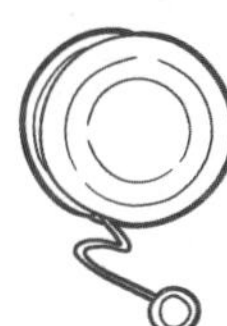

如果自家的宝宝已经接种了轮状病毒疫苗，邻居小朋友腹泻停止了就可以一起玩了，这时虽然仍在排毒，但排毒量已经明显下降了。邻居宝宝在最初发高热、呕吐、腹泻的那几天要尽量避免和他在一起玩，因为这几天的排毒量最大。

一起玩时要注意给宝宝勤洗手，避免让宝宝把手放到嘴里，也不要总用手去摸脸，玩耍的过程中要注意开窗通风，空气流通时可降低房间里的病毒载量。两个人一起玩过的玩具要消毒。

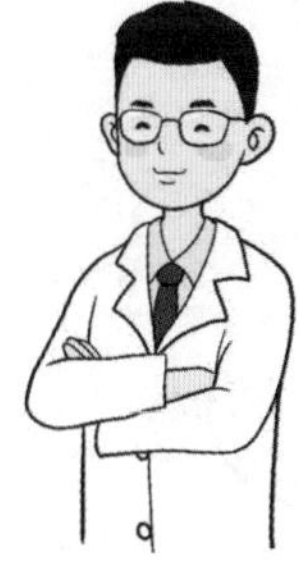

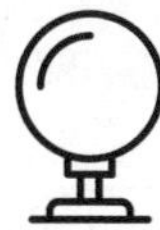

如果自家宝宝没有接种过轮状病毒疫苗，那么最好等够两周后再在一起玩。

9 家有两个娃，一个得了秋季腹泻，该怎么做可避免传染给另一个？

我在门诊会经常碰到家长问这个问题。我会建议他们在生病宝宝拉肚子的这段时间里，尽可能让两个孩子住在不同的房间。

照顾生病宝宝的人一定要常洗手、洗脸、换衣服，房间都要多开窗通风。

我还会额外建议他们去买一个家庭用的紫外线灯，在宝宝生病期间可以每个房间都用紫外线消毒，一般一天一次，一次半小时即可。值得注意的是，紫外线灯开启时房间里不能有人。

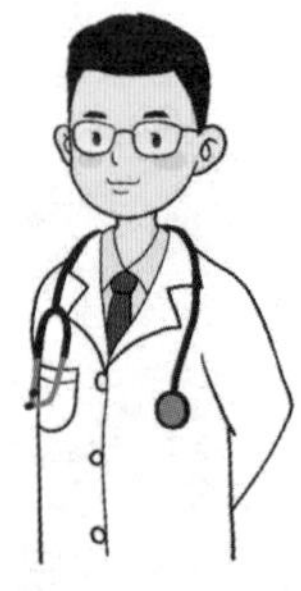

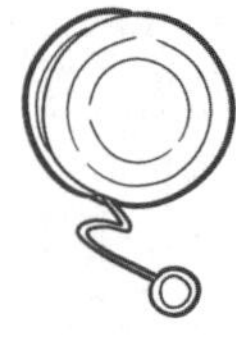

让两个孩子两周完全不见面是很难做到的，等生病宝宝不腹泻了就可以在一起玩了，这期间仍要注意勤洗手、勤通风、消毒玩具。家长不用太过担心，其实让健康的孩子偶尔接触到微量的病毒问题不大。

10 宝宝接种了轮状病毒疫苗，为何还会得秋季腹泻？

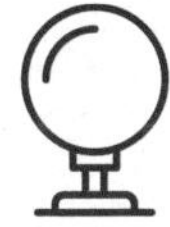

秋季腹泻的高发年龄段是6个月到2岁，所以一定要在这个年龄段前就去接种轮状病毒疫苗，也就是宝宝6个月前要开始接种轮状病毒疫苗，接种三剂以后就不用接种了。一般接种后两三周就起效了。

轮状病毒疫苗和其他大多数疫苗一样，即使接种了仍有可能得这个病，但是得病的概率会大大下降，就算得病了基本都是轻症。现在各大医院已经基本看不到重症秋季腹泻了，这就得益于疫苗的作用了。

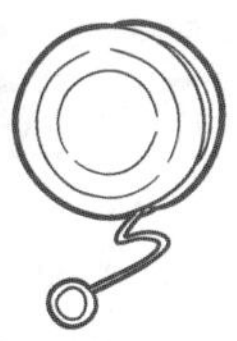

作为儿科医生，我还是建议爸爸妈妈让宝宝接种轮状病毒疫苗，目前它是属于非规划类疫苗，是需要自费的，但这个钱花得是值得的。

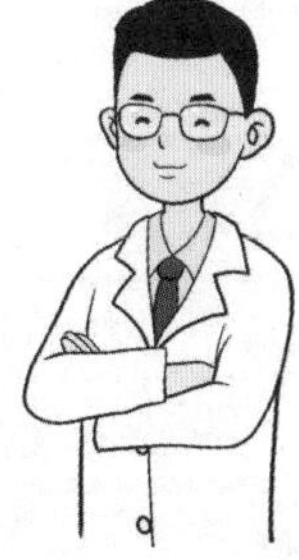

11 蒙脱石散能和其他药一起服用吗？

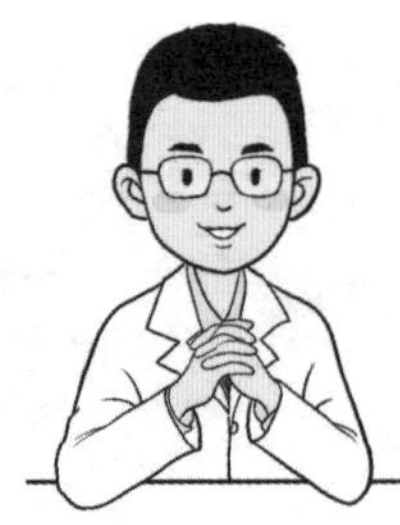

宝宝腹泻时，医生一般都会开蒙脱石散，它具有很强的覆盖能力以及非均匀性的电荷分布，蒙脱石散就是利用这些电荷去吸附病毒、细菌产生的毒素，然后一起排出体外，这样可以降低这些毒素对肠道细胞的伤害。

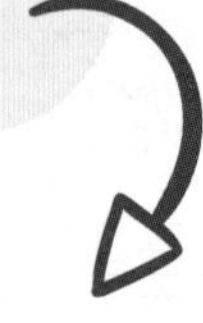

但是这个吸附是没有选择性的，吃进去的其他药物里的成分也可能被蒙脱石散吸附了一起排出体外，这样药效就会打折扣。

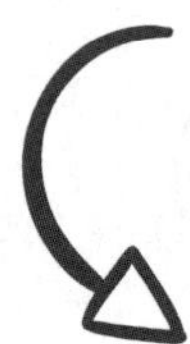

所以我们一般建议蒙脱石散与其他药物的服用时间间隔1~2个小时。

每次宝宝腹泻医生都会开益生菌，我们从超市买益生菌饮料给宝宝喝可以吗？

益生菌是一个很庞大、很热门的话题，总的来说，益生菌饮料和益生菌药物是两码事，平时给宝宝喝益生菌饮料作为“保健”没问题，但腹泻时要乖乖吃医生开的益生菌，这是用于“治疗”的。

我们平时喝的酸奶或益生菌饮料以乳酸杆菌、双歧杆菌居多。乳酸杆菌是保健性质的，对提高免疫力、改善肠道健康有帮助。双歧杆菌是肠道内最重要的原住民，约占肠道菌群的95%，当宝宝腹泻时损失最严重的就是双歧杆菌，数量可降至平时的1/1000。但宝宝腹泻时并不会直接补充双歧杆菌，一是需要补充的量太大了，很难实现，二是用于治疗腹泻的益生菌其作用机制并不是“缺啥补啥”。

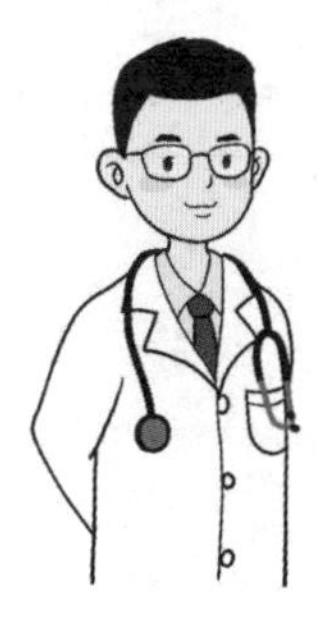

医生治疗宝宝腹泻最常用的两种益生菌：一种是布拉氏酵母菌，一种是鼠李糖乳杆菌（如倍顿、莱思纽卡、dipro 等）。以布拉氏酵母菌为例，它治疗腹泻的机制很有趣，它的体积是其他益生菌的10 倍，有强大的吸附能力，它所到之处就像坦克碾压过去一样，把腹泻产生的各种毒素都吸附掉了，这样就可以给肠道菌群恢复正常创造好的环境。另外它还可以消耗掉肠道内的氧气，这样肠道里的厌氧型益生菌，如双歧杆菌就可以活得很滋润了。它的代谢产物还有利于肠道上皮细胞的修复。总的来说，我形容它的形象就是“来路无坎坷，去程尽芳菲”。

13 宝宝腹泻时要吃益生菌，选择片剂好，还是胶囊、冲剂好？

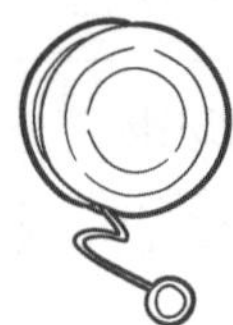

了解益生菌的剂型是有必要的，在门诊我也遇到过家长把双歧杆菌片剂掰开或磨成粉给宝宝吃，长期服用也没有效果。

双歧杆菌是厌氧菌，生存环境要严格厌氧，一旦掰开吃，或把胶囊打开来吃，等于把它暴露在氧气中，它就死了、失去了药效。

由于益生菌的生存条件比较苛刻，它们的剂型是很有讲究的，可以确保它们经过空气、胃酸的双重考验，顺利到达肠道。考虑到宝宝服用方便，婴幼儿的益生菌以油剂居多，可以直接滴在口中，也可以选择颗粒冲剂。

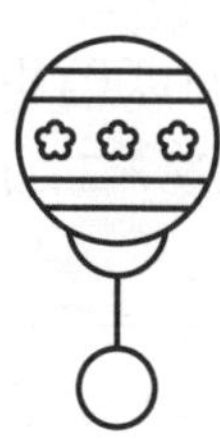

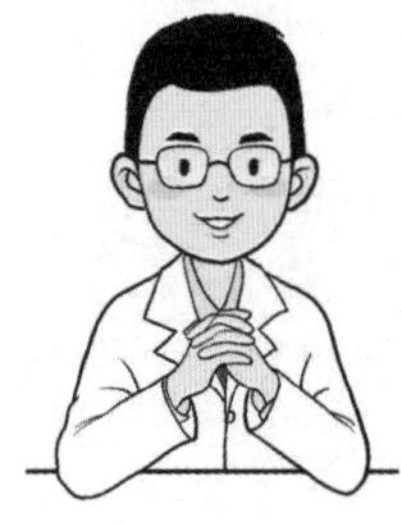

需要注意的是，益生菌的服用方法要严格按照说明书的指引，比如说颗粒冲剂要用温水来冲，如果水温过高则可能把益生菌烫死了，另外益生菌的服用要和抗菌素间隔至少一小时以上，否则益生菌的药效也会大打折扣。

CHAPTER SIX

第六章 腹痛

1．宝宝说肚子痛，可具体问他哪里痛，怎么个痛法，他又说不出来怎么办？ ··················87

2．宝宝突然肚子疼，什么情况需要去医院？ ·········88

3．宝宝腹痛时能不能按摩、热敷？ ···············89

4．医生给宝宝做腹痛评分，是不是评分越高病情越严重？··90

5．一说去上学（幼儿园）孩子就说肚子疼，他是在装病吗？·91

6．宝宝最近常说肚子痛，如何知道是不是有蛔虫了？····93

7．宝宝快跑后就会肚子痛，是不是肚子进凉气了，该怎么办？94

8．怎样判断宝宝腹痛是肠绞痛引起的？···········95

9．宝宝出现肠绞痛，是因为我的母乳有“毒”吗？······96
10．肠绞痛宝宝会这样哭到几岁？··············97
11．肠绞痛用不用治疗，有治疗方法吗？···········98
12．肠绞痛宝宝哭闹时如何安抚、护理？···········99
13．吃母乳的宝宝肠绞痛，妈妈要忌口吗？·········101
14．宝宝腹痛时吃益生菌有帮助吗？·············102
15．如何判断宝宝的腹痛是食物过敏引起的？········103
16．宝宝腹痛时贴腹痛贴可以吗？··············105

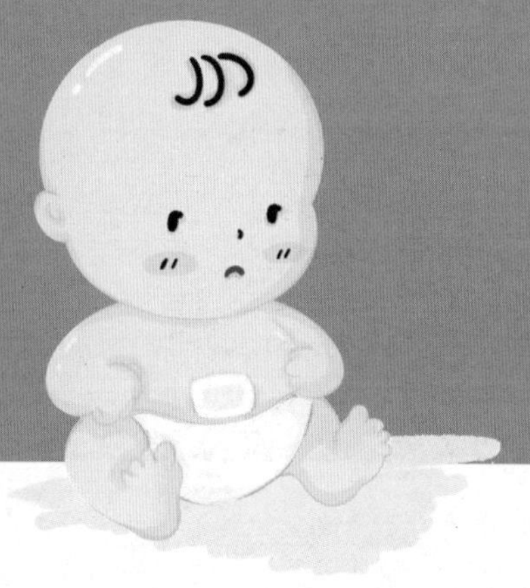

1 宝宝说肚子痛，可具体问他哪里痛，怎么个痛法，他又说不出来怎么办？

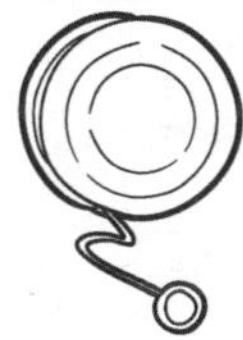

一般来讲，包括婴幼儿和儿童，对于腹痛的定位是模糊的，大部分的宝宝都会指向肚脐。

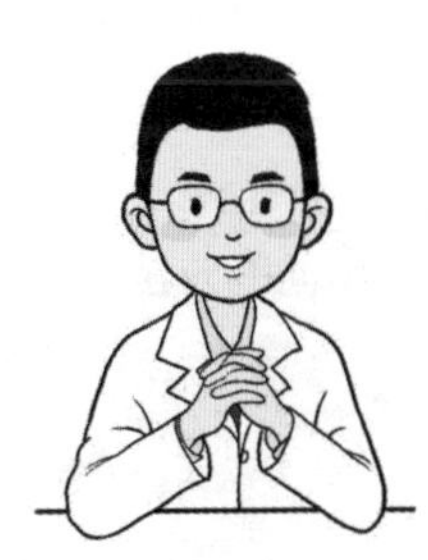

我们成人的脊柱比较长，可以分成几个区，每一个区就是一个“情报中心”，可以精准地将疼痛信息收集给大脑，再由大脑反馈出疼痛的具体位置。

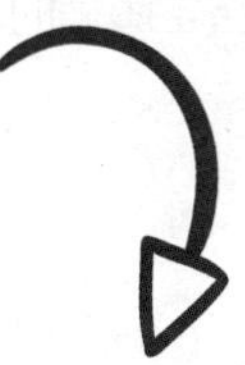

但是，宝宝们的脊柱还比较短，只有一个分区，就相当于只有一个“情报中心”，所以不论哪里痛，他们反馈的都是肚脐痛。

也就是说，如果宝宝说他肚脐那里痛，他可能是胃痛，也可能是阑尾炎引起的右下腹痛。在临床上有一半的儿童阑尾炎出现了误诊，就是这个原因。

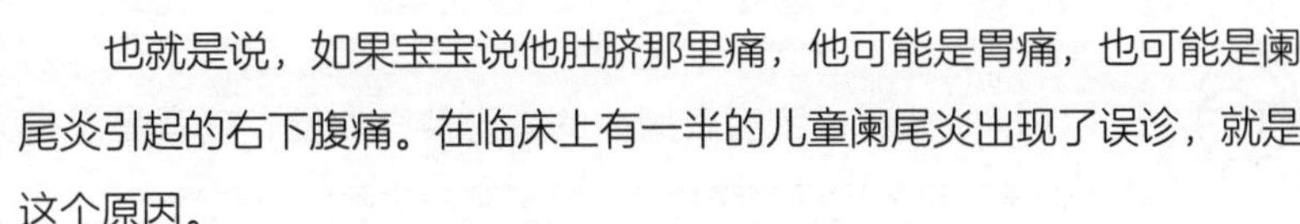

2 宝宝突然肚子疼，什么情况需要去医院？

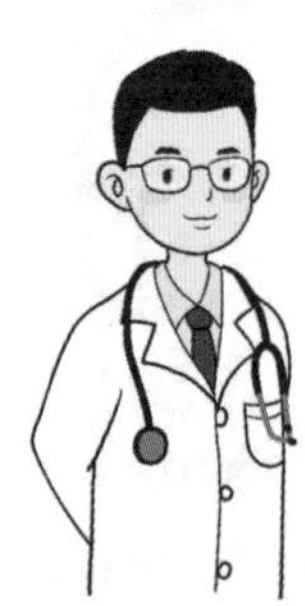

引起宝宝急性腹痛的原因非常多，对于医生来说，首先要排除急性阑尾炎、肠梗阻、肠套叠、肠旋转不良、疝气嵌顿等几种可能会危及生命健康的急性疾病。

宝宝对腹痛的表述常常是不准确的，因此医生和家长可以通过其他的方法来初步判断宝宝腹痛的原因，以及病情是否严重。

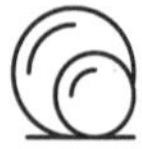

一是看疼痛是否持续。比如宝宝说肚子疼，过一会儿又可以去玩了，这种间歇性的疼痛一般问题不大。但如果疼痛是持续的，或是阵发性加强的则需要及时就医。

二是看是否伴有发烧。如果宝宝腹痛的同时还伴有高热，则要考虑阑尾炎或者是其他感染性疾病。怀疑是阑尾炎的，可以按压他下腹部的麦氏点，看是否出现按压痛，如果一压就痛得不得了，则要高度怀疑阑尾炎。

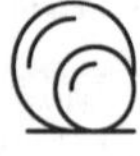

三是看排便情况。宝宝在腹痛的同时伴有血便，或者是没有大便排出来，则提示可能出现了肠梗阻，需要及时去医院看急诊。

3 宝宝腹痛时能不能按摩、热敷?

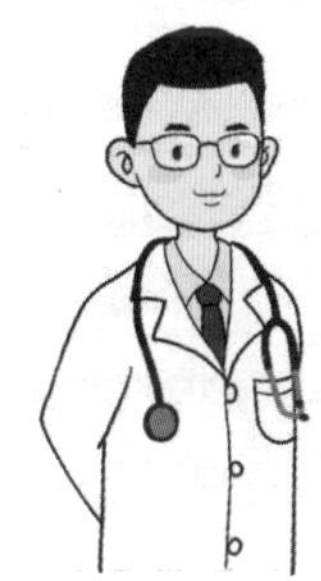

如果宝宝能接受、不抗拒，是可以按摩和热敷的。

对于急性阑尾炎、肠梗阻、肠套叠、肠旋转不良、疝气嵌顿等急腹症，按摩和热敷是不能缓解的，有时宝宝还会很抗拒，一按压就更痛了，这种情况就不要按摩和热敷了。

但如果是着凉引起的肠痉挛、肠易激综合征等功能性腹痛，按摩和热敷是有效的。我们一般会说“胃肠爱热，皮肤爱冷”，就是说，胃肠道喜欢温暖的状态，包括热敷或喝温的东西都会让胃肠道更为舒适的。

如果宝宝愿意接受按摩肚子，则提示不是刚才说的急腹症，爸爸妈妈可以放心一大半，如果按摩后宝宝的疼痛还有好转，那么可进一步放心了，应该是小问题。

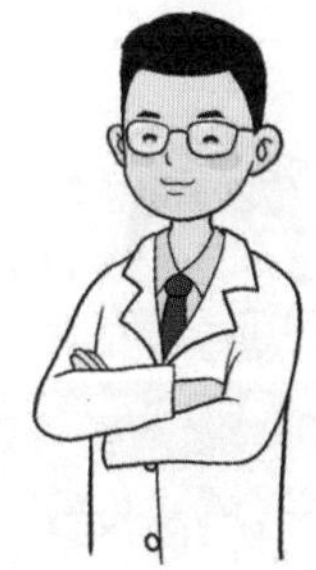

4 医生给宝宝做腹痛评分，是不是评分越高病情越严重？

疼痛是一种主观感受。同样是打针这件事，有的孩子痛得眼泪汪汪，有的孩子却边打边笑嘻嘻的，他可能就是感觉“像被蚊子叮了一下”，痛得哭起来的孩子并不是说更娇气，他可能真的是感受到剧烈的疼痛。

对于腹痛也是这样，疼痛的强度越高并不代表病情越严重，但医生为何还会对宝宝的腹痛评分呢？这对评价治疗的效果是有帮助的。

比如说，我会问一个刚读小学的孩子，“如果你痛得要晕过去了是100分，不痛是0分，你给你现在的疼痛打几分”，如果这个孩子给疼痛的打分是99分，则说明他对目前感受到的疼痛已经接近无法忍受了。经过两周的治疗，我再让他给疼痛打分，如果这时他打了50分，则说明治疗是有效的。

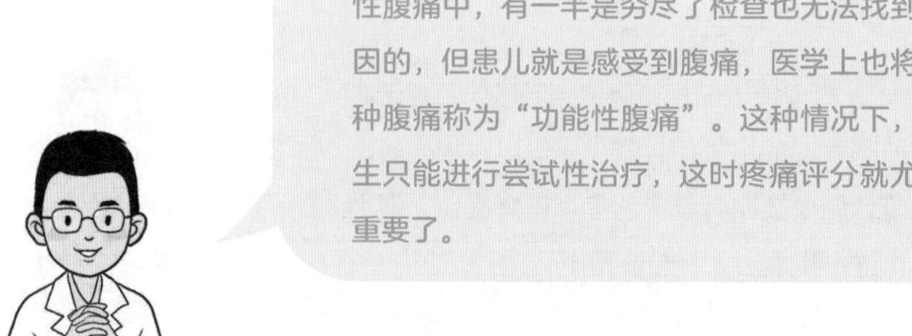

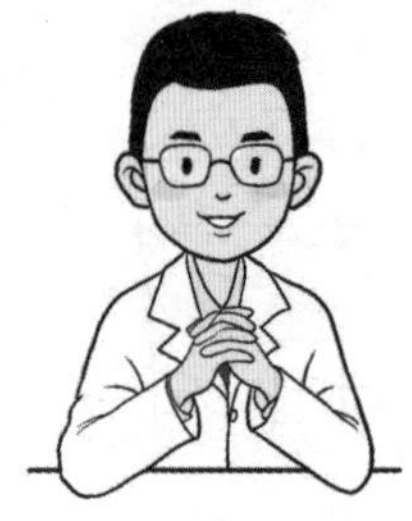

5 一说去上学（幼儿园）孩子就说肚子疼，他是在装病吗？

在门诊中我也遇到过这样的孩子，平时都好好的，一说要去上学（幼儿园）了，就肚子疼，但看上去并不像装病，孩子痛得脸色发白、一身冷汗。但经过一系列检查后，我还是把这个孩子转到了心理科，经了解他遇到了校园霸凌，让他对上学产生了惧怕和抗拒，进而出现了躯体化症状。

我常常对家长说“小儿无诈病”，不要轻易怀疑孩子装病。

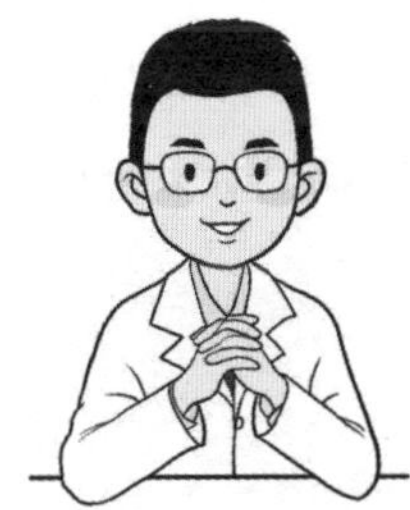

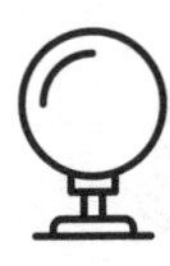

我们的身体中有一个“脑肠轴”就说明心理、情绪与胃肠息息相关，恐惧和焦虑等不良情绪是可能会引起腹痛的。消化科医生有句口头禅“胃肠道是个情绪器官，它既会影响我们的情绪，同时也受情绪的控制”。

比如说肠易激综合征，就是跟情绪、压力有关系的一种腹痛，同时伴有排便习惯的改变，比如说腹泻、便秘等。还有一种叫作功能性腹痛或功能性腹痛综合征，它也是跟情绪有关系的。

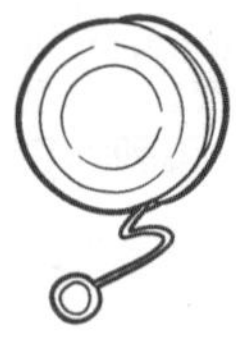

除了腹痛外，心理问题引起的躯体化症状还包括胸闷、头昏、尿频，这四大症状在儿童中比较多见。如果孩子出现以上症状（有可能是其中一个，有可能是几个轮流出现），反复检查无法找到病因，则建议带他们去看看心理医生。

此前我接诊过一个上小学的孩子，他因为头昏在神经内科看了几个月，做了所有检查都没查到问题，后来又因为胸闷在心血管科看了几个月，然后又出现腹痛来找我，经治疗后不痛了，我就提醒这对父母要带孩子看心理科，否则的话就该出现尿频了。他的父母当时不接受，结果这个孩子回家后没多久果真开始尿频了，父母这才相信自己的孩子可能真出现心理问题了。

这里要提醒的是，有个别情况是，孩子腹痛背后的原因是父母出现了心理问题，如患上抑郁症，这就是典型的“大人生病、孩子吃药”，父母要对此有所警觉。

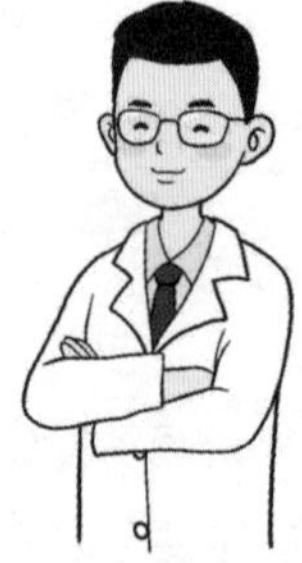

6 宝宝最近常说肚子痛，如何知道是不是有蛔虫了？

虽然现在宝宝肚子里有蛔虫的情况比较少，但在门诊仍时不时会遇到，主要发生在家里会吃有机菜、农家菜的家庭。菜如果是用动物粪便施肥，粪便中如果有虫卵，宝宝吃菜时则可能把它们吃进肚子里。如果吃的是化肥菜、大棚菜则一般不会有这样的问题。

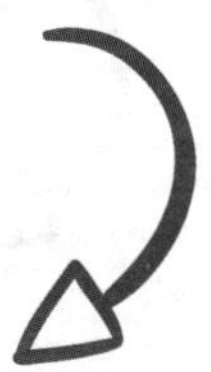

如果宝宝面黄肌瘦，且年龄已经在两岁以上，可以怀疑宝宝肚子里有蛔虫，最简单的方法就是直接给他们吃打虫药，看是否能打虫，在医生的指导下吃打虫药对宝宝的健康没有危害。

有些家长一定要先检查确认宝宝肚子里有蛔虫了再吃打虫药。目前的检测手段，比较常用的是验大便，但这种检测的阳性率不高，如果一定要验的话，需要连续送检几次。也有通过抽血查抗体的方法来查，但准确率也不可靠。此前也有用胶囊内镜的方法来检查，宝宝没有痛苦，但价格不菲。

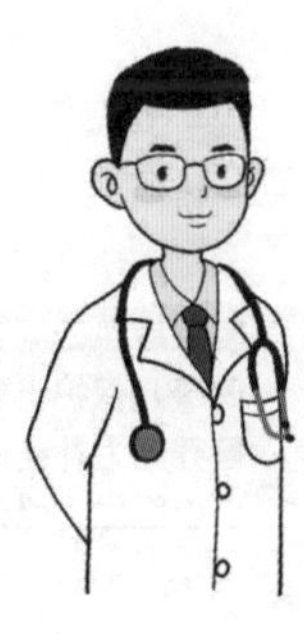

7 宝宝快跑后就会肚子痛，是不是肚子进凉气了，该怎么办？

不仅仅是快跑，宝宝剧烈运动后，比如跳舞等都可能出现这种腹部的疼痛。

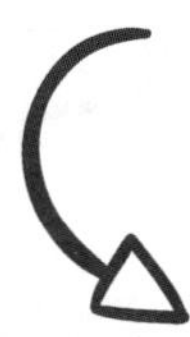

因为疼痛的部位是腹部，俗话说是肚子进凉气了，其实我们的消化道很长，“凉气”进入到肠道里需要经过食道、胃、十二指肠后，才能进入到小肠、大肠，所以说肠子里、肚子里都是不可能进凉气的。

这种疼痛很多时候与运动后肌肉、筋膜的牵拉有关系，并不需要特别的治疗，就是让宝宝休息，给予按摩、热敷等就可以了。

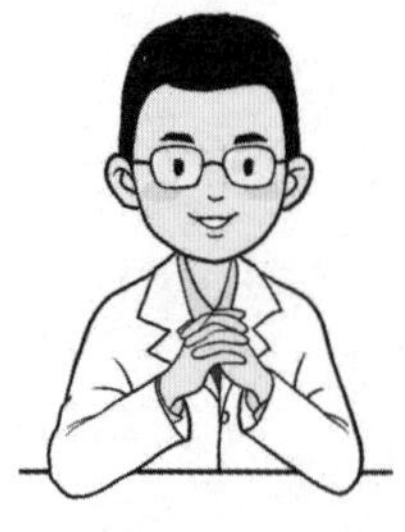

8 怎样判断宝宝腹痛是肠绞痛引起的？

肠绞痛多见于5个半月以内的宝宝，他们白天时吃玩睡都很正常，但到了傍晚或半夜就开始哭，因此肠绞痛又被称为“evening cry（夜啼、黄昏闹）”，哭够了一定的时间就不哭了，因此也被称为“闹钟式哭闹”。

哭的频率为一个星期哭3天以上，每次哭3个小时以上，这种情况连续发生一个星期以上——这就是“331原则”。肠绞痛的宝宝哭的时候肚子会胀起来、脸憋得通红、声嘶力竭，家长穷尽办法也无法安抚。有家长这样形容，宝宝白天像“天使”，晚上哭起来像“魔鬼”。

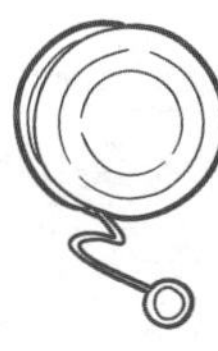

一般刚开始出现肠绞痛时，爸妈都会带着宝宝半夜看急诊，验大小便、做B超检查也查不出异常，但宝宝哭得又很让人担心。这样一来一回医院加检查，3个小时过去了，宝宝一回到家就像什么都没发生过一样，安然入睡了。第二天或第三天又这样折腾一晚上。如此一两周，家长基本上都要崩溃了。

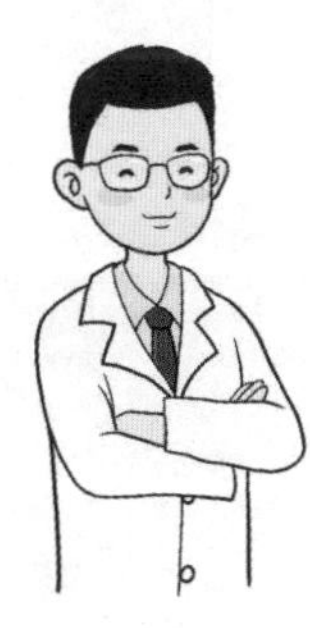

如果你家宝宝符合以上规律，基本可以断定是肠绞痛了。不过宝宝刚刚开始这么哭时我不会轻易做肠绞痛的诊断，我还需要给宝宝验大小便、腹部B超，再结合宝宝平时的吃奶量有没有受到影响，平时睡觉、玩耍、体重增长是否正常来诊断。另外，还有没有伴随其他消化道的严重表现，比如说血便、大量吐奶等，以排除肠梗阻、肠套叠、疝气、泌尿道感染等器质性病变。

9 宝宝出现肠绞痛，是因为我的母乳有“毒”吗？

我曾在诊室遇到问这个问题的妈妈。宝宝肠绞痛哭闹，妈妈本来夜夜难眠，已经心力交瘁了，如果这时还要背负这样的“罪名”，很可能会是压垮妈妈的最后一根稻草，所以如果宝宝出现肠绞痛，妈妈患产后抑郁的概率会更高。

因此西方医学中对宝宝肠绞痛的治疗原则，第一条就是安抚妈妈，然后实在不行就换看护的人，让妈妈获得休息。

肠绞痛的病因至今没有明确，目前主要的观点认为是宝宝肠道、脑肠轴、肠神经系统、肠道黏膜等发育不完全，或肠道菌群还未建立完善导致的。发病的规律与性别、是否母乳喂养都没有关系，母乳有“毒”的说法更是毫无根据。

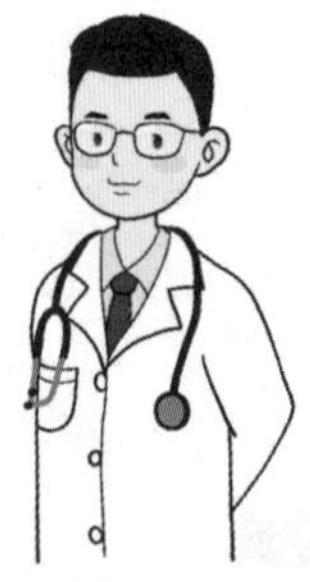

中山大学附属第三医院邹小兵教授提出，肠绞痛应该更名叫作“不明原因的过度哭闹”。他认为宝宝的哭闹未必就真是肠绞痛引起的，我们看到的只是宝宝在哭，这很有可能是他无法适应外界压力的表现，是气质类型和情绪的问题。

10 肠绞痛宝宝会这样哭到几岁？

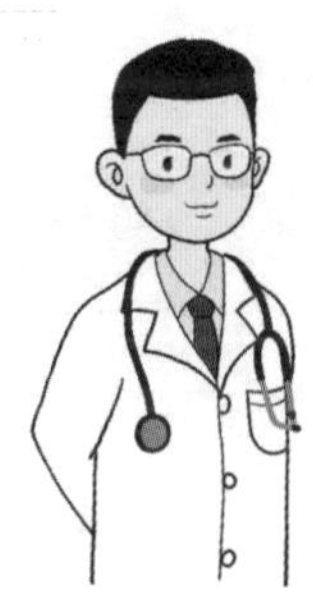

宝宝被诊断为肠绞痛后，我做的第一件事就是安抚家长，一般会告诉他四个“关键词”。

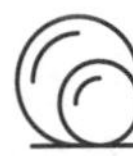

一是“很常见”，在5个半月大的宝宝中，肠绞痛的发病率为16%，也就是每6个宝宝就有1个会发生肠绞痛，因此你并不孤单。

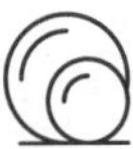

二是“良性的”，宝宝哭闹时显得很痛苦，但这个病并不致命，也基本不会影响宝宝的生长发育。

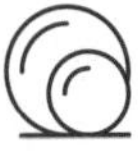

三是“有时限性的”，到一定的阶段自然就会好，肠绞痛一般发生在宝宝出生2个月到5个半月，高峰期是出生100天左右，这样家长就有盼头了。

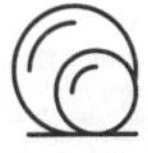

四是“有办法的”，详见《肠绞痛宝宝哭闹时如何安抚、护理？》，这样可以给家长增加力量感，不会再感到那么无助。

11 肠绞痛用不用治疗，有治疗方法吗？

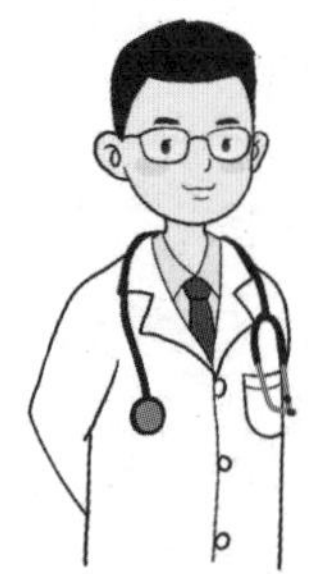

肠绞痛的宝宝虽然哭上几个小时就不哭了，但长此以往一家人都非常痛苦，医学上还是主张积极治疗的，而且也有办法可缓解宝宝的不适，减少他的哭闹。目前，临床上对肠绞痛的治疗可以用 4 个字来总结，就是“油、菌、酶、奶”。

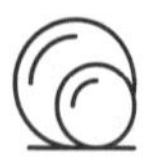

“油”就是指西甲硅油，肠绞痛的宝宝肠道内往往有大量的肠气积聚，西甲硅油有助于排出肠道的气，缓解胀痛。

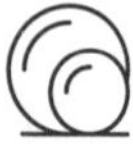

“菌”就是益生菌，可以改善肠道菌群，首选的益生菌叫作罗伊氏乳杆菌，它还有一个作用就是可以降低肠神经细胞对痛觉的敏感度。

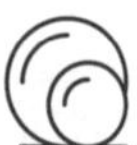

“酶”就是乳糖酶，如果宝宝有乳糖不耐受，产气会增多，补充乳糖酶可减少肠道产气。

“奶”就是宝宝如果是母乳喂养的就继续，如果是喝配方奶的，这时可换成低乳糖加部分水解奶，这种奶最容易消化，对肠道的刺激也最小。

绝大部分肠绞痛宝宝来就诊3次基本上就好得七七八八了。第一次就诊两周后再第二次就医，看症状能不能改善50%以上，再过两周后第三次就医，基本上能改善90%，大多数宝宝实际上不需要一个月就会得到好转了。

肠绞痛宝宝哭闹时如何安抚、护理？

肠绞痛宝宝哭闹时有 5 种护理方法，我把它总结为 5 个词方便家长记忆——吸吸、嘘嘘、摸摸、包包、摇摇。

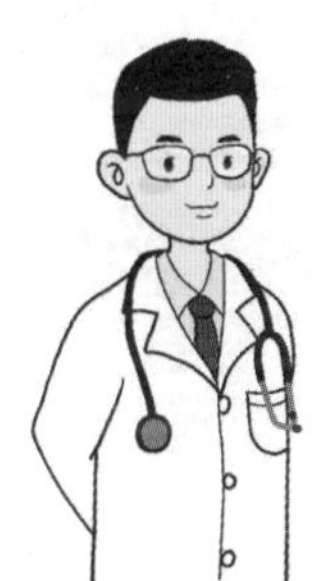

吸吸：就是安慰性的吸吮，比如说可以让宝宝吸吮安慰性奶嘴，有助于缓解他的情绪，但是单靠这个不够。

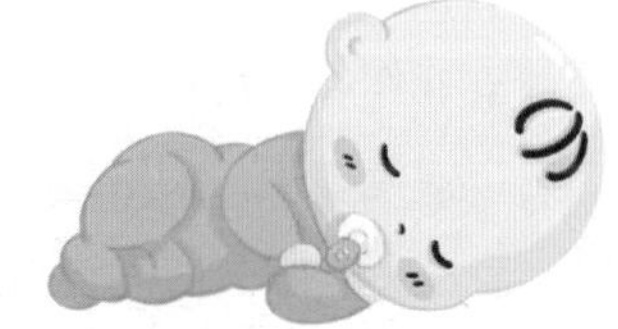

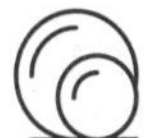

嘘嘘：就是给宝宝制造一个没有意义的白噪音，也有助于让他安静下来。具体是什么声音爸爸妈妈可进行多种尝试，有的宝宝一听抽油烟机工作的声音就会安静下来，有的是听洗衣机工作的轰隆声，有的是听吸管在水里吹出的咕噜咕噜声。找到了宝宝会“买账”的声音后可以用手机录下来，宝宝下次哭时可以播放给他听。网上还有模拟妈妈心跳的安抚音乐，也不妨试试。

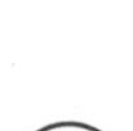

摸摸：是指给宝宝轻轻地做腹部按摩，妈妈的手上可以涂润滑油，搓热后顺时针按摩宝宝的腹部，直到他放出屁来。

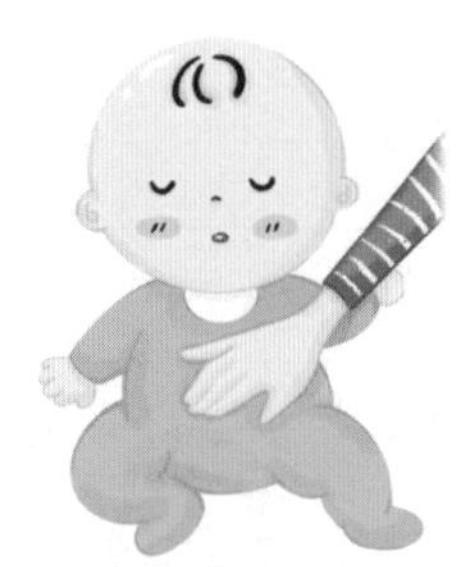

包包：就是包裹法，学名叫作襁褓法。用毯子或布单将宝宝包紧，再用一个带子束上，这样会给宝宝一种类似在妈妈的子宫里被一个柔软的框架框住的感觉，会增加他的安全感，起到安抚作用。包裹的松紧度非常讲究，妈妈们可以慢慢摸索，太松起不到安抚作用，太紧宝宝会很不舒服。民间会有用一小袋米放在宝宝胸口的方法，也是类似的原理。

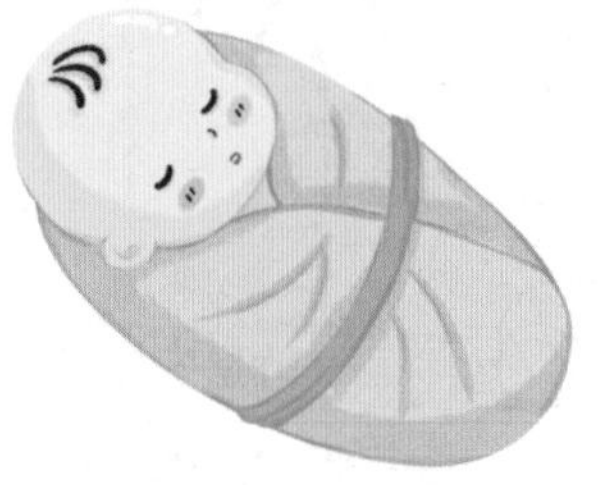

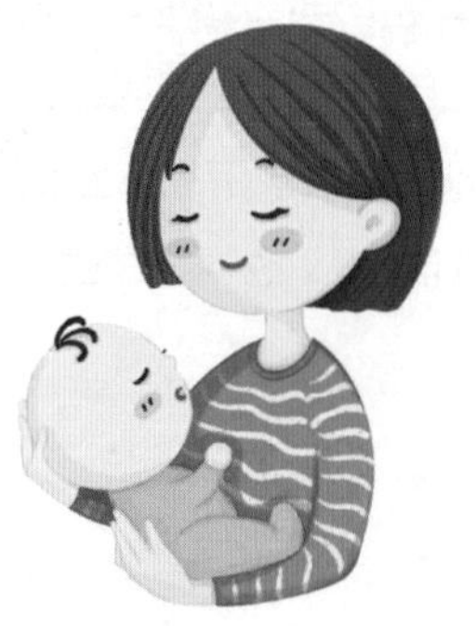

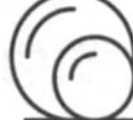

摇摇：抱着宝宝轻轻摇动，可以尝试前后摇、左右摇、上下摇，看宝宝喜欢哪一种。但不要几种同时用，宝宝可能会感到头晕，另外摇动的力度不要过大，否则会导致婴儿摇晃综合征，类似成人的轻微脑震荡，宝宝会翻白眼、吐奶。有些宝宝对游车河（在开动的汽车中摇晃）很“买账”，车开动后很快就安静下来，车子的晃动有些类似“摇摇”的作用，另外车内轻轻的轰轰声也类似于“嘘嘘”的作用。

吃母乳的宝宝肠绞痛，妈妈要忌口吗？

如果宝宝正在吃母乳，就不要因为发生了肠绞痛而停掉母乳去喝特殊奶粉，母乳一定是最适合宝宝的食物。如果宝宝有肠绞痛，妈妈注意要少吃或不吃会产气的食物，如豆类、菌类。妈妈吃海鲜、螃蟹、花生、鸡蛋等对宝宝没有影响。

母乳中也是含有乳糖的，宝宝如果不能及时消化掉摄入的乳糖的话，乳糖停留在肠道内就会发酵产生气体，加重宝宝的腹胀。对于这个问题，吃母乳的宝宝只要在医生的指导下补充一定量的乳糖酶即可解决。

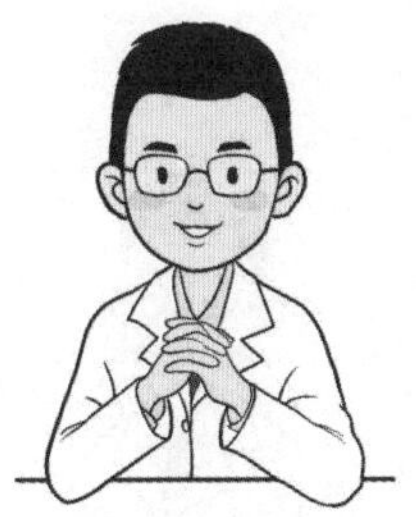

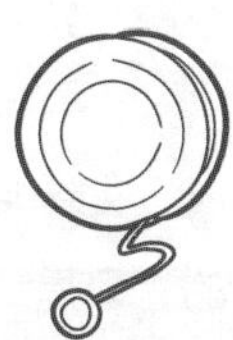

对于吃配方奶的宝宝，发生肠绞痛后可以换成低乳糖的配方奶粉，低乳糖和无乳糖的配方奶粉，对于缓解宝宝肠绞痛是有益的。

14 宝宝腹痛时吃益生菌有帮助吗?

宝宝腹痛是个非常宽泛的概念，包括胃、十二指肠和大小肠。

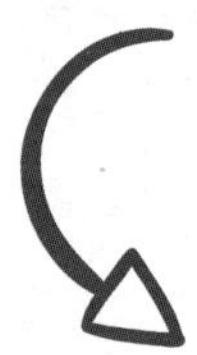

如果是胃、十二指肠部位的疼痛，吃益生菌则没有帮助，这个部位不是益生菌发挥作用的部位，如果是肠道的疼痛，服用益生菌则有帮助，但需要吃医生开具的、有针对性的益生菌。比如说肠绞痛与肠道炎症吃的益生菌则不同。

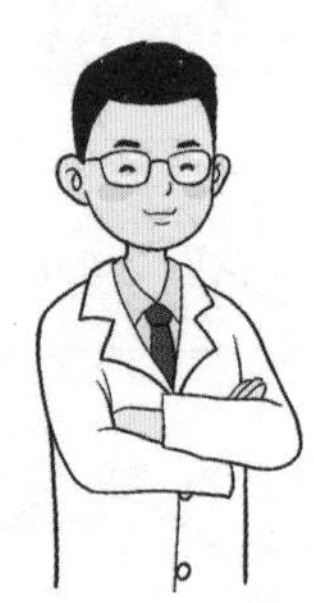

如果自己出于保健的目的服用一些益生菌如双歧杆菌、乳酸杆菌，也是有帮助的，只是针对性不太强。

15 如何判断宝宝的腹痛是食物过敏引起的？

虽然有通过抽血的方法查找过敏原，但是准确率不高，容易漏诊，所以我一般是鼓励家长们为宝宝做“膳食日记”。日记中除了要记录下宝宝每日的食物，还要记录下与食物过敏有关的症状，主要表现在呼吸道、皮肤、消化道三大系统上。

消化道的症状从口到肛门都可能出现，如拒绝吃奶、胃食管反流、腹痛、血便、腹泻、腹痛、便秘等。

过敏表现在皮肤上以湿疹最为多见，学名也叫作“特异性皮炎”，以前叫作“遗传性过敏性皮炎”，从这个名字就可以看出这种皮炎是在遗传的基础上加上过敏因素导致的皮炎，特点是瘙痒难耐、反复发作、有对称性。

过敏表现在呼吸系统上，会引起过敏性结膜炎、鼻炎（又叫非感染性鼻炎，或非感染性鼻充血）、气道高敏感（可具体表现为慢性咳嗽、哮喘、气管炎、过敏性肺炎）等。

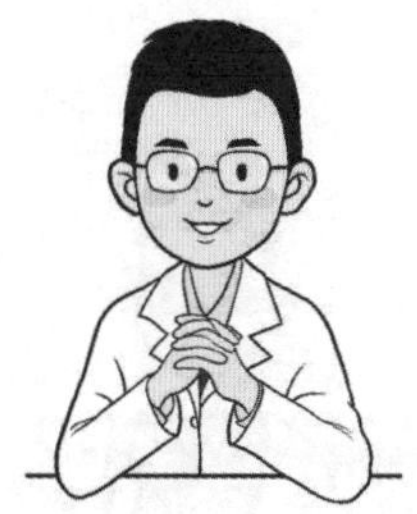

此前有宝宝因为肺炎住了好几次医院之后，家长才发现他每次喝了羊奶不久后就会住院。此外，过敏症状还会表现在中枢神经系统上，如烦躁、失眠等。

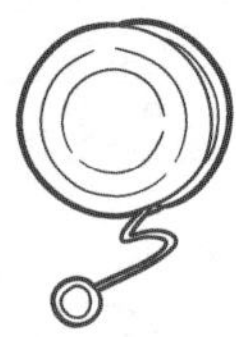

有些食物过敏是急性型，比如说芒果过敏，吃下去两个小时内就可能开始出现腹痛了，一般来说把72小时内出现症状的都归为急性型。超过72小时则归为慢性型，有时吃过某种食物一到两周后才表现出过敏症状。

是急性型还是慢性型，不仅与食物有关，还与食用者有关，这就给诊断带来难度。比如说有的宝宝一吃虾马上就哮喘发作，有的宝宝吃一个虾没有问题，然后这个星期连着吃几个虾，到下个星期就肚子痛，过敏的出现有累积效应，还延迟了，这种慢性型食物过敏判断起来尤其有难度。

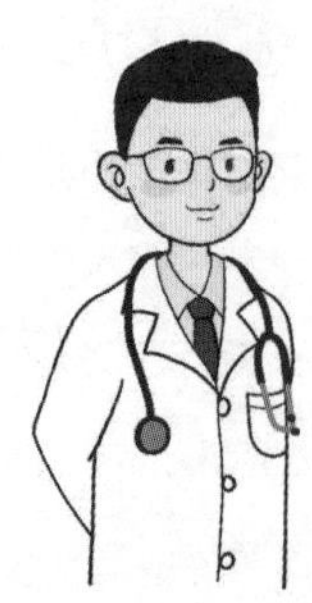

对于这种情况可以用“回避激发试验”的方法帮助诊断，这也是食物过敏诊断的金标准。比如说怀疑宝宝虾过敏，可以让他连续一个月完全不吃虾，看他的症状是否有缓解，这是“回避”；然后再让他连着吃一到两周的虾，看他的过敏症状是否又出现或加重了，这是“激发”。

16 宝宝腹痛时贴腹痛贴可以吗？

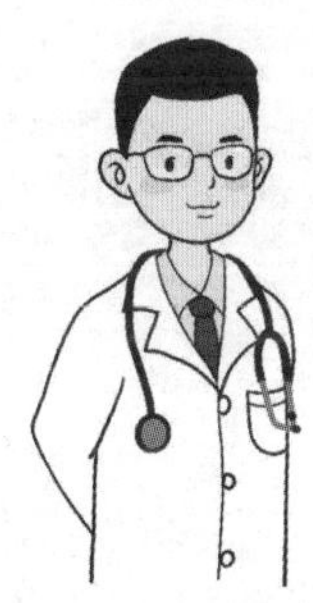

我们医生一般主张最好找到引起腹痛的原因，再进行治疗。但正如我此前所说，对于一些找不到病因的腹痛就可以对症治疗。腹痛贴就是其中一种辅助治疗手段。

腹痛贴大部分是含可解除肠痉挛、帮助气血循环的中药成分，如藿香。那么把这类腹痛贴贴在皮肤上（不一定是腹部），则可以通过透皮吸收的方式发挥作用。有的腹痛贴在含有中药成分的同时，还可以发热，温度的增高除了可加速药物吸收外，如果贴在腹部，还能起到热敷的作用。

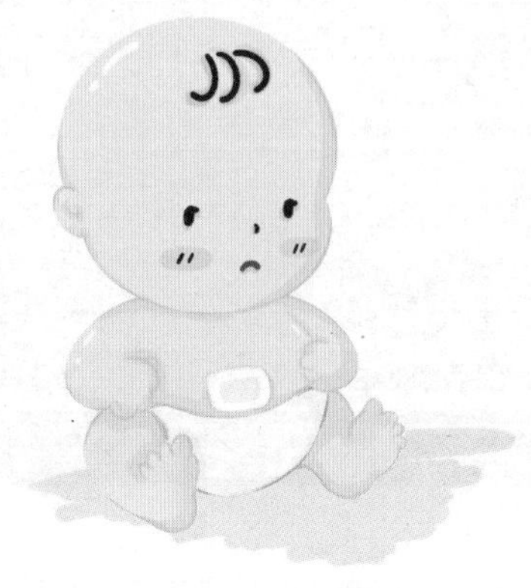

CHAPTER SEVEN

第七章 喉咙痛

1．宝宝喉咙痛，能不能喝凉茶或喝金银花水？ · · · · · · · · 107

2．医生开了含漱液，能给宝宝用吗？会不会误吞下去？ · · · 108

3．宝宝咽喉充血、扁桃体肿大，能不能用消炎药？ · · · · · 109

4．宝宝喉咙痛得没法吃东西，会不会导致营养不良？ · · · · 110

5．宝宝喉咙痛到喝奶、咽口水都哭怎么办？ · · · · · · · · · 111

6．喉咙痛会传染吗？家里有两个孩子，其中一个喉咙痛另一个需要采取什么措施吗？ · · · · · · · · · · · · · · · 112

7．宝宝喉咙红红的，还有白点，是怎么回事？ · · · · · · · 113

8．宝宝喉咙痛，什么情况要及时就医？ · · · · · · · · · · · 114

9．我家宝宝每次喉咙痛之后都会引起鼻窦炎，有没有办法“阻断”？ · 115

10．宝宝喉咙痛时变得很黏人，这是怎么回事？ · · · · · · · 117

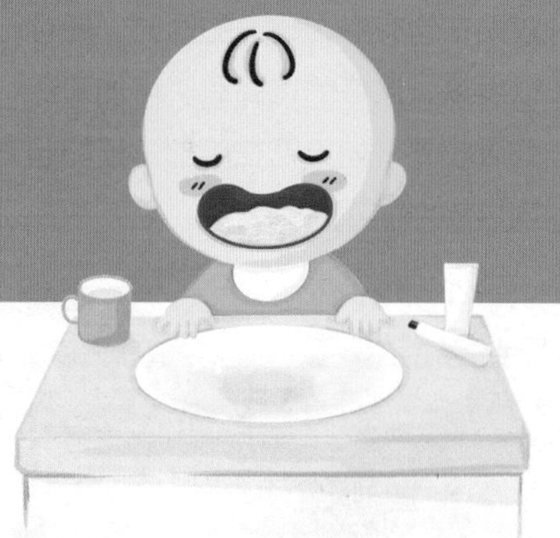

1 宝宝喉咙痛，能不能喝凉茶或喝金银花水？

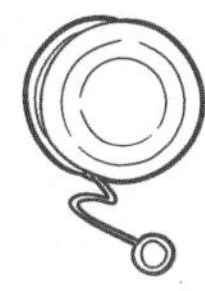

广东人有喉咙痛就喝凉茶的习惯，但不建议给宝宝们喝。

从中医的角度看，咽喉疼痛可能是虚火，也可能是实火，但如何能正确地给宝宝辨体质对家长的要求比较高。

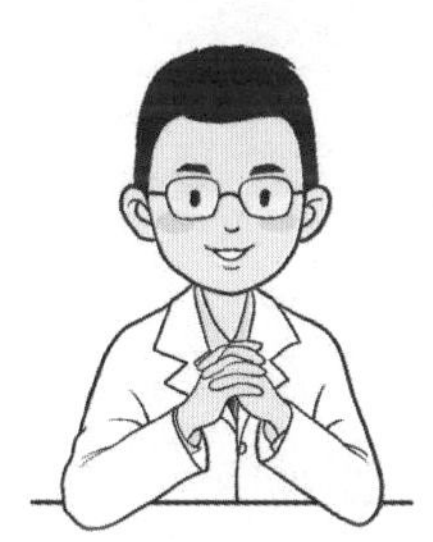

对于虚火的宝宝，如果喝凉茶反而会雪上加霜；就算是实火，宝宝喝了寒凉的凉茶，他的体质发展可能会受到一定程度的抑制。

就算是在中成药里面，它们的寒凉程度也会不一样。蒲地蓝是最寒凉的，要喉咙红肿比较严重才使用，否则宝宝用后会比较虚弱，暂时性地抑制了宝宝的免疫功能；克感利咽属于中等强度；银翘、金银花（蚕豆病的小孩不可用）之类是最温和的。

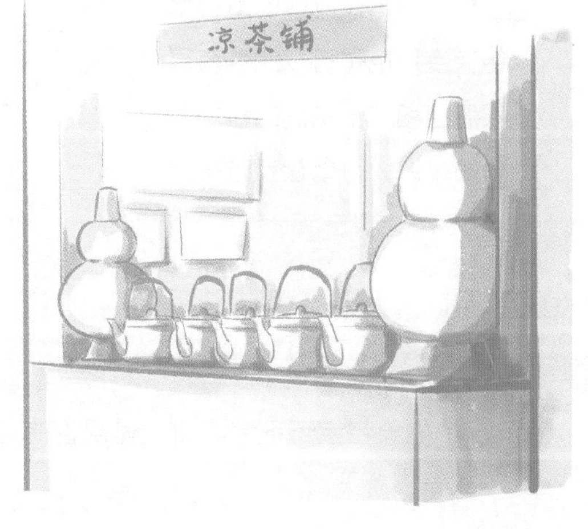

2 医生开了含漱液，能给宝宝用吗？会不会误吞下去？

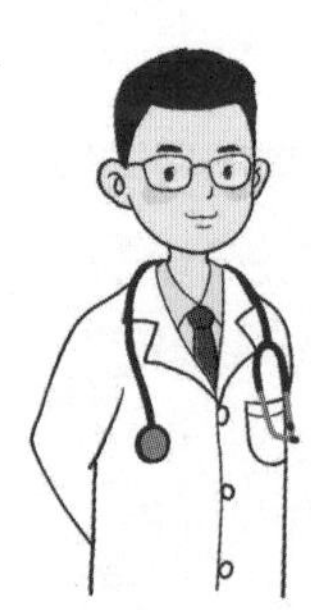

对于喉咙痛的宝宝，如果年龄超过 3 岁并且已经会漱口了，我建议可以用含漱液。

如果是医院开的含漱液，除了有局部消毒、改善局部卫生的作用，还有轻微麻醉的效果，漱口后可以缓解宝宝的疼痛，让他们更舒服些。

从超市商场买的漱口水给宝宝用也是可以的，有局部清洁和局部滋润的作用。一般来说，可以让宝宝每天至少漱口3次。

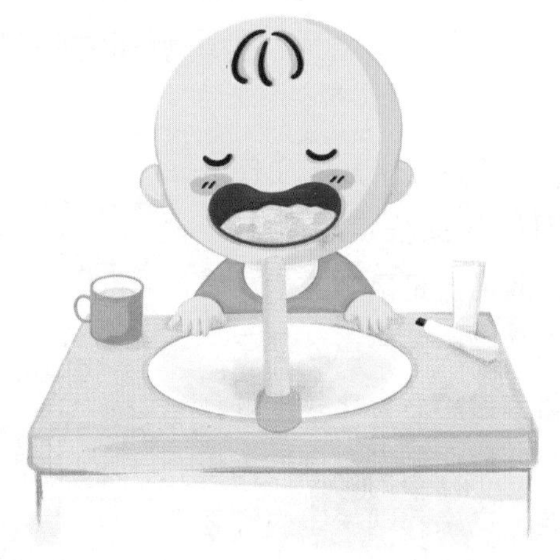

如果宝宝还不会漱口，有误吞的危险，就不建议用含漱液了。

3 宝宝咽喉充血、扁桃体肿大，能不能用消炎药？

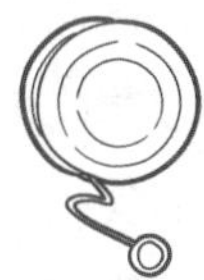

宝宝喉咙痛多是在免疫力下降时咽喉下部受到病毒或细菌的感染（其中病毒约占90%），对于病毒感染一般没有特效药，也不需要用抗菌素（消炎药）。就算有个别病毒是有药可治的，但其副作用比较大，不到万不得已不建议使用。

病毒感染引起的上呼吸道感染，一般一周左右就可自愈，也不建议过度治疗。宝宝感冒虽然有些痛苦，但只要这种上呼吸道感染一年不超过4次，对他的免疫力是个很好的锻炼。

这里还要澄清的是，宝宝的扁桃体肿大、喉咙充血表现为“发炎”了，但发炎不等于一定是细菌感染引起的，病毒感染也会发炎。如果医生的确看到宝宝咽喉处有化脓，有可能会开具抽血的检查，如果检查结果中白细胞、中性粒细胞都比较高，这时才提示是细菌感染，符合用抗菌素的指征。

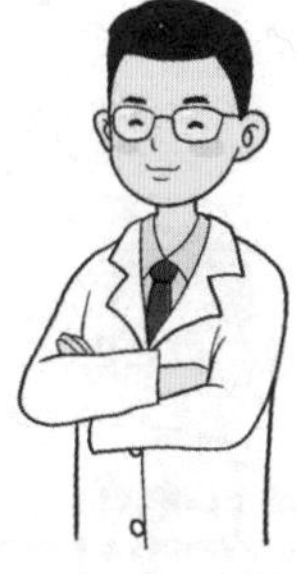

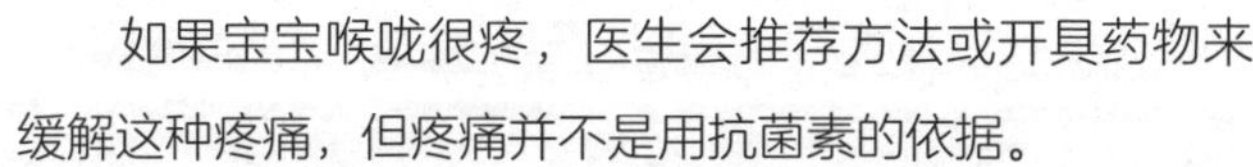

如果宝宝喉咙很疼，医生会推荐方法或开具药物来缓解这种疼痛，但疼痛并不是用抗菌素的依据。

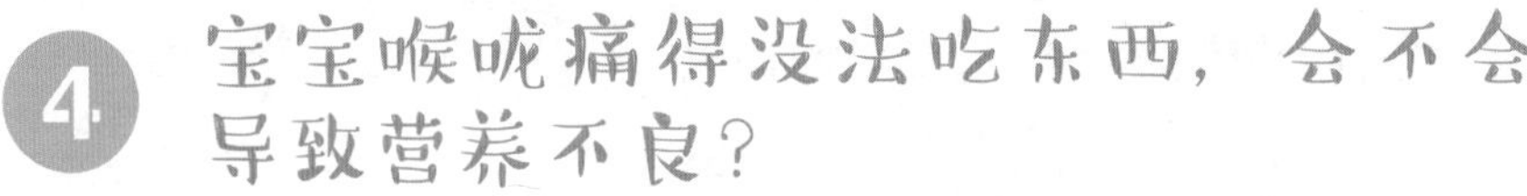

4 宝宝喉咙痛得没法吃东西，会不会导致营养不良？

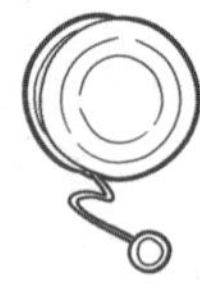

有些病毒感染，比如说疱疹性口炎或者溃疡性口炎引起的疼痛的确很剧烈，特别是有溃疡的地方会更痛。宝宝会很纠结，他饿了想吃东西，但食物一经过溃疡的地方就会引起剧烈的疼痛，宝宝会烦躁哭闹，有时还会伴有高烧。但是这些疾病病程一般在一周左右，就算宝宝无法正常饮食，也不会导致营养不良。但是在这段时间一定要注意给宝宝补充足够的水分。

食物的话要选择流质或半流质，不要太硬，这样可以减轻对口腔的刺激，另外食物的温度不要过高，凉凉的流质食物会让宝宝进食起来更容易，甚至还有缓解疼痛的作用。如果是奶、粥、瘦肉水（瘦肉煲汤取汤汁不要吃渣）、鸡蛋羹的话，可以先在冰箱里冰镇一会儿再拿出来给宝宝喝。

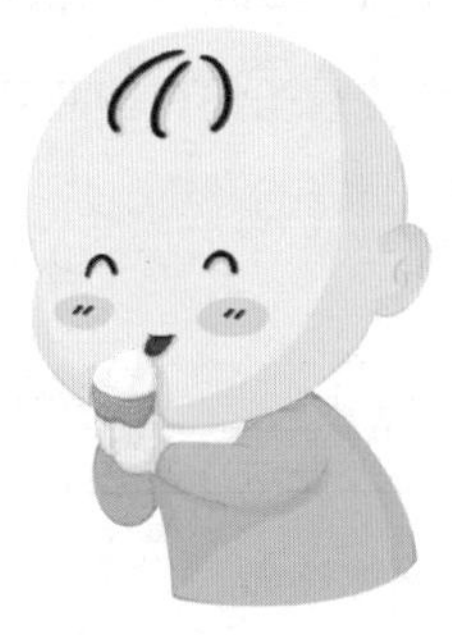

雪糕其实是这种时候的“理想食物”了。雪糕吃起来凉凉的，味道和口感都很好，宝宝们几乎都爱吃，而且雪糕的热量很高，吃了雪糕既补充了水分又补充了足够的热量，水分和热量的补充对于短时间无法正常进食的宝宝来说是非常重要的。

当然雪糕并非“完美食物”，它的缺点是营养不均衡，把雪糕当饭吃肯定无法满足宝宝生长发育的需要，但它能帮助宝宝顺利度过病痛期，让宝宝不至于“生一次病瘦一大圈”。

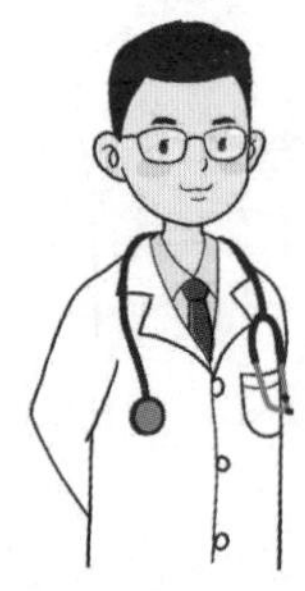

这种时候妈妈们就别太过追求完美了，等宝宝病好了，再慢慢补充营养。

5 宝宝喉咙痛到喝奶、咽口水都哭怎么办？

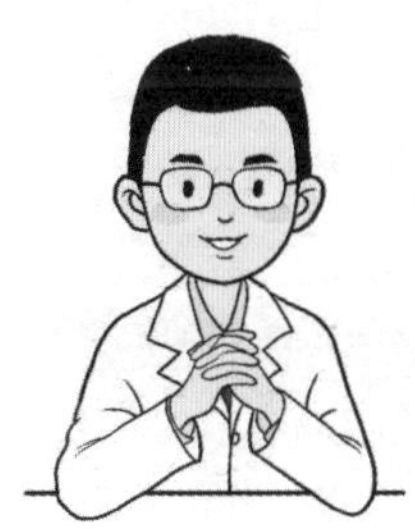

如果宝宝喉咙痛但没有发烧，基本上没有太大的问题，只要对症处理，如漱口、吃一点中成药、吃凉的流质食物等，让宝宝在病程中舒服一些就可以了。

如果宝宝痛得实在厉害，也可以到医院去喷喉，在喉咙处喷一些局部麻醉剂，可减轻宝宝的痛苦，每天喷一次或两次都可以。

有的时候宝宝本身的疾病并不严重，但症状表现得很严重，宝宝不停地哭，照顾宝宝的大人也很痛苦，因此会给医生在治疗上带来压力，他们其实传递的真实心声是“我想让医生尽快控制孩子的症状，我已经受不了了”。

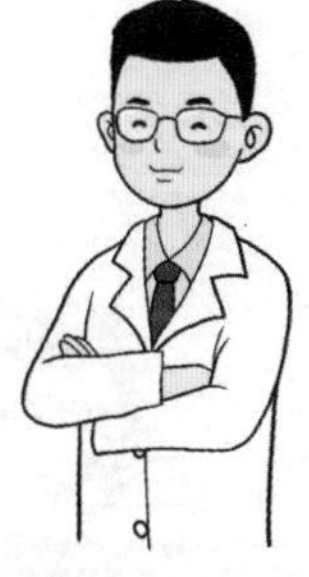

其实这时医生不仅要告诉家长“这个疾病的病程有几天”，还要采取措施对症处理。

6 喉咙痛会传染吗？家里有两个孩子，其中一个喉咙痛另一个需要采取什么措施？

喉咙痛是病毒感染在咽喉部位引起的局部反应，这种病毒的传播主要是通过飞沫传播，所以有些妈妈会发现自己先喉咙痛，没过几天宝宝就开始喉咙痛了。如果家里有两个孩子，一个孩子出现了喉咙痛，另一个孩子可能很快也会痛起来。

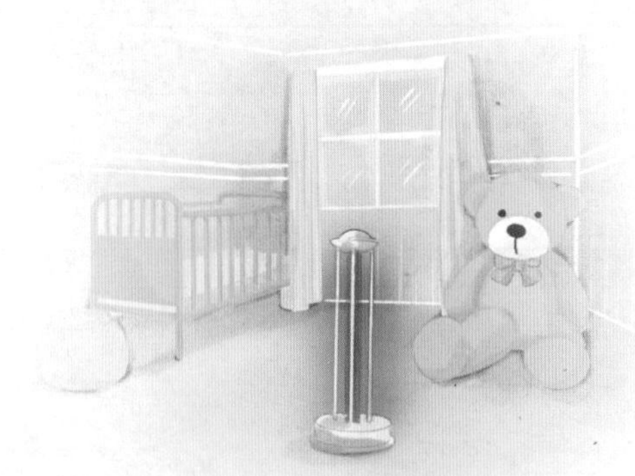

对于这样的家庭，我一般会建议他们把两个孩子暂时隔开，不要共同生活。

如果不得已要住在一起的话，家里可以买家庭用的紫外线灯，每天开一段时间对房间消毒（紫外线灯开启时房间里不能有人），房间消毒后注意开窗通风，这样空气中的病毒载量会大大降低，传染给另一个孩子的风险也随之减少。

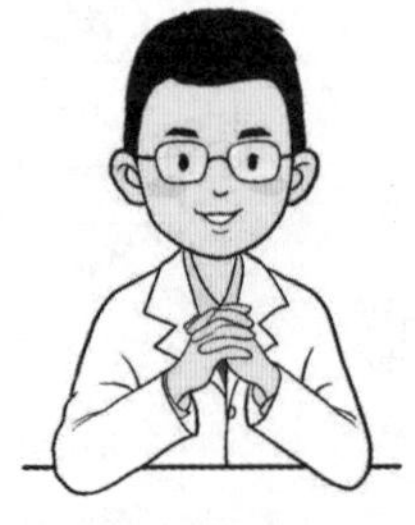

7 宝宝喉咙红红的，还有白点，是怎么回事？

对家长反映的喉咙红肿还有白点的宝宝，医生会首先让宝宝张开口，用压舌板压住舌头做检查，儿科医生最喜欢看喉咙，因为这是唯一能观察到体内情况的窗口，扁桃体及周围是否是普通的充血肿大，是否有脓点，是否有白膜，一目了然。之后医生会开具一些验血的检查，进一步验证是病毒、细菌，还是真菌感染。

如果宝宝没有喉咙痛，只是看起来充血发红，扁桃体稍微大一点，就是病毒感染（如腺病毒）引起的轻度炎症反应，是可控的，不用太着急。

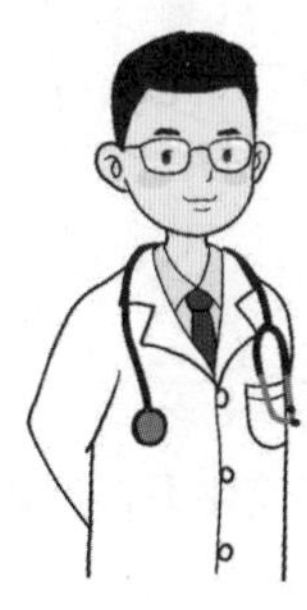

白点有一种可能是细菌感染（如链球菌感染）化脓后在喉咙上出现黄点、白点。如果是链球菌感染的话要引起重视，需要及时使用抗菌素治疗，不能简单地等待宝宝自愈，因为链球菌感染会导致其他的问题，如风湿性关节炎等。

白点的另一种可能是真菌感染（念珠菌）引起的婴幼儿鹅口疮。

如果是鹅口疮的话，宝宝用过的餐具要注意消毒，因为真菌怕碱性的液体，可以用苏打水来涂抹或清洗餐具。也可以用苏打水或制霉菌素片磨碎后涂抹在患处，一般两三天就好了，但是建议最好用够一个星期，可避免复发。制霉菌素片的好处是，即使宝宝将涂抹在口腔内的药粉吞咽下去，也不会被身体吸收，会直接排出体外，所以很安全。

8 宝宝喉咙痛，什么情况要及时就医？

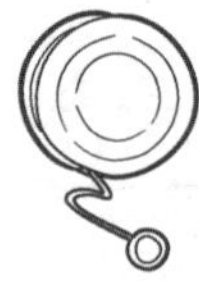

宝宝喉咙痛还伴有高热不退则需要及时就医。宝宝发烧，不论是高热还是低烧都提示身体在进行免疫抵抗。如果烧一阵用物理降温退烧了，过几个小时又烧起来了，则提示问题不大。如果高热不退（在24小时中有18个小时都处于高热则属于连续高热），则提示身体的炎症反应很厉害，可能不是上呼吸道感染这么简单，有必要就医排除其他疾病。

宝宝喉咙痛或者同时还出现了其他症状，比如手脚都长皮疹了，提示可能是手足口病，要及时就医。如果喉咙上有白点，要提防是链球菌感染，也要及时就医。（详见《宝宝喉咙红红的，还有白点，是怎么回事？》）

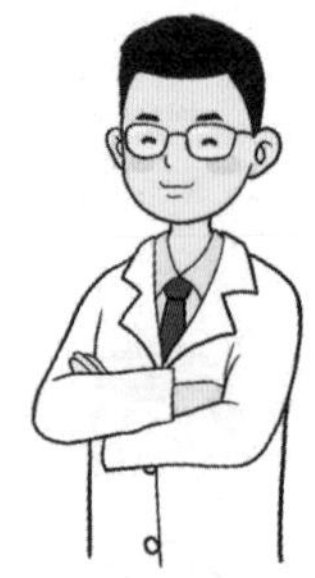

宝宝一开始是喉咙痛，但后来感染加重、向下蔓延到了肺、支气管，这时宝宝会出现咳嗽、高热等症状，咳嗽时痰音的位置也比较靠下，则要及时就医。

如果宝宝的喉咙痛持续超过了7天，也建议就医，超过7天提示可能已经不是病毒感染，不再是自限性疾病（可以自愈）了，则需要及时就医。

如果宝宝由于喉咙痛，没办法吃东西，加之哭闹出现了脱水的表现（详见第四章《宝宝呕吐频繁，如何判断是否引起了脱水？》），也要及时就医避免脱水。

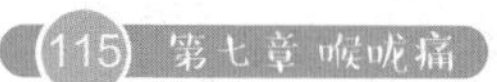

9 我家宝宝每次喉咙痛之后都会引起鼻窦炎，有没有办法“阻断”？

儿科疾病有个“泛化”的特点，就是病灶在某个部分，但是它的症状可能会稍微扩展一点，到达临近的器官。这就是儿科医生为何对小儿肺炎非常重视的原因之一，肺与心脏分属不同的系统，但因为肺与心脏相邻，宝宝的肺炎没有控制好就容易发生心脏衰竭，成人却不会发生这种情况。

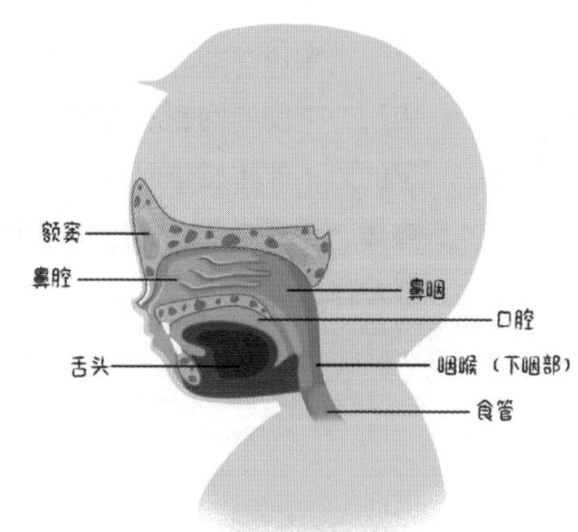

和心与肺相比，咽喉与鼻子距离更近，又同属于上呼吸道，呼吸道感染则更容易向邻近器官蔓延，比如说咽喉炎向上感染就可能导致鼻窦炎，向下则会导致气管炎。

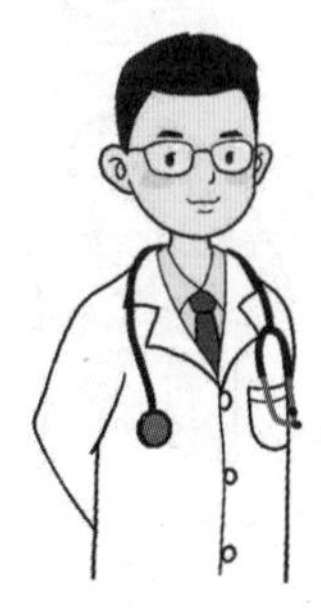

如果是细菌感染，则可以用抗菌素阻挡住感染的蔓延，但如果是病毒感染则没有特别好的办法。对于每次都会诱发鼻窦炎的孩子，可以用临时提高免疫力的方法，比如服用乳铁蛋白等，是有一定帮助的。

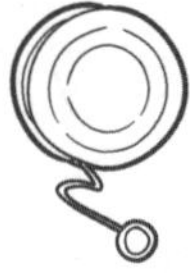

宝宝每次喉咙痛都会诱发鼻窦炎，说明鼻窦本身是身体的“薄弱点”，之前的问题没有完全解决，也说明宝宝身体的整体免疫力是低下的，不能将感染局限化。对于这样的宝宝，建议病好后要通过锻炼身体、合理膳食、充足睡眠等做免疫调节，这样才能预防鼻窦炎的反复发作。

宝宝身体的薄弱点还可能是耳朵，有的宝宝感冒后常会诱发中耳炎，国外有统计显示，5 岁以下的儿童基本上平均每个人都得过一次中耳炎，常常会因为半夜耳朵痛来看急诊，这是很常见的，被称作“耳朵的感冒”。

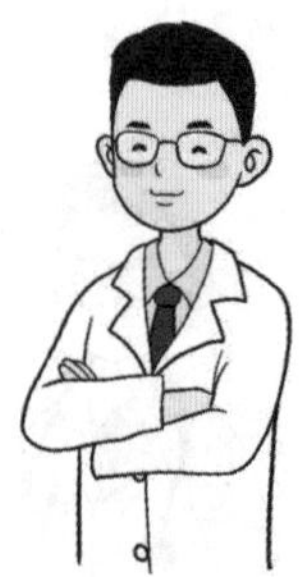

10 宝宝喉咙痛时变得很黏人，这是怎么回事？

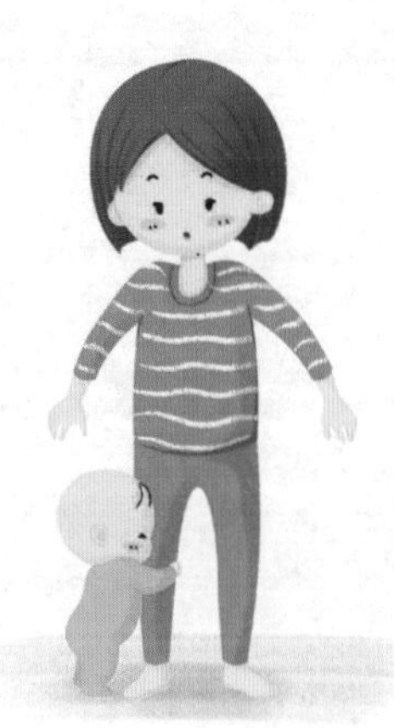

宝宝喉咙痛其实不是严重的疾病，但是它会伴随一些情感的诉求，宝宝会表现得比平时更加依赖成人，这其实是他很无助的表现。除了会表现得特别黏人外，有的宝宝还会表现为容易发脾气、总是要人抱着。

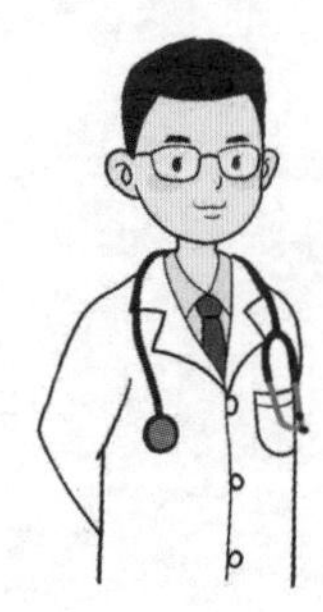

这个时候，我一般建议大人可以适当宽容些，来满足宝宝这种情绪上的需求，不要像平时那么严格要求，可以尽量去包容孩子的无理取闹，放低对孩子社会角色的要求。比如说有些宝宝生病前本来已经会自己吃饭，但生病后却要求大人喂。

有些家长担心这样会不会把孩子惯坏了，其实是不会的。当孩子疼痛、生病时发生的这些变化，不代表他身体恢复了仍然会这样。

仔细想一想，其实我们成人也会这样，生病时希望别人给自己倒杯水，并不是生病的人不能自己去倒水，这也是社会角色下降的表现，借此呼唤他人对自己的关注和安慰。等病好了，自然不会这样做了。

CHAPTER EIGHT

第八章 皮疹

1. 宝宝长了尿布疹该如何护理？ · · · · · · · · · · · · · · · · 119

2. 宝宝夏天易长痱子，我们小时候都用痱子粉，但现在痱子粉争议很大，还能不能用？ · · · · · · · · · · · · · · · · 120

3. 长皮疹后如何避免色素沉着和留印？ · · · · · · · · · · · · 121

4. 宝宝因为皮疹痒，晚上睡不好怎么办？ · · · · · · · · · · 122

5. 我们已经很注意宝宝皮肤的清洁和护理，怎么还会长湿疹？ 123

6. 我从药店买了一种软膏，一擦宝宝的湿疹就好，不擦又出现了，还能继续用吗？ · · · · · · · · · · · · · · · · 124

7. 如何给湿疹宝宝洗澡？ · · · · · · · · · · · · · · · · · · 125

8. 宝宝如果长湿疹了，是让皮肤保湿好，还是保持干燥好？ · 126

9. 如何为湿疹宝宝选保湿膏？保湿膏的用法有讲究吗？ · · · 127

10. 医生给开了抗炎软膏，这是激素软膏吗？该怎么用？ · · 128

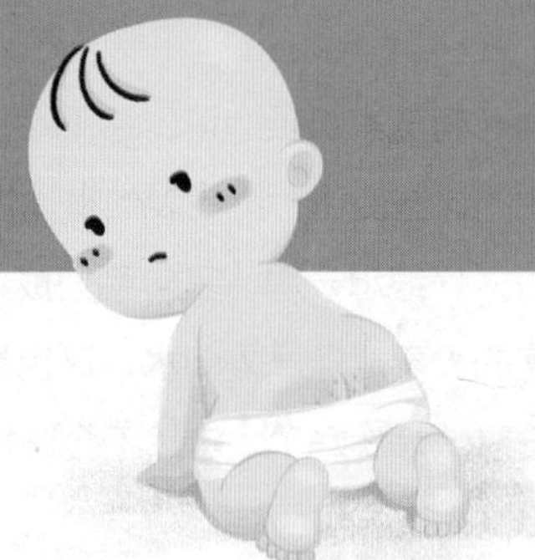

1 宝宝长了尿布疹该如何护理？

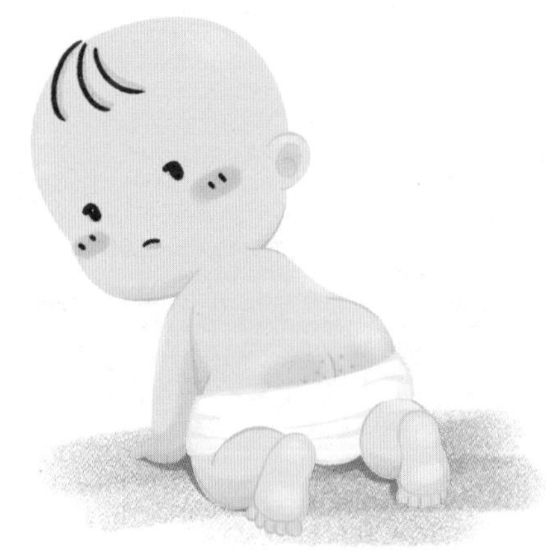

尿布疹就是大家常说的“红屁股”。尿布疹的出现大致分为三个阶段：第一阶段只是潮红；第二阶段会出现小的皮肤破损，有起泡或红得更厉害；第三个阶段就是皮肤破溃，甚至出现合并感染。

尿布疹的根源在于宝宝的大便中含有氨，氨是碱性物质，会使得皮肤局部碱化（健康的皮肤是弱酸性），不利于皮肤表面菌群的生长，同时也破坏了皮肤的皮脂层，就相当于破坏了皮肤的两个“保护层”，进而就出现了发红、起泡、破溃等表现。尿的成分也很复杂，里面有些成分也会破坏皮肤的屏障功能。

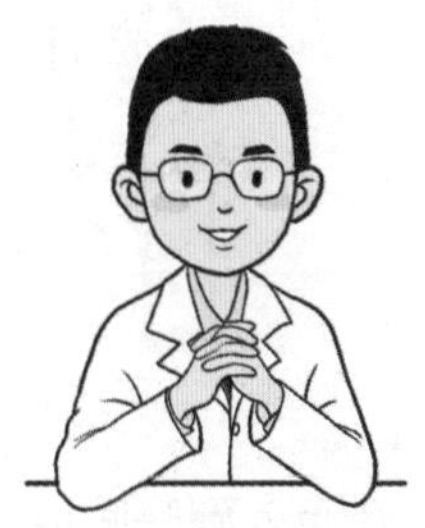

宝宝出现了尿布疹，不建议过度治疗（比如使用激素类软膏），做好日常护理基本可以解决问题。

护理的方法就是要及时清理粘在宝宝皮肤上的大小便，然后再用氧化锌护臀膏、凡士林大白罐等进行保湿护肤，为了保持皮肤的弱酸状态，还可以用弱酸软膏在宝宝的小屁屁上涂抹，也可直接涂在患处。目前也有带弱酸涂层的纸尿裤，可以让宝宝日常使用，预防尿布疹的发生。

2 宝宝夏天易长痱子，我们小时候都用痱子粉，但现在痱子粉争议很大，还能不能用？

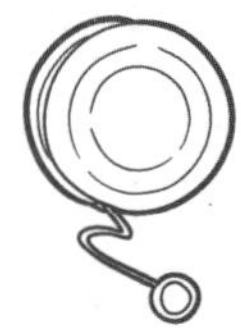

痱子粉之前发生争议，是因为个别品牌的痱子粉中检测出添加剂超标，特别是铅超标，导致个别宝宝发生了血铅升高，甚至铅中毒，于是让爸爸妈妈们一时间对痱子粉有些忌惮。

其实如果选择大品牌、合格产品的痱子粉是没有问题的。痱子粉一般是以滑石粉为主要原料制成的粉剂，可以起到吸收汗液，让皮肤局部保持干爽、止痒、凉爽的作用。

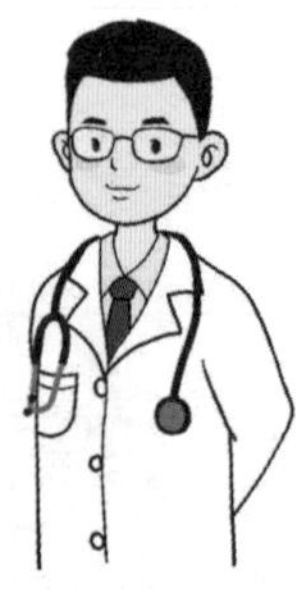

这里要提醒的是因为痱子粉是粉剂，有吸入到呼吸道的风险，所以妈妈们在给宝宝涂撒痱子粉时可用手轻轻遮挡下宝宝的口鼻。

3 长皮疹后如何避免色素沉着和留印？

大部分皮疹，如痱子、湿疹、特异性皮炎、尿布疹、手足口病的皮疹、水痘等，是不会遗留下色素沉着的，除非皮疹出现破溃，甚至发生了感染，损伤了皮肤的真皮层，就可能留下色素沉着。

皮疹破溃常常是宝宝因为痒而抓破的，如果发现宝宝在挠皮疹的地方，一方面可以在宝宝的皮肤上涂炉甘石洗剂来止痒，另一方面也要告诉宝宝尽量不要抓、挠有皮疹的地方。

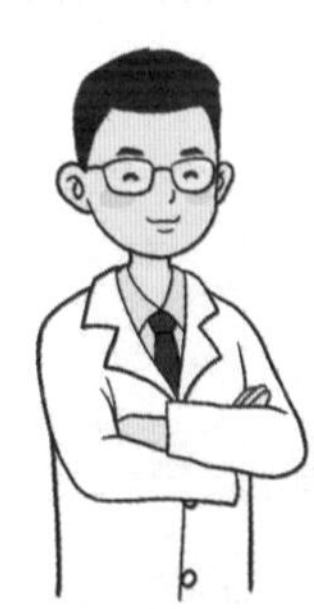

这里要提醒的是如果是水痘或皮疹等结了痂，尽量不要让孩子揭掉，可等痂皮自然脱落。这个痂就相当于皮肤的临时保护层，等到创口好了，这个痂自然就会脱落。但是如果强行揭掉，创口还没愈合好，还会再结一次痂，会延缓创口的愈合时间，甚至会增加感染、留下色素沉着，甚至留下疤痕的风险。 如果宝宝是因为感觉痒而去挠结痂处，也可以涂炉甘石洗剂来止痒。

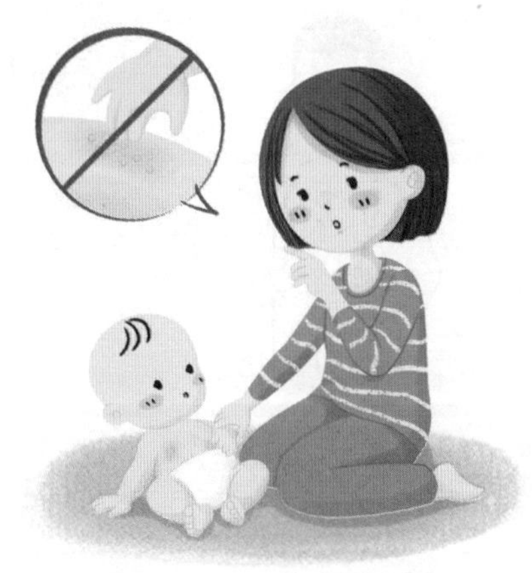

4 宝宝因为皮疹痒，晚上睡不好怎么办？

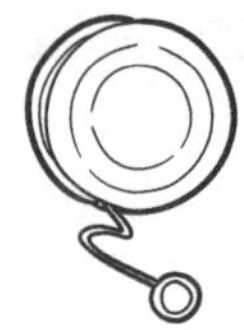

有些皮疹引起的瘙痒很严重，宝宝会比较烦躁，晚上睡不着，不停地挠痒痒，甚至会一边睡觉一边不自觉地挠，肯定会影响睡眠质量。

有位妈妈曾对我说：“每天睡觉床上就像有只小老鼠，不停地抓呀挠呀，天天都要洗床单，床单上不是血渍就是皮屑。”

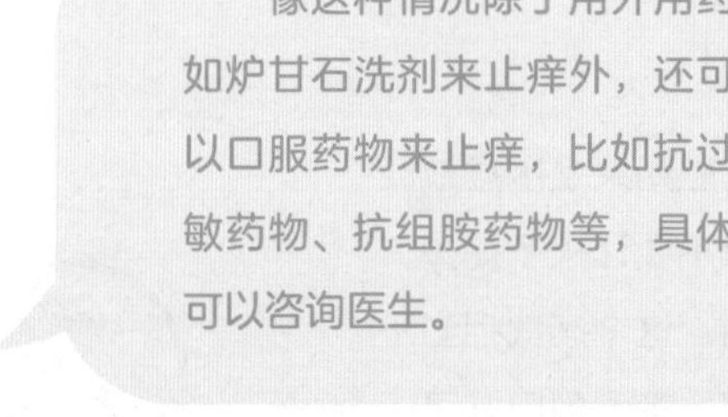

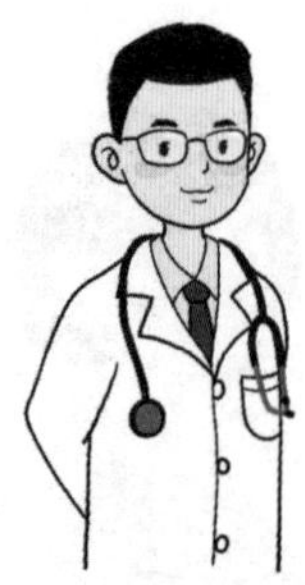

5 我们已经很注意宝宝皮肤的清洁和护理，怎么还会长湿疹？

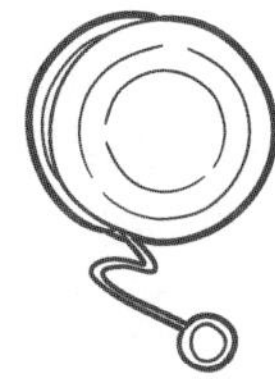

湿疹虽然是表现在皮肤上的症状，但病因不是在皮肤上。在湿疹中有一大类是特应性皮炎，一般认为与遗传和过敏有关系，就是说宝宝从父母那里遗传了过敏体质，然后接触到了过敏原（也包括食物过敏），就引起过敏反应，湿疹就是过敏反应在皮肤上的表现。湿疹的治疗要对皮肤和过敏双管齐下。

宝宝的湿疹可以长在身体的任何部位，甚至乳晕处都可以长，湿疹的特点是对称性的、反复发作、剧烈瘙痒。湿疹根据程度的不同，有的表现为皮肤发红，有的会渗液，有的皮肤开裂，有的是苔藓化等。

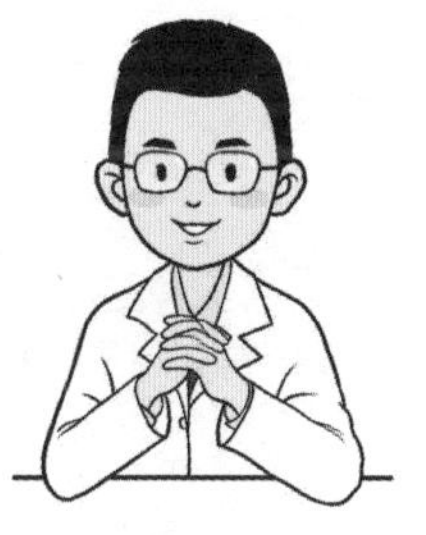

我常跟患了湿疹的宝宝家长说：“恭喜你的宝宝脸上长了湿疹。”家长会表示难以理解，甚至会以为我在开玩笑，其实我是发自内心这样讲的，因为湿疹长在能看得见的地方对治疗有帮助。

之前我接诊过一个两岁的患儿，他从几个月大就开始夜夜哭闹，当作肠绞痛、缺钙治疗，都不见好转。一直到这个患儿两岁后会说话了，指着自己的耳朵说“疼疼”，妈妈才想到带他去看耳鼻喉科，原来是牛奶过敏引起的分泌性中耳炎，导致这个宝宝夜夜哭闹了一年多。等换了奶粉后，孩子晚上就不再哭了。

医学上有食物过敏三部曲的说法，就是湿疹、鼻炎、哮喘，最早出现的症状就是湿疹。当宝宝长了湿疹，父母会立即带宝宝来看医生，这样医生就会关注到湿疹背后的过敏问题，让宝宝今后尽量避开过敏原。如果宝宝过敏引起的不适是腹痛等比较隐蔽或非典型性症状，可能要做更多检查才能找到病根。

6 我从药店买了一种软膏，一擦宝宝的湿疹就好，不擦又出现了，还能继续用吗？

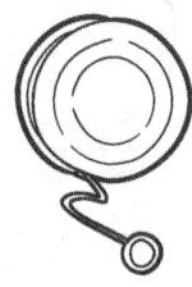

这种软膏很有可能是激素类软膏，不建议使用。

所以我经常对家长们说，湿疹不是我们的“敌人”，而是我们的“朋友”，它就像“哨兵”一样，来给我们报信“宝宝身体不舒服”“宝宝吃了不对路的食物”等。

激素软膏治标不治本，它就相当于把报信的“哨兵”给杀了，但是敌情并没有真正解除，所以前方部队会再派“哨兵”来报信，再涂激素软膏就相当于把新来的“哨兵”又干掉了。

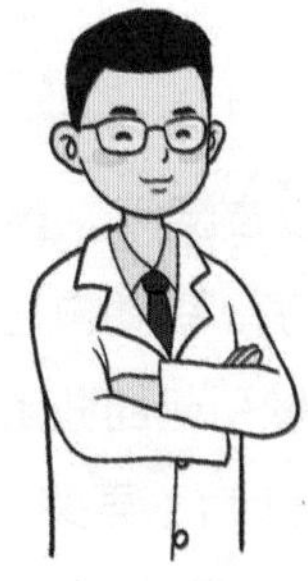

7 如何给湿疹宝宝洗澡？

治疗宝宝的湿疹，一方面要做好皮肤管理，另一方面要治疗过敏。

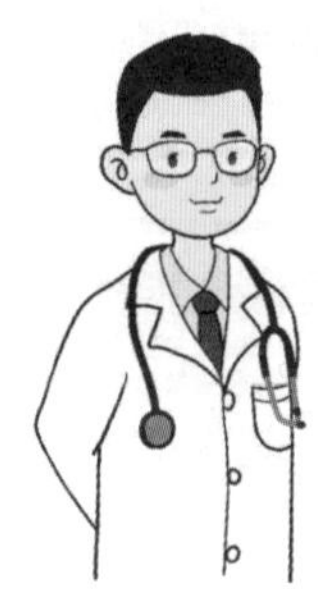

皮肤清洁就是皮肤管理中基础治疗的一部分。给湿疹宝宝洗澡要注意水温不要太高，我们有个说法“胃肠爱热，皮肤爱冷”。水温过高的话，湿疹引起的瘙痒会加重，也可能会破坏皮肤的皮脂层，损伤皮肤的屏障功能。

另外，在给宝宝洗澡的时候不要过度揉搓，也没必要使用沐浴液。我们给宝宝洗澡的目的主要是为了洗掉黏在皮肤上面的刺激源，用清水轻轻清洗即可。如果一定要用沐浴露，最好选择温和的、弱酸性的沐浴露。

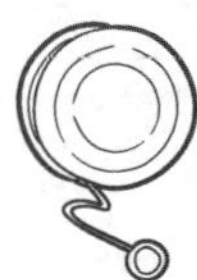

最后要注意的是，给宝宝洗澡的频率也不要太高，洗得太勤会破坏宝宝皮肤的菌群，一般来说夏天一天一次即可，冬天可隔天一次。

8 宝宝如果长湿疹了，是让皮肤保湿好，还是保持干燥好？

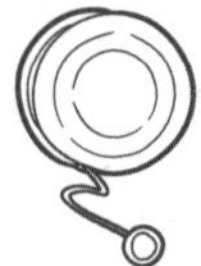

有家长看到宝宝的湿疹有渗液，就想着止住渗液，会选择用红外线灯来照等方法来把皮肤烤干。这其实是错误的处理方法。

湿疹外面看上去是有渗液、湿湿的，其实皮肤真正的状态是保湿能力下降，保不住水分，水分则不停地渗出、蒸发，皮肤真正的状态是干裂的。

所以说湿疹正确的护理方法是保湿，帮助皮肤提高锁水的能力，然后修复这些干裂的细胞。如果烤干的话，反而会更痒，更不利于受损皮肤的修复。

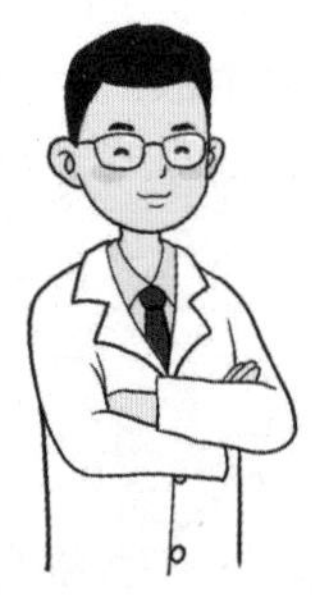

炉甘石洗剂虽然有止痒的效果，但它是一种收敛型的止痒剂，会让皮肤更干，所以如果确定是湿疹，则不建议给宝宝用炉甘石洗剂。

9 如何为湿疹宝宝选保湿膏？保湿膏的用法有讲究吗？

保湿也是湿疹宝宝皮肤管理中基础治疗的一部分。宝宝洗澡后，可以给他涂保湿剂，也叫润肤剂，选择有很多，如氧化锌软膏、凡士林润肤霜、维生素E软膏等都是可以的。有些保湿剂中还含有修复成分，可以修复受损的干裂细胞，也是可以的。

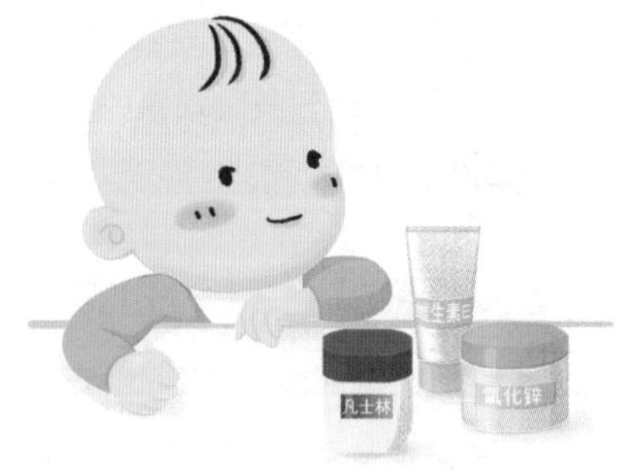

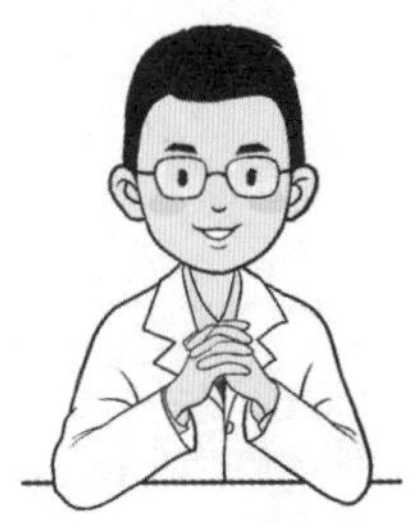

保湿剂的使用方法也很重要，一定要足量、厚涂。除了每次足量、厚涂外，每天要涂 3 次到 4 次，甚至可以更多些。这其中最重要的一次就是宝宝刚洗完澡时涂的那次，涂的时候要顺着汗毛的方向涂，不要逆着涂。

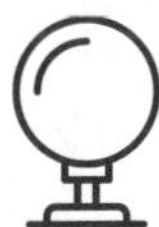

怎样算足量？儿童和婴幼儿每个星期要用掉100克保湿剂，成人要用掉200克。如果一盒100克的保湿膏，宝宝用了一个月还没用完，说明肯定没有用够量。

厚涂是指涂在皮肤上要有一定的厚度。有多厚呢？涂上去不去揉搓的情况下，放一张A4纸在上面，纸会被黏住不掉下来，这样厚度才够。之后保湿剂会被皮肤慢慢吸收、慢慢渗透，它就会慢慢消失。

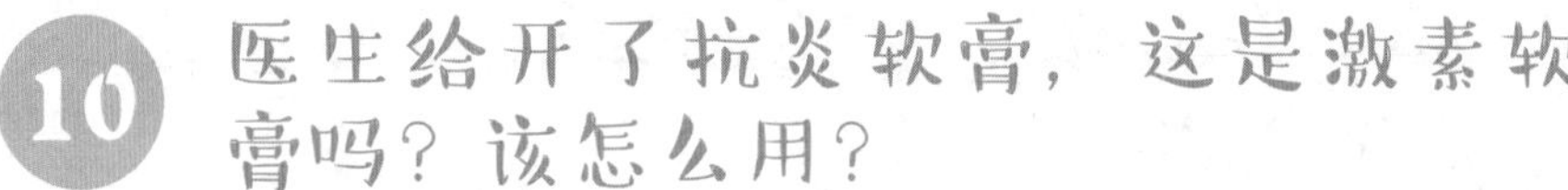

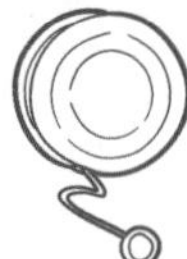

抗炎软膏不一定是激素软膏。现在有些新型的软膏，如克立硼罗等，它能够达到激素软膏的效果，有抗炎作用，但不是激素软膏，长期使用也不会有激素软膏的副作用。

抗炎软膏和保湿膏的用法不同，不能足量厚涂，而是要适量。怎么涂算适量？医学上有一个名词叫作“指尖单位”，将软膏从食指的指尖处开始向下挤，一直挤到食指第一关节处，这个量的软膏叫作一“指尖单位”的软膏。适量是指，以妈妈的食指为准，一“指尖单位”的抗炎软膏可以涂满1岁以下宝宝的整张脸，如果是给1岁到5岁的宝宝涂，则可以涂满半张脸。

不过要注意的是，抗炎软膏不能频繁使用，要严格遵医嘱，一天一次就只能涂一次，一天两次就只能涂两次。

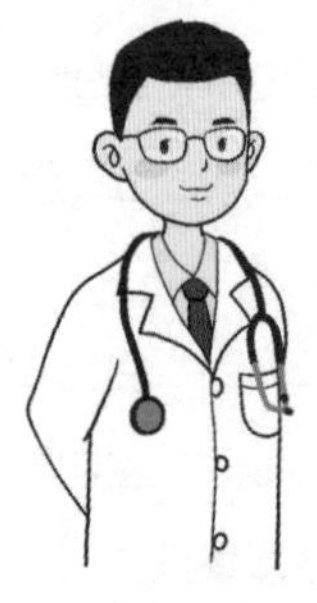

CHAPTER NINE

第九章 哭

1. 三个月大的宝宝哭的时间比别的宝宝长是有问题的吗？ · · ·130

2. 九个月大的宝宝哭得止不住，哭声很尖，但也没发烧，
要不要去医院？ ·131

3. 宝宝特别黏人，没人陪或抱就总是哭，这正常吗？ · · · · ·132

4. 宝宝一坐飞机、火车就哭很久，怎么办？ · · · · · · · · ·133

5. 宝宝晚上睡眠较浅，容易被微小声音所惊醒，成为“夜
哭郎”，是因为缺钙吗？ · · · · · · · · · · · · · · · · · ·134

6. 宝宝一直哭会不会哭坏身体？ · · · · · · · · · · · · · · ·135

7. 有些人说，宝宝哭的时候不要太快回应，延迟满足可以
培养宝宝独立的性格，是这样吗？ · · · · · · · · · · · · ·136

8. 宝宝生病时我们抱着睡，现在病好了，不抱着睡就哭，
怎么改掉这个毛病？ · · · · · · · · · · · · · · · · · · ·137

1 三个月大的宝宝哭的时间比别的宝宝长是有问题的吗？

新手爸妈一听到宝宝哭就会比较紧张，宝宝还不会说话，其实哭就是他们表达诉求、与成人交流的方式，比如他饿了、他觉得纸尿裤不舒服了、他身上痒却抓不到，或是求关注、求抱抱，有时他可能就是想哭一两声玩一下，不一定是他生病了。我的老师杜敏联教授告诉我婴儿有50多种哭声，不过我目前能听懂的只有10多种。

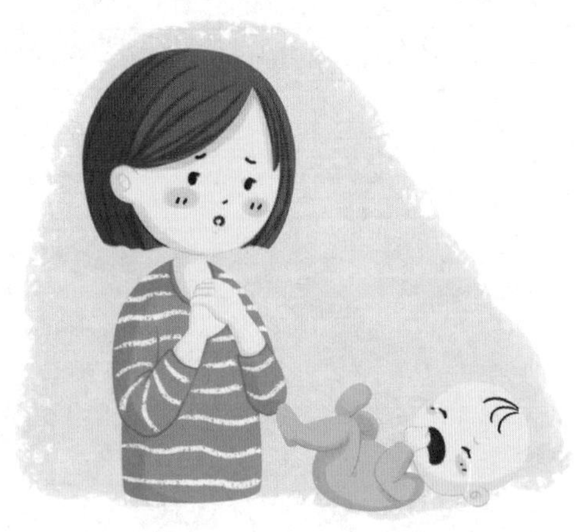

一般来说，正常的婴儿在没有疾病的状态下，每天平均哭的时间累积为150 分钟左右，如果哭的时间超过 3 个小时，多为异常的哭闹。

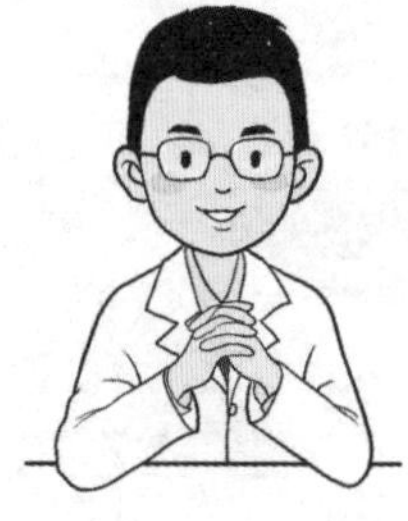

但这也不是一定之规，每个孩子的个性特点不一样，有的孩子可能哭的时间就是比别的孩子长，妈妈注意观察，如果宝宝这两天明显比以往哭的时间长、哭的音调也和平时不一样（声音比较尖、声嘶力竭、声音沙哑等）、难安抚，就要多留意下，找出可能引起宝宝不舒服的原因，并查看身体有无异常。

2 九个月大的宝宝哭得止不住，哭声很尖，但也没发烧，要不要去医院？

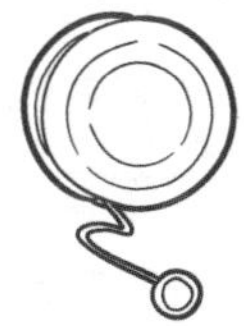

宝宝饿了、该换纸尿裤了、希望得到关注，是宝宝比较常见的哭的原因。

排除掉这三点后，宝宝还是哭，我会建议爸爸妈妈把宝宝放到一个明亮、温暖、开阔的地方，把宝宝身上的衣服、纸尿裤全部解开，有时衣服的异常缠绕，或纸尿裤勒得太紧也会引起宝宝哭闹。明亮的光线既能让宝宝心情愉悦，也便于爸爸妈妈观察宝宝的身体，看宝宝的尿道口是不是红的（如果红则提示可能有尿路感染，宝宝可能会因为一尿就痛而哭闹），看看腹股沟有无异常凸起（排除小肠疝气引起的嵌顿），如果是男宝宝的话，再观察阴囊是不是过于饱满（排除斜疝引起的嵌顿）。

另外还可以观察下宝宝的大便，如果是肠套叠大便中会混有血，或者很久都没有大便。如果通过观察没有发现异常，可以给宝宝洗个温水澡，有安神和安抚的作用，看宝宝能否止住哭闹。

如果怀疑尿路感染、斜疝引起的嵌顿、肠套叠等则需要尽快就医。如果通过以上方式处理后，宝宝还是持续哭闹、无法安抚，也有必要寻求医疗帮助。

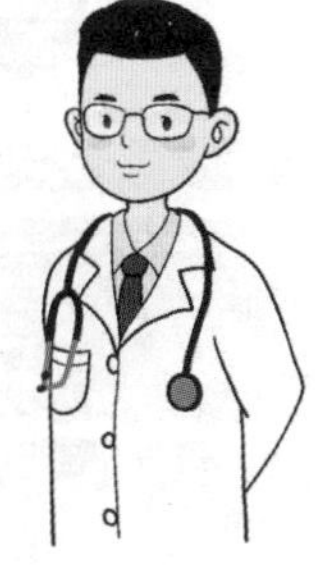

3 宝宝特别黏人，没人陪或抱就总是哭，这正常吗？

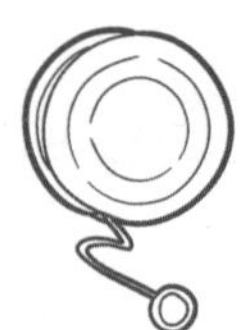

几个月大的宝宝也是有情感交流的需求的。曾经有个6个月的小患儿来我诊室就诊，她的妈妈一直在和我讲述宝宝的病情，宝宝在妈妈的怀里时不时发出“呃”的一声，不一会儿就开始哭了。“你看，他无缘无故地就哭了”，妈妈很不理解。我让妈妈停下来，先和宝宝说说话、逗逗他，结果很快宝宝就不哭了，很安静、心满意足地躺在妈妈的怀抱里。其实这个宝宝是想和妈妈说话，但妈妈一直没回应他发出的“弱”信号，宝宝才开始发出需要关注和交流的“强”信号，就是哭。

有些妈妈一边给宝宝喂奶，一边看手机，我是极力不主张这么做的。宝宝吃母乳时，不仅是要满足肚腹的需求，更是要满足与妈妈交流的情感需要，这时妈妈看着宝宝、和他说话，会大大增加宝宝的安全感，这种安全感可能会让宝宝获益一生。

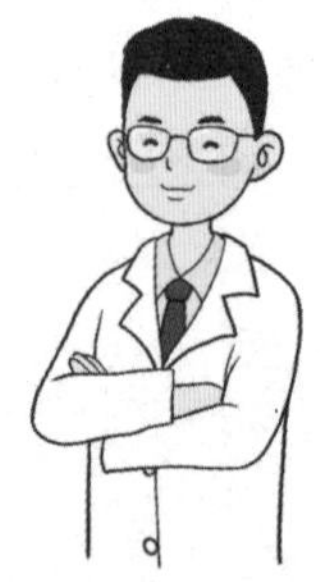

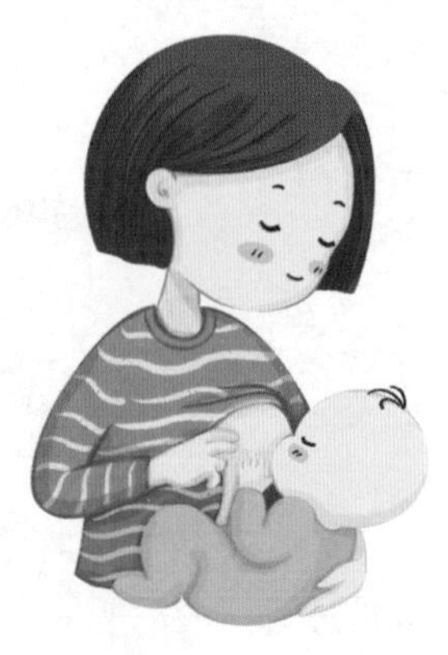

有统计显示，现在的宝宝由于被照料充分，他们因为饿、冷、纸尿裤没及时更换而哭的机会明显少了，当他们哭时更多见的是情感的需求。

4 宝宝一坐飞机、火车就哭很久，怎么办？

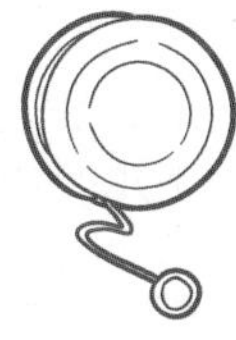

宝宝坐飞机、火车时哭闹有两个比较常见的原因。一个是环境的变化、声音的嘈杂、人员的密集……对于小宝宝这个弱小的个体来说，信息量太大了，他会因此出现应激适应不良而发生哭闹，通俗一点说，就是宝宝情绪崩溃了。这就好比把一个成人突然丢到一个非洲部落里，语言不通，一群黑人围着他载歌载舞，这个成人也可能会因为惊吓而失声尖叫。

我会建议爸爸妈妈和宝宝一起坐火车、飞机时可以把宝宝包裹得严实一点，把他带到一个较小的空间，并把他抱在怀里，给他温暖和安全感，让宝宝看到的都是爸爸妈妈等比较熟悉的人，和他玩他熟悉的游戏，再给他适量的喂养，可以减少宝宝对外界环境剧烈变化的注意，增加宝宝的安全感。

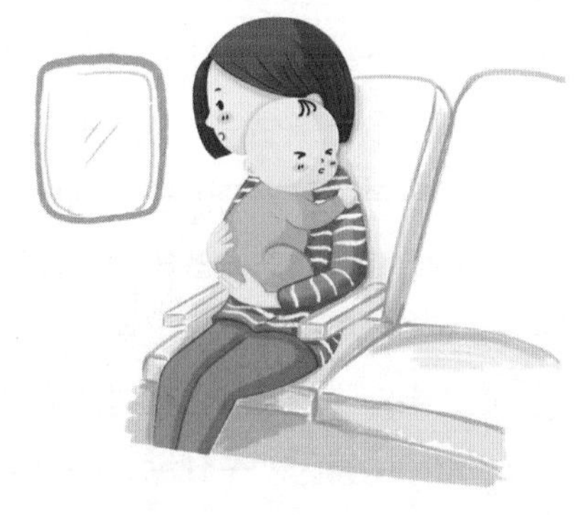

宝宝坐飞机时哭闹还有一种可能是，因为起飞降落时空气压力的变化，会让耳朵鼓膜内外受力不均衡而感到疼痛（成人也会感到耳鸣或突然发生听力下降的情况）。

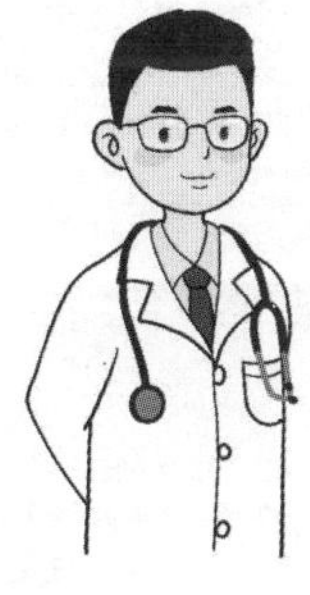

可以在起飞和降落时，让宝宝喝点奶，持续的吞咽动作会让宝宝的咽鼓管打开，这样鼓膜内外的气压就会平衡，耳朵就不会感到疼痛了。

5 宝宝晚上睡眠较浅，容易被微小声音所惊醒，成为“夜哭郎”，是因为缺钙吗？

宝宝晚上哭，比较常见的原因之一就是肚子饿。

小婴儿一般三个小时要吃一次母乳，如果他一个晚上能睡六七个小时的话，那中间是需要吃一次夜奶，那他就不会饿到哭了。如果是6个月以上的宝宝，到了该加辅食的年龄了，如果晚餐只是喝奶，他夜间是会饿的，就会哭个不停。为了让大人和宝宝都睡个好觉，可以让宝宝在睡前吃点辅食，这种半固体食物会比单纯的配方奶或母乳更耐饿一些。

宝宝晚上易哭闹，另一个比较常见的原因是缺乏维生素，尤其是缺乏维生素B会导致宝宝过于兴奋而在夜间出现哭闹，可以适当给宝宝补充一些B族维生素。

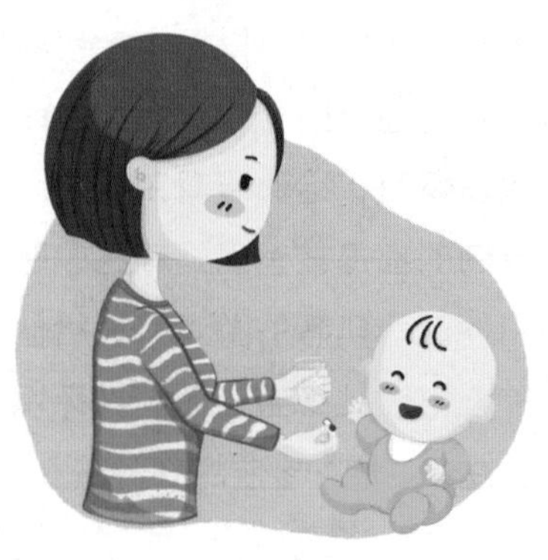

宝宝晚上哭闹，睡得浅易惊醒，还有一个常见的原因就是缺钙。缺钙会导致宝宝兴奋度高，白天时不明显，大人只会觉得孩子活泼好动，但到了晚上宝宝会因为兴奋、警觉而难以入睡，睡着后也容易被惊醒。

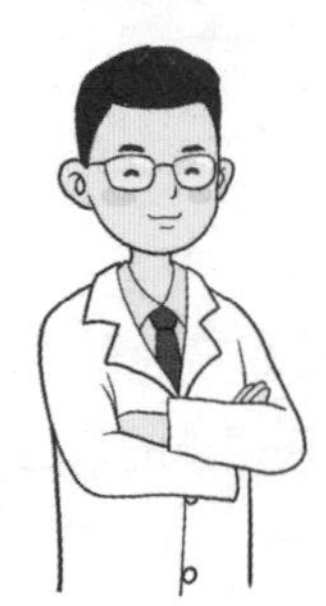

缺钙的宝宝会因为兴奋而不停摇头，容易出汗也会导致他们的头部不舒服而摇动，在双重原因的作用下，缺钙的宝宝容易出现“枕秃”（挨着枕头部位的头发被磨掉了），但枕秃并不是缺钙的特异性症状。

怀疑宝宝缺钙可以给他适当补充些维生素D，帮助钙的吸收，改善宝宝缺钙的情况。这部分宝宝一般不需要补钙，母乳或配方奶中一般都有足够的钙，只是钙的吸收率不够、流失率过高。

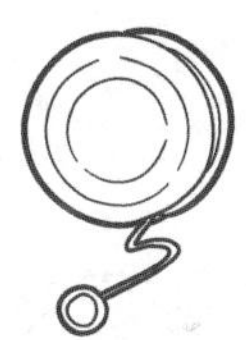

宝宝晚上哭闹还有一个常见原因是肠绞痛。辨别方法参见第六章《怎样判断宝宝腹痛是肠绞痛引起的？》。

6 宝宝一直哭会不会哭坏身体？

在门诊经常会有家长问，孩子哭的时间长会不会哭到他缺氧，会不会哭傻了。

一般是不会的，对于健康的宝宝来说，有时候适当的哭还是件好事，可以锻炼一下肺活量。如果经常长时间哭，最大的问题是会把嗓子哭得沙哑。

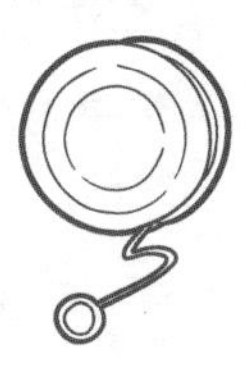

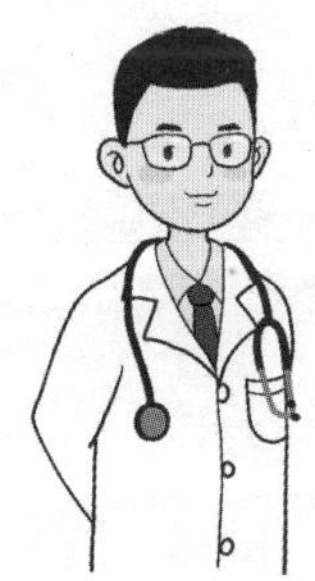

如果宝宝哭得嘴唇发紫，表现为缺氧了，多数是因为宝宝的身体本身有问题，如肺部的疾病或先天性心脏疾病。

7 有些人说，宝宝哭的时候不要太快回应，延迟满足可以培养宝宝独立的性格，是这样吗？

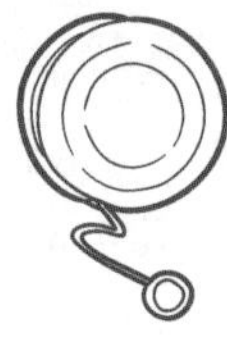

延迟满足这种说法是早些年提出来的，但近年来这一理论已经不被认可了。正如我之前说的，哭是宝宝表达诉求、寻求帮助的语言，如果一直得不到回应，宝宝就会放弃表达了，表面上看起来安安静静的（更乖了）、会自己和自己玩了（更独立、自律了），其实是宝宝的安全感被破坏了，心理出现了创伤，封闭了自己。

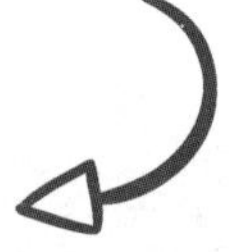

以前大家认为婴儿不会有心理活动，现在的婴幼儿心理研究已经不这么认为了。婴幼儿也有心理诉求，这些心理诉求也会给他们留下烙印，只是说现在还很难去判定这些烙印与他们成年后情绪、性格、人格是否有直接关联，但这样会造成他们易出现孤僻的性格特征，产生焦虑、抑郁，以及其他不健康人格的风险也会更高。所以才会有“用一生治愈童年”“不幸的人生是为童年买单”的说法。

以宝宝饿了为例，他在哭之前其实已经会发出弱信号了，比如嘴在动，伸出手要妈妈抱等，如果没有得到回应，他才会发出强信号——哭，而声嘶力竭地哭就是他最后的求助手段了。

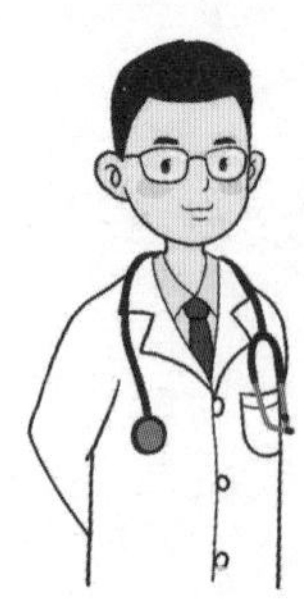

我们鼓励妈妈对婴儿不要按时喂养，而要按需喂养，不要等到宝宝发出强信号时才回应，在察觉到宝宝的弱信号时就要及时回应，这也被称为“顺应喂养”。

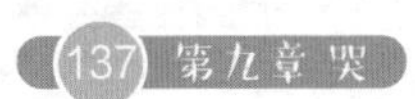

8 宝宝生病时我们抱着睡，现在病好了，不抱着睡就哭，怎么改掉这个毛病？

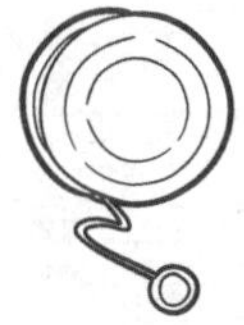

其实如果从医生的角度来讲不太建议改掉，因为它并不是一个毛病。我们说宝宝的病好了，就是一些检测指标正常了，但经过这个疾病的攻击后他的身体不一定完全恢复了，可能还处于虚弱、亚健康状态，在这种情况下宝宝还是渴望得到更多关注，会表现为比较黏人、爱哭、爱撒娇，父母会觉得这段时间比较难带。

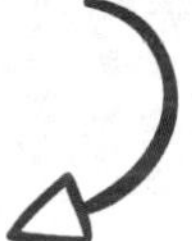

人在生病时，会出现行为退化的心理特征。

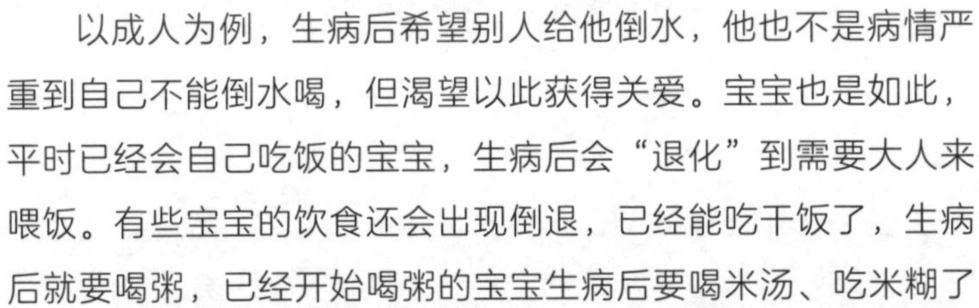

以成人为例，生病后希望别人给他倒水，他也不是病情严重到自己不能倒水喝，但渴望以此获得关爱。宝宝也是如此，平时已经会自己吃饭的宝宝，生病后会“退化”到需要大人来喂饭。有些宝宝的饮食还会出现倒退，已经能吃干饭了，生病后就要喝粥，已经开始喝粥的宝宝生病后要喝米汤、吃米糊了等，以此获得额外的关注、爱抚。

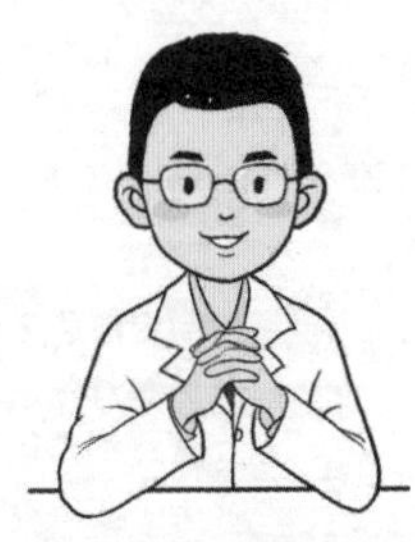

宝宝身体的病可能已经好了，但心理还没有完全恢复，爸爸妈妈可以把额外的关注、关爱延续一段时间，像他生病时那样照顾他。

有家长担心会不会把宝宝“宠坏了”，以后就一直这样难带了，一般来说是不会的，宝宝身心逐渐完全恢复后，特别是心理的诉求得到充分满足后，他会逐步走向独立，恢复到生病前的状态，家长不用担心。

CHAPTER TEN
第十章 厌食

1. 11 个月的大宝宝不爱吃饭怎么办？ · · · · · · · · · · · 140

2. 宝宝吃的奶量或饭量，总是达不到这个月龄孩子应有的量，该怎么办？ · 141

3. 9 个月大的宝宝不爱吃米糊，加点大人的菜汤就爱吃，但有人说 1 岁以内宝宝不能吃盐，该怎么办？ · · · · · · · 142

4. 3 岁宝宝在家吃饭不好，但去外面吃得很好，怎么回事？ · 143

5. 2 岁宝宝对新食物特别抗拒，每次吃饭只吃几种固定食物，该怎么办？ · 144

6. 如何知道宝宝胃口不好是因为缺锌了？该如何给宝宝补锌？ 145

7. 6 个月的宝宝进入“厌奶期”了怎么办？ · · · · · · · · 146

8. 宝宝一顿饭常常要吃一个多小时，有什么方法可以纠正？ · 147

微信扫码解锁

9. 宝宝养成了一边看动画片一边喂饭的习惯，有没有问题？ · 148
10. 有什么方法可以让宝宝胃口大开？ · · · · · · · · · · · 149
11. 宝宝胃口不是特别好，有没有必要给宝宝测下微量元素？ 150
12. 宝宝对爱吃的东西就吃得很多，对不爱吃的就不吃，这种情况该如何纠正呢？ · · · · · · · · · · · · · · · · 151
13. 宝宝嘴里总有酸臭味是不是消化出了问题，该给他吃什么好？ · 152
14. 宝宝肺炎已经好了一个多月了，但胃口一直不能恢复到生病前的状态怎么办？ · · · · · · · · · · · · · · · · 153

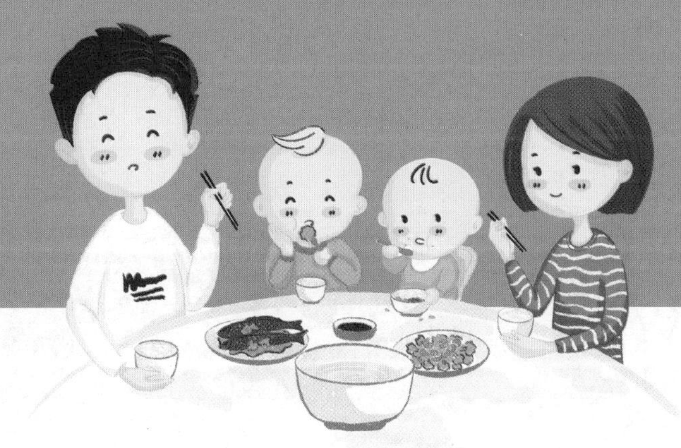

1 11个月的大宝宝不爱吃饭怎么办？

宝宝厌食的程度可以细分为偏食、挑食、厌食。偏食的宝宝只偏爱吃某几类食物，挑食的宝宝是只吃某几样食物，厌食的宝宝则什么都不吃。其中还有一种情况被形容为“恐新症”“厌新症”，就是新的食物、没吃过的食物坚决不吃。

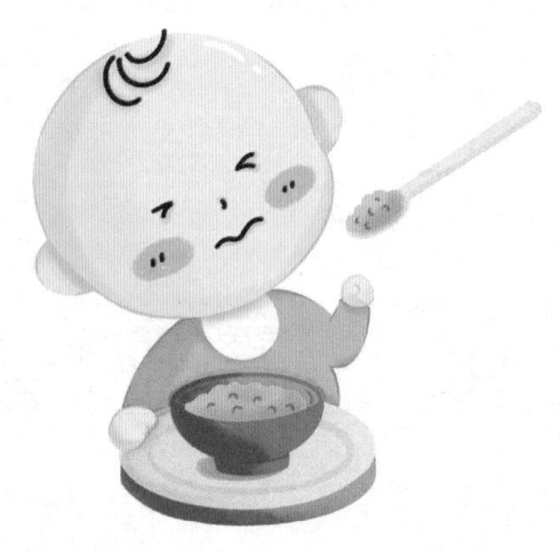

我作为儿科医生在接诊时还会具体问：“宝宝吃饭时是紧闭嘴巴就是不吃，还是吃几口就吃不下去了（这种是早饱），或者是吃得还可以，但大便不好、消化不好，也就是老百姓常说的‘积食’了。”

宝宝一般6个月开始添加辅食，到11个月时辅食已经比较多样化了，如果出现不爱吃饭（包括闭紧嘴巴不吃和早饱）会首先考虑是不是有消化系统的问题，比如说缺乏维生素B导致胃肠动力不足，胃排空比较慢，宝宝容易一吃就饱，同时肠排空也会比较慢，这部分宝宝往往同时也伴有便秘。

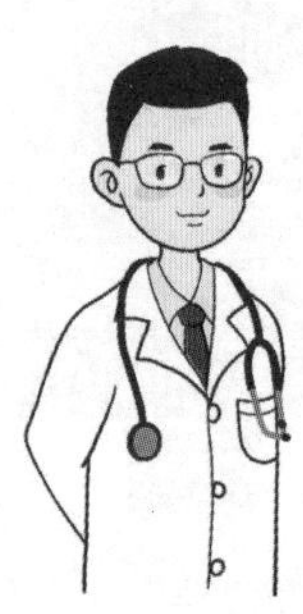

对于不到1岁的宝宝，我们特别鼓励食物的多样性，这不仅关乎他的营养、生长发育，更关乎肠道健康和免疫系统健康。有研究表明，在生命的早期，宝宝接触的辅食种类越多，肠道、免疫系统会更健康，患上过敏性疾病的风险会下降，等到了儿童期，患湿疹、哮喘、鼻炎的概率都会下降。另外，丰富的辅食种类也能提高宝宝对不同口味的接受度，将来发生挑食、厌食的可能性也会降低。

2 宝宝吃的奶量或饭量，总是达不到这个月龄孩子应有的量，该怎么办？

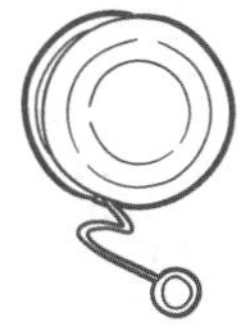

育儿书上的确有指引，说几个月吃多少奶、多少辅食，但这其实是有一个波动范围的。我作为儿科医生会更关注宝宝的体格发育是否正常，就是每个月长了几斤。

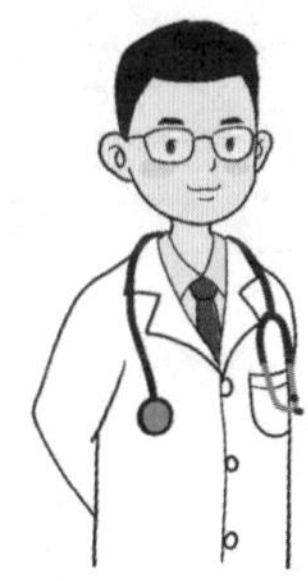

一般来说头 3 个月每个月要长两斤，第 4~6 个月每个月长一斤，第 6~12 个月每个月长半斤。

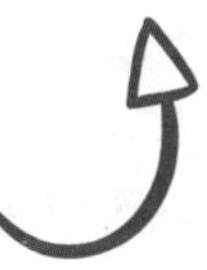

如果宝宝体格发育正常，跟得上大部队，也没有营养不良（如贫血），那就说明宝宝的喂养是没有什么大问题的，他吃的东西也是适合他的，我们就不用纠结，也没必要和其他宝宝去比或和书上说的进行对比。

有的时候宝宝的饭量并非真的少，而是没有达到我们大人的预期，是家长“觉得”宝宝饭量小，并非宝宝“真的”饭量不足，这种情况也不用纠结饭量究竟多还是少，就用体格发育指标来衡量就可以了。

3 9个月大的宝宝不爱吃米糊，加点大人的菜汤就爱吃，但有人说1岁以内宝宝不能吃盐，该怎么办？

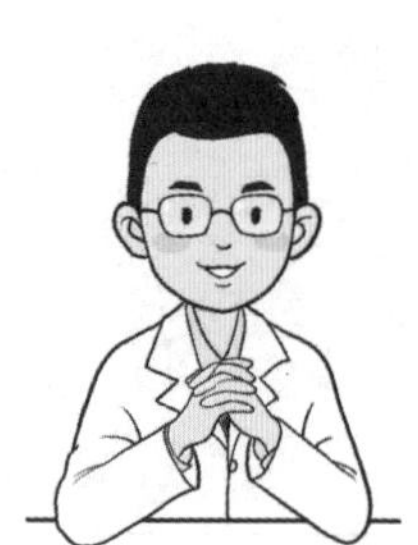

自从育儿书上说过“1岁以内的小孩不要额外给油给盐”，这句话就被一些科普文章错误解读为“做饭不要放油放盐”，这就导致部分宝宝1岁以内吃的家庭自制辅食都是无油无盐的，这么不好吃，宝宝难免会厌食。

其实宝宝正常摄入油、盐是没有问题的。“不要额外给盐”的意思是不要放过多的盐，以免引起宝宝对咸味的偏好，从而导致盐摄入量过高，增加患高血压的风险，不要额外给油也是同样的道理。

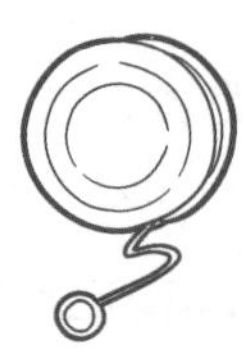

其实宝宝的配方奶、成品辅食中都有添加盐的，如果是自己在家给宝宝做米糊、猪肝糊，可以放少许盐调味，但不要做得太咸。

4 3岁宝宝在家吃饭不好，但去外面吃得很好，怎么回事？

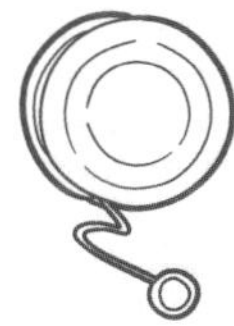

如果宝宝是这种情况，我们要考虑下家里的饭菜是不是存在多样性不足的问题。之前网上有个段子说“大人不挑食，是因为他只买（只做）他们爱吃的”，我也经常会反问家长们：“你今天想吃什么、爱吃什么，你可以自己选；宝宝吃什么是你替他决定的，他不喜欢吃你非要他吃，然后你还给他安个罪名——‘挑食’‘不好好吃饭’，他是不是挺惨的？”

我们大人给宝宝做饭时会更关注营养问题，过于强调清淡、健康，有的甚至不放油、盐，大人吃起来都不想吃，不要期待宝宝会爱吃。

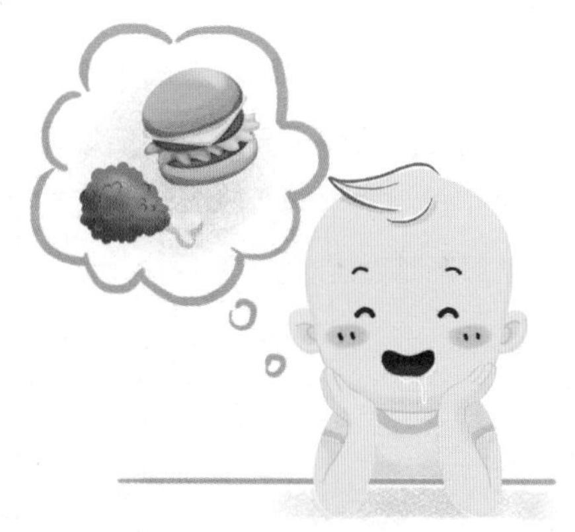

有些宝宝在家不好好吃饭，但吃汉堡包、炸鸡腿、烤鸡翅就很有胃口。中医认为，焦香入脾，煎炸烤过的食物香味足、对肠胃的刺激性比较大，宝宝会更开胃。

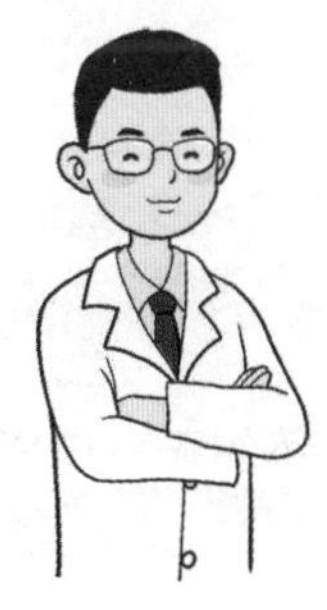

而西医认为，这类宝宝可能需要适当补锌，元素锌的缺乏会导致体内消化酶不够、味蕾迟钝，吃东西“味同嚼蜡”，自然就没有什么胃口，需要很重口味的食物才能激起食欲。

5 2 岁宝宝对新食物特别抗拒，每次吃饭只吃几种固定食物，该怎么办？

宝宝的这种情况，排除了消化系统问题后，医生和我们家长要特别留意宝宝有无其他异常的行为。近年来，比较重视的一个问题就是孤独症谱系，从轻到很重等一系列疾病，自闭症也是其中相对较严重的疾病之一。

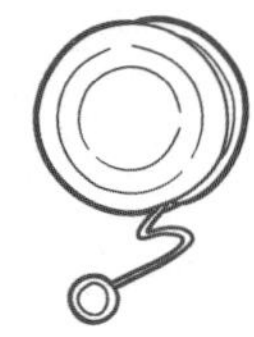

我们通常了解的自闭症表现为：不与人对视，不跟别人玩，自己玩自己的。但有些宝宝症状没有那么严重，他还是能够跟其他人正常互动，只是会有一些刻板的动作，有一些不可理喻的行为，还没有达到完全的自闭症，属于孤独症谱系中比较轻的。在这些刻板行为中，也包括刻板的进食行为，比如说严重的挑食，喜欢吃番茄炒蛋就天天要吃番茄炒蛋，或者是恐惧新的食物，只要没见过的就不敢吃等。越小的宝宝，吃、睡、玩在生活中的比重越大，在吃上面表现出的“异常”就可能越突出。

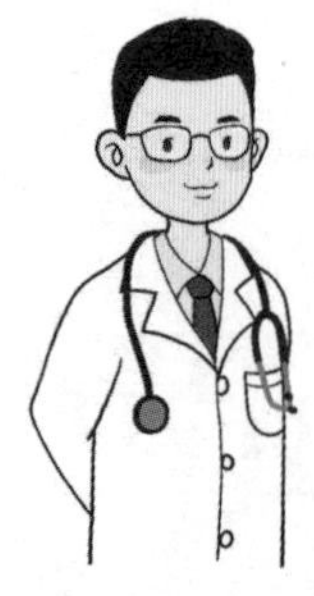

这类宝宝合并便秘的情况要远多于合并腹泻的，所以我在接诊时遇到挑食严重、厌新的宝宝，会多问下平时有没有便秘，以及有没有异常的行为。

对于孤独症谱系的宝宝，如果能越早被发现、越早开始训练纠正，恢复的效果也会越好，将来完全可以融入社会，正常上学、工作。

6 如何知道宝宝胃口不好是因为缺锌了？该如何给宝宝补锌？

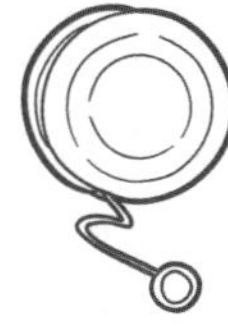

一般来讲6个月以内纯母乳喂养的宝宝一般是不会缺锌的，然后到6个月进入添加辅食阶段后，如果辅食中缺少锌，宝宝1岁左右时就可能开始因为缺锌而表现出厌食、口味重、免疫力低下（比如反复上呼吸道感染，每年超过4次），缺锌的孩子到了青春期后还会表现为性发育不良。

如果怀疑宝宝缺锌，通常的做法就是先补一个月的锌观察下相关症状有无改善，没有必要专门去检测宝宝是否缺锌。我国也没有把微量元素锌检测作为常规检测项目。其中一个很重要的原因是，目前认为查出来的数据不准确，没有太大的参考意义。

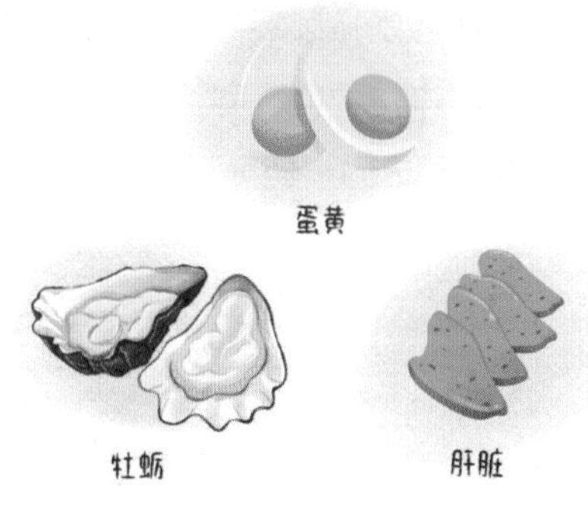

另外，宝宝腹泻时也会丢失大量的锌，因此无论有没有症状，都建议宝宝腹泻后要及时补锌。

目前补锌的产品有几类：酵母锌、赖氨葡锌和葡萄糖酸锌。这几类之中，葡萄糖酸锌的效价稍微低一点，前两类补锌的效价会高一些；另外从剂型来看，片剂的效价要优于液体的，这是因为锌融在液体里面的量是很少的。

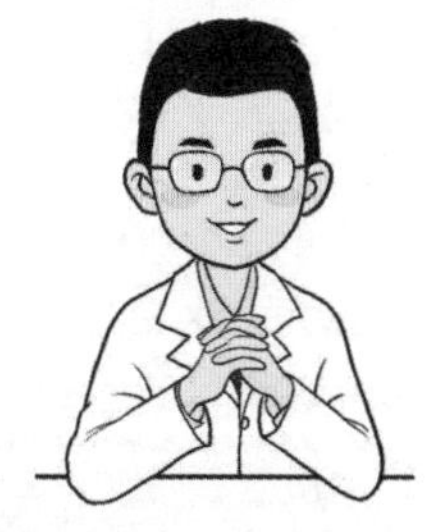

在日常饮食中，海产品中含有锌比较多，比如牡蛎，另外肝脏、蛋黄中也含有较多的锌，在给宝宝添加辅食时可侧重添加。

7 6个月的宝宝进入“厌奶期”了怎么办？

在医学上其实是没有“厌奶期”这一说法的，实际上就是说4~6个月的宝宝有一段时间对吃奶的兴趣不高了，同时还伴有流口水的量增多，这些都是宝宝想转换食物的信号，他的身体（包括唾液腺的分泌、咀嚼能力、吞咽功能和消化酶）全部已经为摄入固体食物做好了准备。

这时如果还是持续喂他液体（奶）的话，他就会感到不爽，只摄入满足他基本需要的量就够了，然后眼巴巴地等着你给他糊状食物，我们过去称之为“辅食”，现在统称为“过渡期食物”或“转换期食物”。

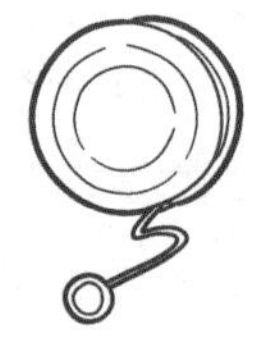

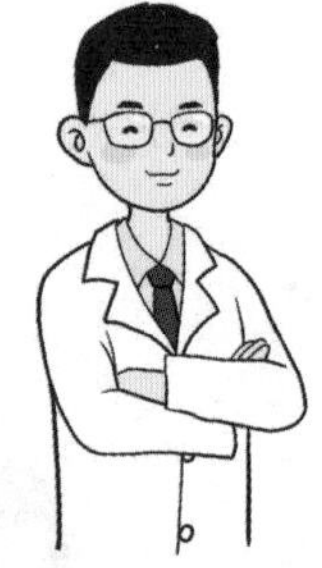

所以，严格上来讲，所谓的“厌奶期”实际上是食物的转换期，或者说宝宝对转换食物的期待期。

像这种情况，我们开始给宝宝喂糊状食物，他会很愿意接受的。

婴儿语言真的好神奇，他的身体到了不同阶段就会发生相应的变化，他除了不会说话外，会用各种信号来传递这些变化，表达自己的需求。

8 宝宝一顿饭常常要吃一个多小时，有什么方法可以纠正？

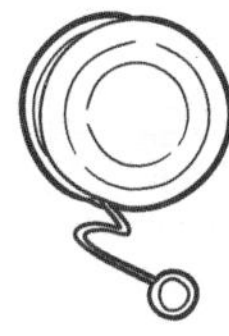

宝宝正常吃一顿饭20分钟就够了，如果吃饭时间过长，如超过一个小时，会导致胃酸持续分泌，打乱了胃酸分泌的节奏。等到了该吃下顿饭的时间、胃酸应该大量分泌时，它却因为没有充分休息而无法达到分泌的高峰。这就意味着，这顿没吃好，把下一顿也废掉了。宝宝往往会感觉一整天胃口都不好。而且每顿饭吃的时间过长，会使宝宝感到一整天中大部分时间都在吃饭，他也会对吃饭感到厌烦。

有些宝宝在家吃饭吃得不好，比较拖拉，但在幼儿园里吃得多，也不拖拉，除了幼儿园的饭菜和家里的不一样，宝宝会有新鲜感，更有胃口外，幼儿园里大家在规定的时间里一起吃饭的氛围也非常好。

我经常鼓励一些家长们，如果我们大人要求宝宝在半个小时内吃完饭，大人也要这样做。大家都坐在一个桌子上一起吃，不准看手机或电视，半小时后大家都不吃了，一起离桌，这样实际上就形成了一个群体的氛围。

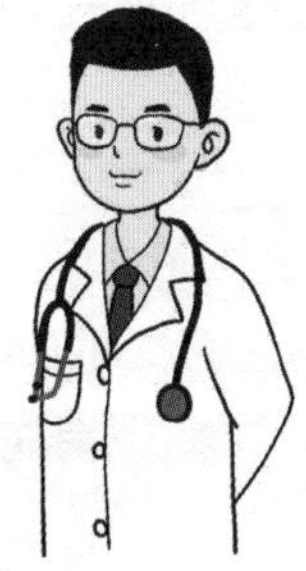

9 宝宝养成了一边看动画片一边喂饭的习惯，有没有问题？

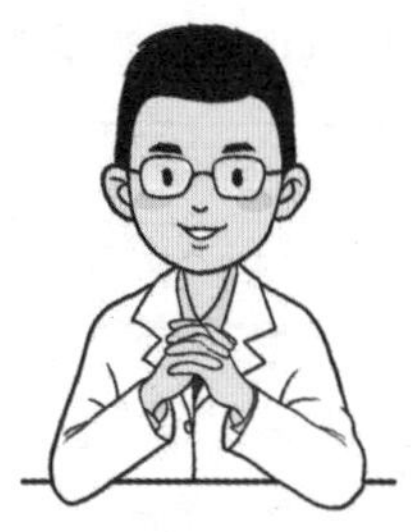

我不建议这样的做法，就是说通过转移宝宝的注意力，然后让他张大嘴巴给他喂饭，这属于被动喂养。

这种行为危害有很多，除了可能会因为宝宝不专注吃饭而发生呛咳外，还会影响到进食本身的欲望，吃饭本来是个主动满足需求和欲望的过程，现在变成被动满足了，让宝宝不能充分享受吃饭的过程。

另外还让宝宝失去一次协调性锻炼的机会。让宝宝自己用手抓着吃或拿着勺子吃饭，可能会弄得乱七八糟，但这是宝贵的手眼协调、咀嚼吞咽协调锻炼的机会，所以我们常说，宝宝的餐桌越乱越好，要鼓励宝宝自己主动去吃饭。

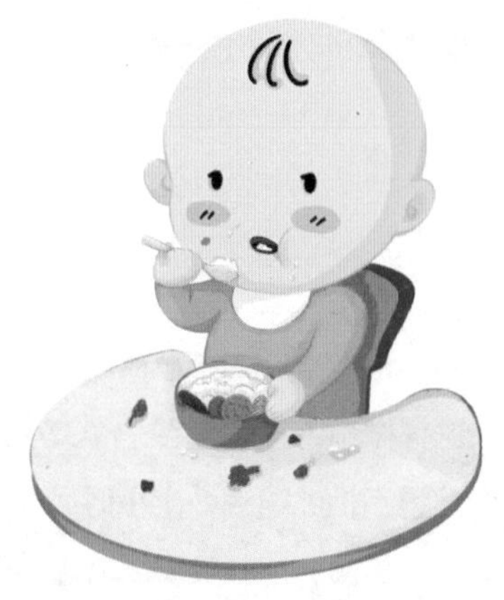

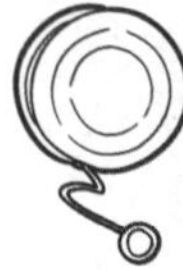

此外，如果宝宝吃饭的过程都是被动的，注意力在电视或者是在别的东西上，只是机械地张大口让你喂，他很可能把食物整口吞下去，没有充分咀嚼，这不利于食物的消化吸收。我们在门诊会遇到一些非器质性营养不良的宝宝，宝宝长得不好，但一查他的消化系统并没有毛病，这类多是因为喂养习惯不好导致的，需要行为矫正。

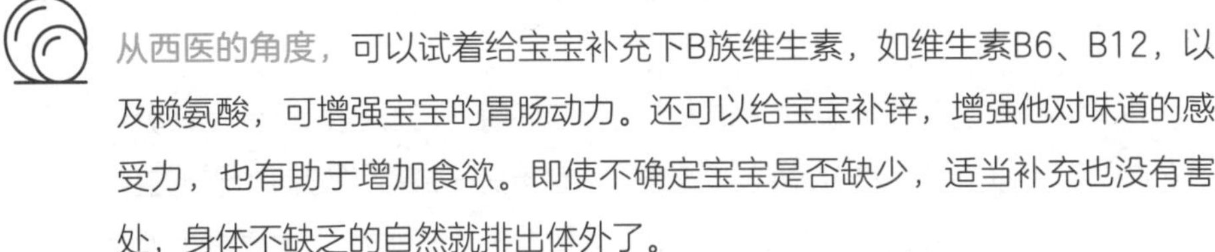

10 有什么方法可以让宝宝胃口大开？

从西医的角度，可以试着给宝宝补充下B族维生素，如维生素B6、B12，以及赖氨酸，可增强宝宝的胃肠动力。还可以给宝宝补锌，增强他对味道的感受力，也有助于增加食欲。即使不确定宝宝是否缺少，适当补充也没有害处，身体不缺乏的自然就排出体外了。

从中医的角度，可以给宝宝煲炒麦芽水、炒谷芽水，对促进植物类食物的消化是有帮助的；煲山楂水，对促进肉类食物的消化是有帮助的。另外捏脊、捏脐周、艾灸肚脐对改善脾胃也有帮助。

6个月以上的宝宝就开始喜欢模仿了，当宝宝会拿勺子后，可以让他拿个勺子来喂妈妈，妈妈很开心地吃，然后妈妈再用勺子回喂宝宝，宝宝也会吃得很开心，这是一种良性的刺激反馈。

对于稍微再大一点的宝宝还可以让他参与食物的制作过程，让他一起帮忙洗菜，这个过程中我们大人可以给他讲故事，甚至给每个食物起名字，培养他对食物的感情，比如说红萝卜可以叫“小红”，等食物被端上桌时，可以告诉他“小红要进到我们的身体里，帮助我们……”。一般来说，宝宝参与食物的制作过程，并对食物有了感情，吃饭的积极性也更高。

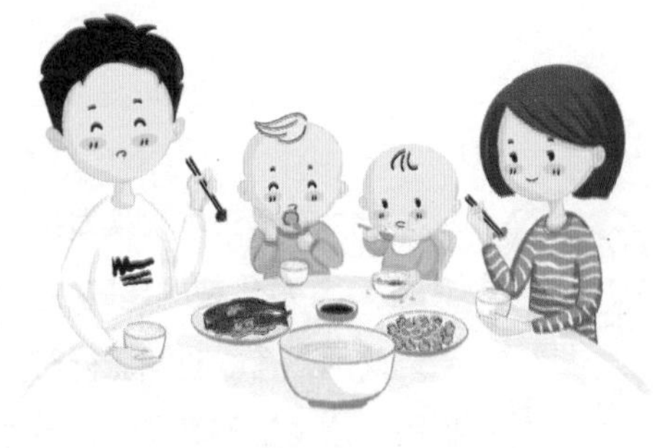

家里的吃饭氛围也很重要，一家人要在固定的时间、固定的地点，大家一起专注地、在规定时间内吃完饭。

11 宝宝胃口不是特别好，有没有必要给宝宝测下微量元素？

之前我们说过，如果宝宝胃口不好、口味重、反复上呼吸道感染，可以考虑直接补一段时间锌。（参看第十章中《如何知道宝宝胃口不好是因为缺锌了？该如何给宝宝补锌？》）。如果宝宝是缺铁性贫血，可以在医生的指导下适量补铁。如果是饮食中钙不足，有缺钙的表现可适当补充钙和维生素D。

按照我们国家的规定，是不把微量元素检测作为儿童保健的常规项目，除非有特殊的疾病，才会去专科医院做微量元素的检查。

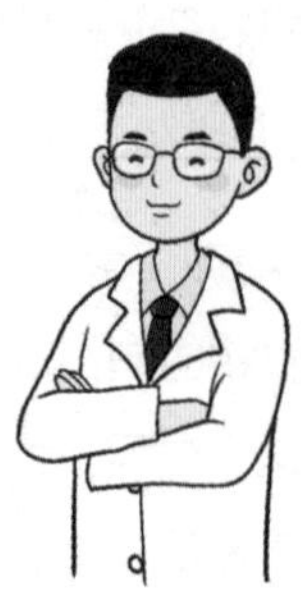

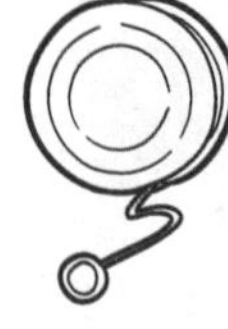

此外有通过检测头发来判断身体微量元素的情况，这个检测是不可靠的。头发代表的是既往几个月的情况，而且它会受到外界空气的污染。此前，有段时间流行对母乳中的微量元素、营养成分进行检测和分析等，这也是不靠谱的，因为母乳的成分其实是会波动的，甚至在一天之内都会发生波动，当次的母乳成分不能代表母乳的健康状况。

12 宝宝对爱吃的东西就吃得很多，对不爱吃的就不吃，这种情况该如何纠正呢？

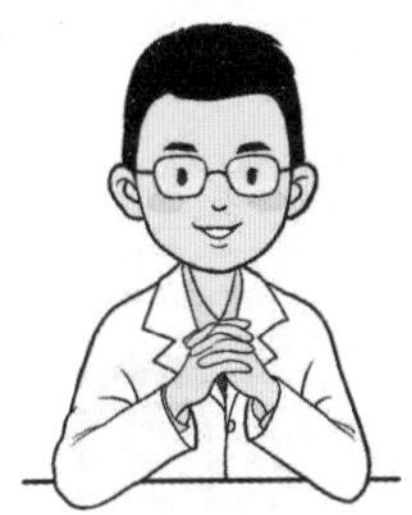

对于1岁以内的宝宝我们更强调食物的多样性，这不仅有利于他的生长发育、肠道健康、免疫能力，也有利于他将来不易发生偏食、挑食。

当宝宝两三岁以后，如果出现偏食，要留意他是生理性偏食还是病理性偏食。其实我们每个人，包括大人孩子，都对不同的食物有偏好，这属于生理性偏好，只要饮食能做到基本的均衡即可，不一定要强求样样都吃。比如说主食、肉、蛋、奶、蔬菜几大类，每一大类都有摄入即可。如果宝宝不爱吃鱼，但他愿意吃鸡肉、猪肉，摄入足够的蛋白质和脂肪也是可以的，没有必要强迫他吃鱼。再比如有的宝宝不愿意吃豆子，但愿意吃豆腐，这些都属于豆制品，也是没问题的。有的时候改变一下烹饪的方法，宝宝也会容易接受些，比如不爱吃蛋黄的宝宝，如果将鸡蛋做成鸡蛋羹他就可能会愿意吃。

除了生理性偏食，还有病理性偏食，这也是要引起家长注意的。病理性偏食就是说，宝宝拒绝吃的食物很有可能是会引起他身体不舒服的食物，最常见的就是异性蛋白，如海鲜、鸡蛋等。妈妈们可以留意下，宝宝吃了这些他不愿意吃的食物会不会出现腹泻、腹痛等。如果有，则提示宝宝有可能对这些食物过敏。宝宝拒绝吃会导致他过敏的食物也是他本能的一种自我保护，哪怕是几个月的宝宝也具备这种能力。比如我在门诊遇到一些宝宝喝奶量少、长得也不好，一旦换成水解蛋白奶粉，他就大口大口地喝，体重很快就追上来了。

13 宝宝嘴里总有酸臭味是不是消化出了问题，该给他吃什么好？

宝宝嘴里有酸臭味很有可能是消化不良，就是民间常说的“积食”，即一次吃太多超出胃肠的蠕动能力，在接下来的一两天里可以让宝宝少吃一点，或者吃些清淡、易消化的食物，中医也有“若要小儿安，三分饥与寒”的说法。

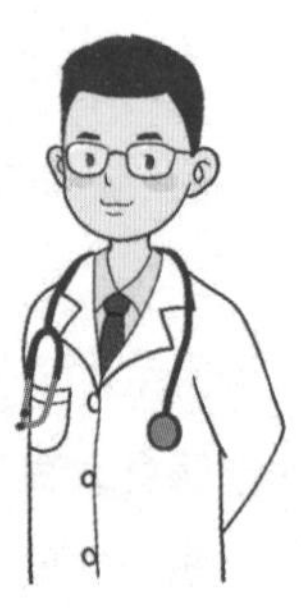

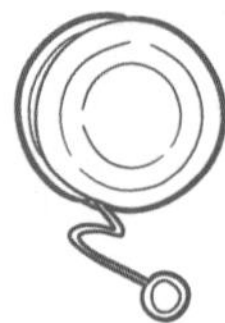

另外还可以用麦芽、谷芽、山楂煮水给宝宝喝，也可以让医生开一些益生菌、消化酶，以及改善胃动力的药。

要预防消化不良，不要让宝宝一次吃太多难以消化的食物，也不要在睡前两小时吃太饱，因为人在睡觉的时候胃肠道蠕动也会减慢，胃肠内的食物不容易被消化。

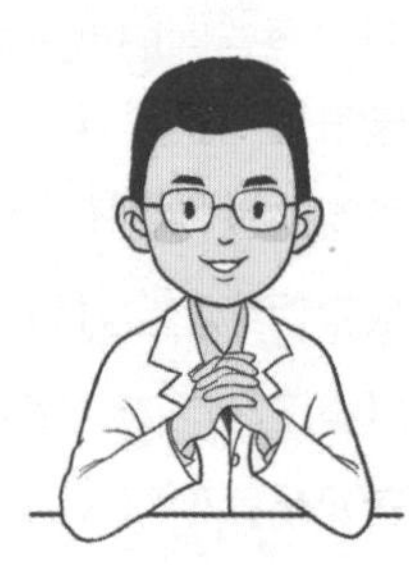

14 宝宝肺炎已经好了一个多月了，但胃口一直不能恢复到生病前的状态怎么办？

肺炎康复后胃口不好有几个原因：

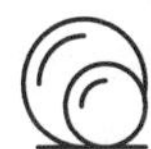

一是治疗期间使用了抗菌素会影响到宝宝肠道菌群的健康，所以肺炎宝宝在服用抗菌素的同时要及时补充益生菌，但两者服用的时间最好隔开两个小时以上，肺炎好了以后，益生菌仍需继续补充一段时间。

二是从中医的角度看，肺与大肠相表里，呼吸道与消化道其实是有关联的，所以呼吸道感染之后，胃肠道也会比较弱。因此中医也会很强调呼吸道感染之后的胃肠功能保护，可以服用一些健脾胃的食材。

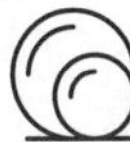

三是从免疫学的角度看，胃肠道可以看作是体内免疫系统的培训基地，我们体内抵抗外来入侵物的这些免疫细胞有2/3是在胃肠道这里集结的，食物中的异性蛋白，吃下去的细菌，对于这些免疫细胞来说都相当于“集训”，所以有说法“胃肠道健康了免疫力也会好起来”。当宝宝患上肺炎时，大量的免疫细胞会从肠道中被调动出来，进入到各个淋巴结去工作，胃肠道就会处于一种相对“空虚”的状态，随着炎症消退，免疫功能逐渐恢复，胃肠道也会渐渐恢复正常，但需要一定的时间。

做儿科医生十几年之后，我现在会用比较温和、友善的眼光去看待宝宝出现的症状，它们真的不是我们的对手，而是诤友，一直追着赶着向我们发出呼救信号，否则宝宝的身体被疾病在悄悄地损伤着我们还浑然不知。

消化道、呼吸道相对来说是“语言丰富”的系统，一旦有疾病发生，就会发出腹痛、腹泻、呕吐、咳嗽、咳痰等信号出来，告诉我们它“病”了，这样便自然得到更多关注，并获得治疗。

相比之下，肾脏、肝脏属于相对“沉默”的器官，以肾脏为例，哪怕它被损伤到只剩下 1/4 部分是正常的，它也能强撑着维持身体的正常运转，所以很多肾病的宝宝一到医院来时往往都比较严重了。

疼痛、疲倦、恶心……这些都是我们不喜欢的症状和感受。但是你能想象吗？如果我们感觉不到疼痛，可能在洗澡中被过高温度的水烫伤了我们都不知道调节水温；如果我们感觉不到疲倦，可能仍昼夜不停地工作，直到整个身体系统崩溃为止……这些令人不适的症状都是来报警的，让我们规避风险，关注身体，其实是在保护我们。

许多症状还是我们免疫系统打败病毒、细菌的“神助攻”，比如说感冒时流鼻涕、流眼泪、咳痰……这是我们的腺体增加了分泌，让黏液把病毒黏住，然后再把它们排出去。再比如打喷嚏、腹泻……这些也都是大量“排毒”的过程，一个喷嚏能打出来几亿个病毒。

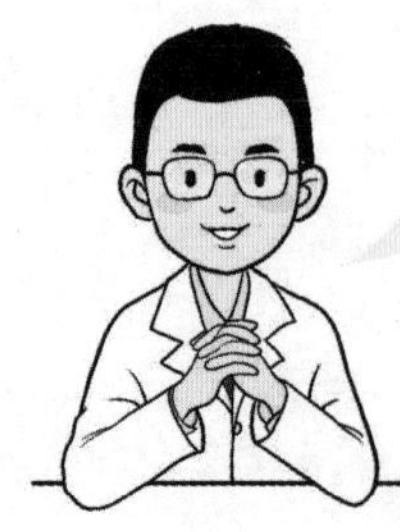

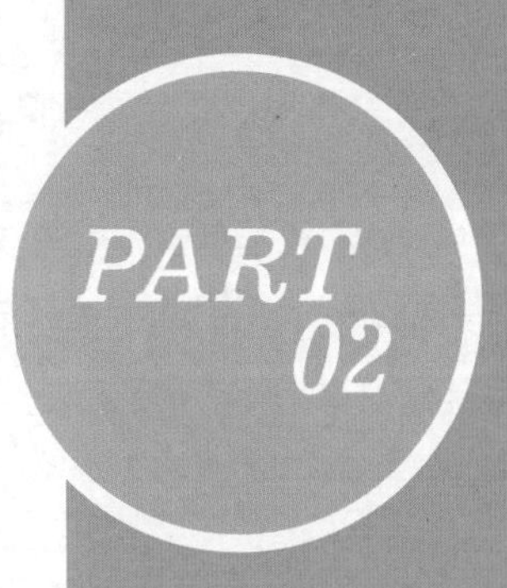

第二部分

儿童常见疾病

——遇到疾病不慌张

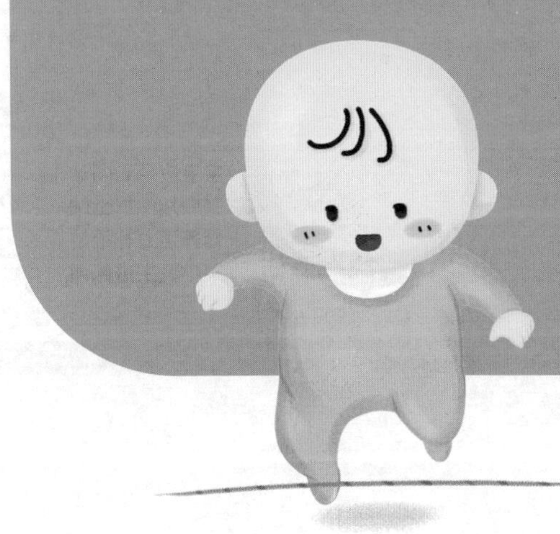

CHAPTER ONE

第一章 感冒 & 流感

1. 如何判断宝宝得的是感冒还是流感? ············158
2. 宝宝的感冒会转变为流感吗? ················159
3. 宝宝得了流感或感冒用不用吃抗病毒药? ··········160
4. 感冒（流感）宝宝如何在家护理，哪种情况要去医院? ··162
5. 快到流感季了，宝宝的身体不允许接种流感疫苗怎么办? ·163
6. 宝宝容易感冒，有没有接种肺炎疫苗和流感疫苗的必要? ·164
7. 宝宝感冒了两个多星期，是它的感冒一直没好，还是得了两次? ························165
8. 如何判断宝宝的感冒是不是发展为肺炎了? ········166

9. 大宝感冒了，如何避免传染给二宝？ · · · · · · · · · · · · · 167
10. 宝宝感冒期间该吃什么食物？ · · · · · · · · · · · · · · · 168
11. 察觉到宝宝有感冒迹象，有什么办法可以避免感冒加重？ 169
12. 宝宝感冒好了，但鼻涕一直断不了，怎么办？ · · · · · 170
13. 宝宝感冒后咳嗽绵延不止该怎么办？ · · · · · · · · · · · 171
14. 宝宝得了流感，如何避免发展为重症？ · · · · · · · · · · 173
15. 宝宝得了流感，短期内还会再得吗？ · · · · · · · · · · · 174
16. 宝宝流感好了，但感觉他的体质比之前差了一大截，
该如何调理？ · 175

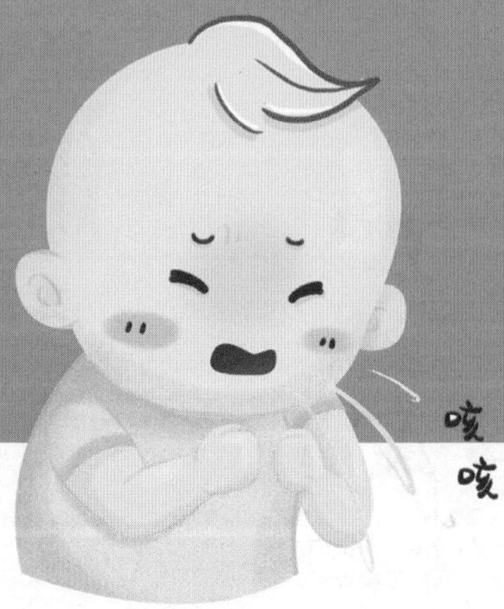

1 如何判断宝宝得的是感冒还是流感？

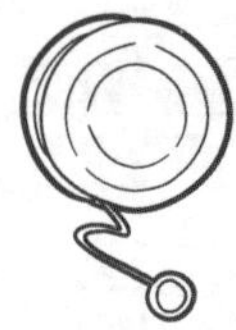

很多时候我们把感冒又叫作急性鼻咽炎，由此可见感冒引起的不适以局部症状为主，譬如说有流鼻涕、鼻塞、咳嗽、发热、眼眶热痛等，这是病毒侵犯了上呼吸道，也就是口咽鼻这一块地方。

流感以全身症状为主，比如持续的高热、肌肉酸痛、全身疲倦，而局部症状则不明显。

有的幼儿园规定宝宝得了流感就不要去幼儿园了，其实感冒和流感都具有传染性，只是流感的传染性更强。当前是不是流感高发季节、宝宝身边有没有孩子患流感，也是判断宝宝得的是流感还是感冒的一个简单方法。

对于健康的宝宝，我们不用特别纠结是感冒还是流感，家庭照顾的方法和注意事项基本相同，但如果是本身有基础疾病的宝宝，比如先天性心脏病等，如果怀疑是得了流感就要引起家长重视，尽早就医，对于这部分宝宝来说，得了流感后出现并发症的风险要高很多。

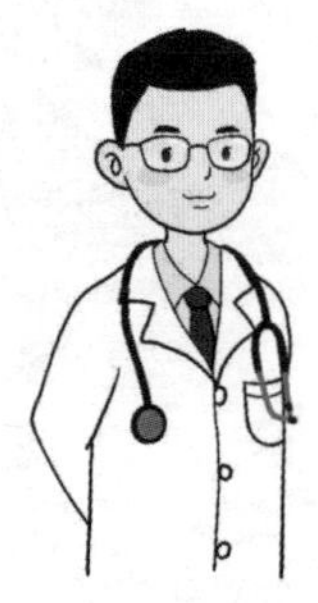

2 宝宝的感冒会转变为流感吗？

这其实是认识的误区，流感和感冒是完全不同的两种疾病，病因不同，也就是说导致这两个疾病的病毒是不一样的，但都属于非致死性的病毒。所以说，感冒是不会转变为流感的。

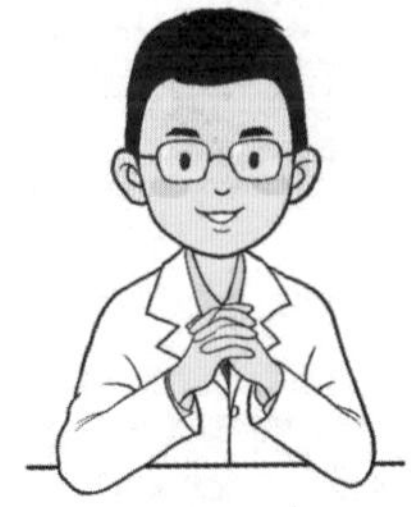

这里要提醒的是，的确有感冒的宝宝去医院就诊时交叉感染了流感的可能。所以我一般建议如果是普通的感冒或流感尽量在家护理，不要动辄就往医院跑，特别是在流感高发季节。

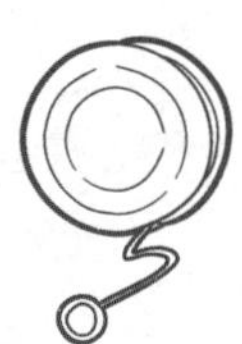

如果一定要来医院的话，可以选择早晚人相对较少的时候来，到医院后坐在通风的地方等待，来医院路途中以及在医院期间全程戴口罩，就医时要“一人一诊室”，不要都挤在诊室里等。回到家后要及时洗手、洗澡、换衣服。

3 宝宝得了流感或感冒用不用吃抗病毒药？

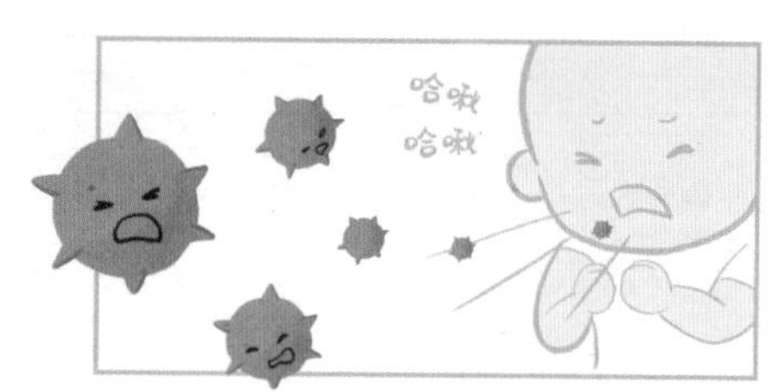

感冒和流感都属于自限性疾病，也就是说宝宝的身体会把病毒驱逐出去，耗时一周左右。身体驱逐这些病毒的方法包括“杀死”和“排泄”。

“排泄”的方法就是通过流鼻涕、打喷嚏来排出大量病毒，当我们看到宝宝有以上症状时该感到高兴，“这是在排毒呢”，不要对这些症状过度抑制，但身边的人要做好防范。

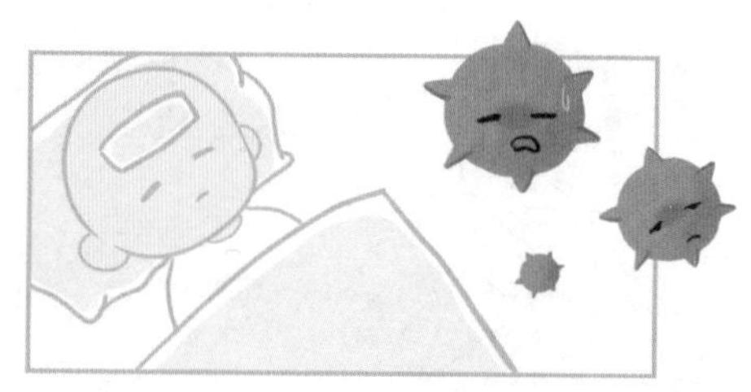

“杀死”的方法就是通过发烧，让身体体温升高，体内的免疫细胞，包括巨噬细胞、中性粒细胞的杀伤力都会增强，而病毒活力就会下降，这样更容易把病毒消灭掉。

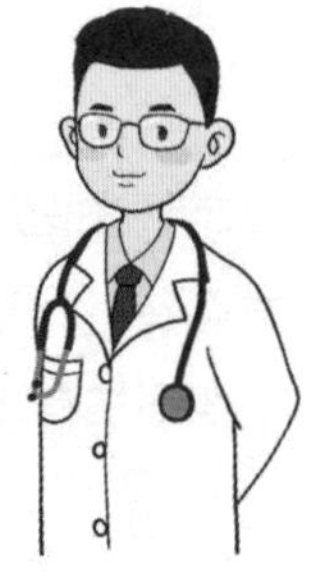

对付流感的话，有些时候可以用奥司他韦等抗病毒药物，相当于给身体免疫系统加个“外援”。如果是对付普通感冒，就没必要用抗病毒药了，我们身体的免疫力足以把它们消灭了。

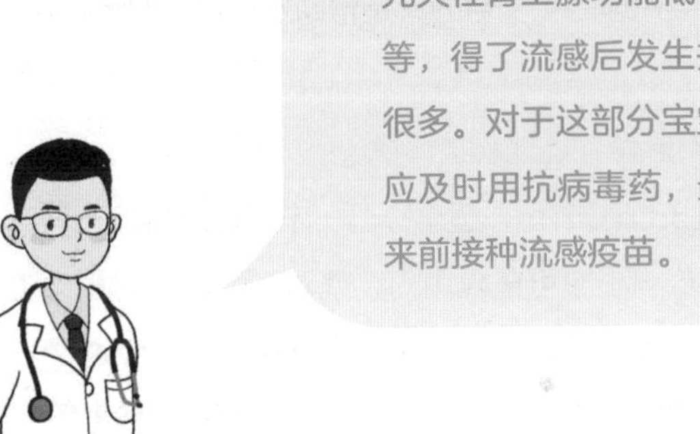

流感本身不可怕，但对于本身有基础疾病的宝宝来说，比如说早产儿、先天性肾上腺功能低下、先天性心脏病等，得了流感后发生并发症的风险就高很多。对于这部分宝宝建议患上流感后应及时用抗病毒药，最好能在流感季到来前接种流感疫苗。

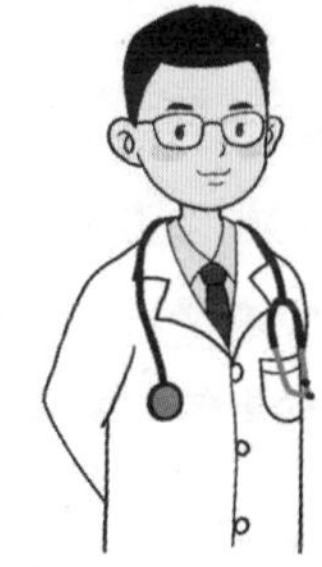

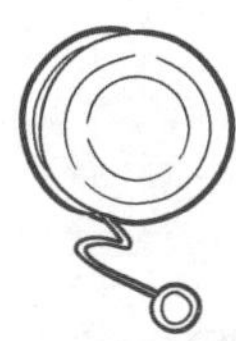

对于没有基础疾病的宝宝，如果在流感高发季患上流感后，也可以考虑用抗病毒药及时控制病情，因为这时空气中的病毒载量很高，易反复感染，出现并发症。

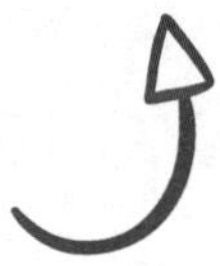

在流感的头三天用抗病毒药，效果立竿见影，肌肉酸痛、乏力等症状可快速缓解，但抗病毒药会有恶心等胃肠道不良反应。

感冒（流感）宝宝如何在家护理，哪种情况要去医院？

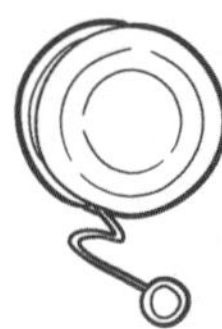

对于没有基础疾病的宝宝，得了感冒或流感后，一般情况不用吃抗病毒药，更不用吃抗菌素，以对症处理为主。让宝宝有充足的休息，不要太疲劳，多喝水，不管是感冒还是流感一般一周左右就痊愈了，对症处理的主要目的就是帮助宝宝更舒服地度过这一周。

对症处理是指，发烧超过38.5℃时可以适度降温，家里备退热药布洛芬（美林）给6个月以上的孩子使用，每6~8小时可重复用药，或对乙酰氨基酚（泰诺）给3~6个月的孩子使用，每4~6小时可重复用药。如果宝宝鼻塞可以给他疏通鼻子，帮助鼻涕排出来（参考第一部分第三章），咳嗽也给他用点祛痰止咳药（参考第一部分第二章）等。

如果观察到宝宝出现以下情况之一则建议就医：包括持续高热不退，烦躁不安或精神萎靡不振，呼吸速度增快，脸色不好，耳朵痛（特别是半夜耳朵痛加剧），流出黏稠的脓鼻涕，咳嗽的部位很深，有很多痰音等。

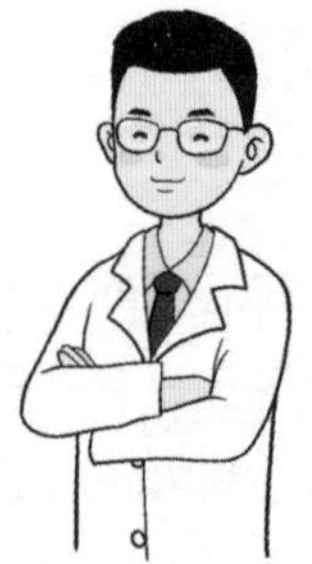

这些提示宝宝的病情可能在加重或出现了并发症，或得的是感冒（流感）之外的疾病。

5 快到流感季了，宝宝的身体不允许接种流感疫苗怎么办？

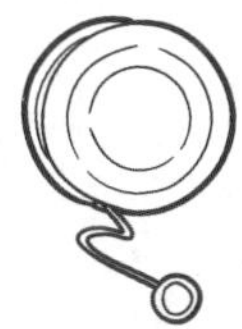

在医学上有种“茧式保护”的方法。对于不能接种流感疫苗的宝宝，可以让经常接触到他的人（如父母、祖父母、保姆、兄弟姐妹）接种流感疫苗。

身边的人接种了流感疫苗，不会感染流感病毒，在宝宝身边形成了一个无形的“保护层”，自然就大大降低宝宝感染流感病毒的风险。

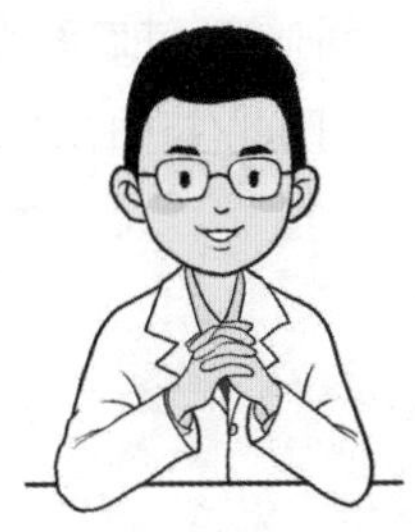

当然，在流感季，家长也要当心，不要带没有接种疫苗的宝宝到人群密集处，家长从外面回到家后，要先换外套或衣服，洗手洗脸后再接触宝宝。家里也要注意通风，最好定时用紫外线灯消毒房间，注意使用紫外线灯时房间里不能有人。

6 宝宝容易感冒，有没有接种肺炎疫苗和流感疫苗的必要？

感冒、流感都属于病毒感染，会导致体内的中性粒细胞、白细胞总数降低，这意味着免疫力下降，对细菌的抵抗力就会变弱，细菌就会乘虚而入。在感冒后继发的细菌感染中比较凶险的就是肺炎链球菌感染。

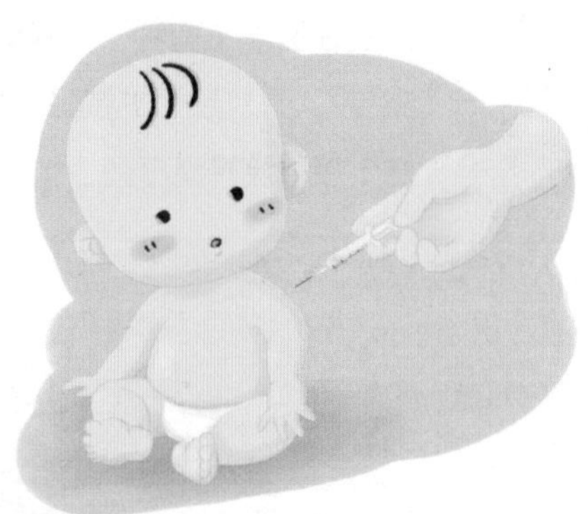

其实肺炎链球菌感染本身不可怕，但是如果是流感后再发生肺炎链球菌感染，那么就有发展成为重症的可能，救治起来难度很大，特别是通过血液传播又引起了脑膜炎很容易留下后遗症，预后比较差。每年都有宝宝因此住进ICU，甚至会导致死亡。

每次有这样的悲剧发生时我都会觉得特别惋惜，因为这本来是完全可以通过接种疫苗避免的。疫苗中有个“双打组合”，即流感疫苗和肺炎链球菌疫苗，这个“双打组合”对婴幼儿很重要，我是建议宝宝接种的。

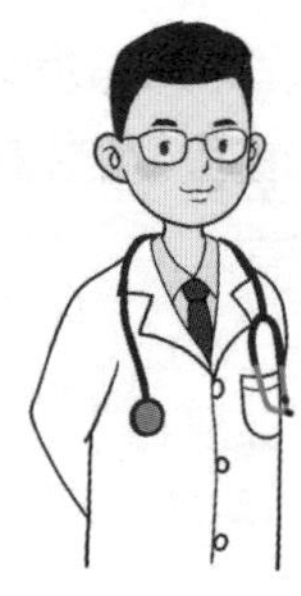

7 宝宝感冒了两个多星期，是它的感冒一直没好，还是得了两次？

宝宝感冒了两个多星期，大多数情况是感冒之后急性鼻咽炎有慢性化的倾向。

一种情况是鼻水老是流不尽，我们家长会以为宝宝还在感冒，其实他已经在向慢性鼻炎发展了，这种情况多出现在过敏性体质的宝宝身上。甚至还有比较极端的情况是，有的宝宝是慢性鼻炎或慢性过敏性鼻炎，家长们带他来就诊时说“医生我这孩子常年在感冒”，这也是有必要区分的。

另一种情况是感冒后还咳嗽不停，咳了一个月，这种叫作感冒后咳嗽，实际上是感冒后的迁延状态，提示宝宝也很有可能是过敏性体质。

所以如果宝宝感冒时间超过一周，我们多数情况会加强抗过敏治疗以及对症治疗。

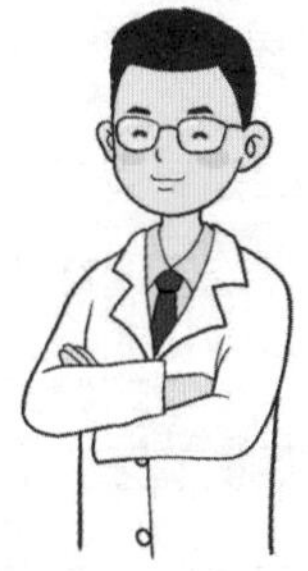

宝宝连续得两次感冒的概率不大，因为如果宝宝刚得过感冒，体内对这个病毒已经产生了抗体，这个抗体短期内都会发挥保护作用。但感冒后继发细菌感染的概率还是比较大的，家长们要多注意。

8 如何判断宝宝的感冒是不是发展为肺炎了？

一是可以通过用“数呼吸”的方法来判断。爸爸妈妈可以观察宝宝呼吸的频率，如果明显比平时加快了，比如说一分钟内呼吸的次数比平时增加了50%，那就提示宝宝的病毒感染可能已经从上呼吸道蔓延到了下呼吸道，如支气管、肺，这种情况下应及时就医。大致来说，如果一个婴儿呼吸次数超过50次/分，儿童超过40次/分，青少年超过30次/分就值得注意了。但这只是一个粗略的数字，每个宝宝都有个体差异，特别是婴幼儿。

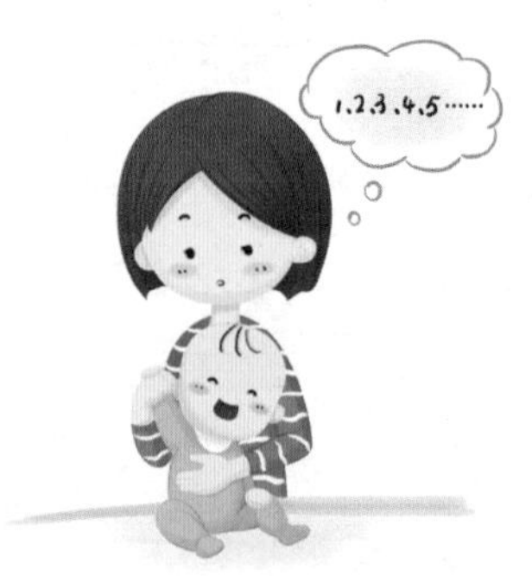

其实我有一个很好的建议，爸爸妈妈平时和他玩的时候数一数他每分钟呼吸的次数是多少，记录下他的基础呼吸次数，这样在宝宝生病时就可以直接做对比。另外数呼吸次数时要数够一分钟，不要只数30秒再乘以二，因为宝宝的呼吸是不均匀的，这种计算方式会导致不准确。

二是可以通过监测体温的方法。如果宝宝高热不退，持续超过18个小时（吃了退烧药不退烧，或退了一两个小时后又开始高热，普通的感冒一般吃退烧药后半小时就退烧了，大约6个小时后才会再烧起来），则提示应尽快就医。（参看第一部分第一章）

三是观察宝宝咳嗽是否加重，甚至影响了吃饭、睡眠，很少有间歇期，这种情况也应当就医。如果是持续不断的刺激性干咳，且伴有高热不退，是支原体肺炎的可能性比较大。

最后，如果宝宝出现嘴唇发紫、烦躁不安，也提示可能有肺炎并已经出现了缺氧，这种情况应尽快就医。

9 大宝感冒了，如何避免传染给二宝？

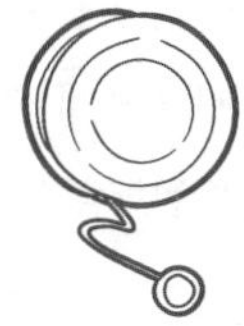

如果家里有两个宝宝，甚至有三个宝宝的，第一点家里最好常备一个家庭用的紫外线灯。一旦到了感冒、流感高发季节，或者家中有宝宝感冒了，可以把每个房间照半小时，就达到消毒的作用了，注意使用紫外线灯时房间里不能有人。

第二点无论是夏季还是冬季，房间里一定要定时通风，降低空气中的病毒载量。特别是生病的宝宝活动过的地方，当他离开了之后我们要及时开窗通风，这样每立方米空气中的病毒总量就会下降。

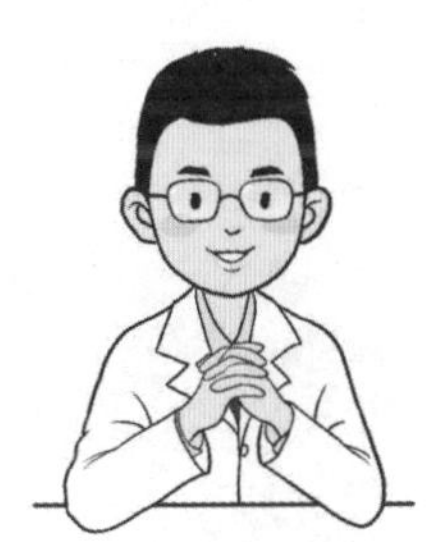

第三点也是非常关键的，就是要避免宝宝们在同一个空间活动。可以让生病的宝宝单独在一个房间，照顾他的人最好戴口罩，另外照顾完他之后要及时洗手、洗脸、换衣服，再去接触其他的宝宝。

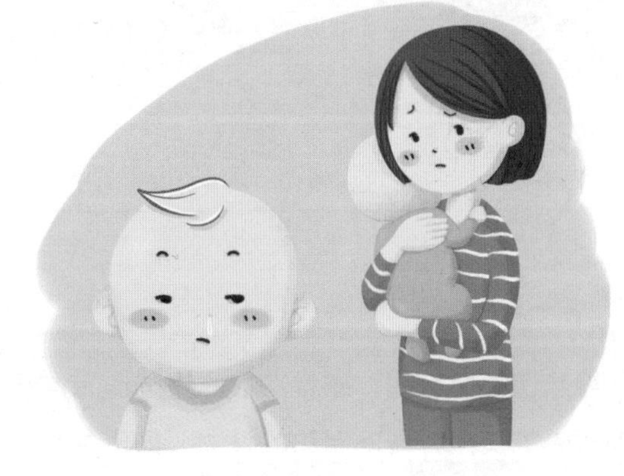

10 宝宝感冒期间该吃什么食物？

这也是我在门诊中遇到最常问的问题之一。从西方医学的角度看，生病期间其实还是要保持充足的营养，可以正常饮食，但不要尝试新的食物，比如说6~12个月的宝宝，按照时间表本该增加新的辅食了，但这时如果碰到宝宝感冒了，就先别加新的食物，还是吃现在正在吃的食物。

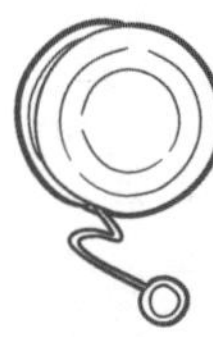

另外也不要吃太难消化的食物，宝宝感冒期间他全身的力量都被调动起来抵抗病毒了，胃肠道的功能会相对弱一点，像营养膳食宝塔里面提到的食物，比如肉类、鸡蛋、米饭、青菜、水果这些都没有问题的，不需要特别忌口。

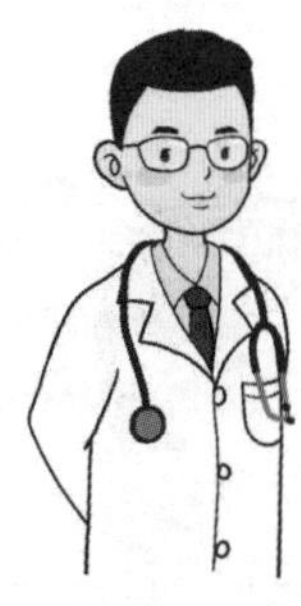

有一些科普文章说，宝宝感冒期间不要吃生冷的食物，这是有道理的，但是不吃生冷食物不是因为感冒了，而是因为感冒期间胃肠道的功能变弱了。

胃肠道是怕冷的，寒食冷饮对胃肠道其实是一个挑战，这个时候不要给肠胃增加额外的负担，要吃温热的食物。即使要给宝宝吃水果也要用开水烫一烫温热一下再吃。

11 察觉到宝宝有感冒迹象，有什么办法可以避免感冒加重？

如果宝宝有很好的免疫力，感冒自然不会迁延加重，但免疫力的提高是要靠日常去做的，包括加强饮食、运动、睡眠等方面。

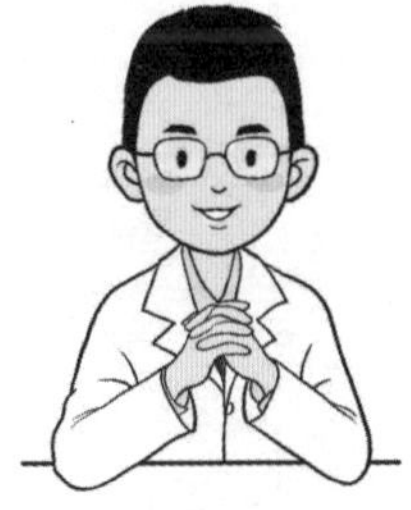

如果已经感冒了，想临时提高一下免疫力也是有办法的。比如说在医生的指导下服用复可托（脾氨肽）、乳铁蛋白等，服用后可临时提高身体的抗病毒能力。但我还是建议不是必需的就不要用。不管是流感还是感冒，如果是轻症的，就不要过度干预，这其实是给宝宝的免疫力得到一次锻炼的宝贵机会，就相当于给他打了次疫苗，只是比打疫苗程度稍微重一点而已。

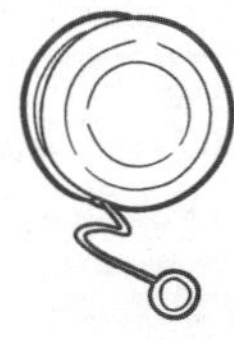

要避免感冒继续加重，还有一个方法就是让宝宝充分休息，不要过度劳累。比如说宝宝感冒了，原本计划好的出游可能要推迟，因为在路途中舟车劳顿、喝水不足、睡眠不规律、暴饮暴食都可能会削弱宝宝的免疫力。就算宝宝被照顾得很好，在旅途中不断接触到新环境、新事物，也需要宝宝调节神经系统去适应，也是会消耗掉不少精力的。

12 宝宝感冒好了，但鼻涕一直断不了，怎么办？

宝宝感冒时流鼻涕，和咳嗽时咳痰一样，也是一个排出病毒的过程，爸爸妈妈不要太介意，这是正常的，而且是好事。

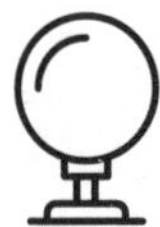

如果宝宝是过敏性体质，感冒后容易出现鼻涕迁延得久一些，这也是正常的，但我们还是不希望它迁延得太久，否则易发展为鼻炎、鼻窦炎或者是慢性鼻炎，所以要及时去干预它。如果宝宝感冒超过一周还有鼻涕，可以给宝宝用些抗组胺药、鼻喷剂，或用生理盐水洗鼻，很快就会好转。如果流鼻涕超过了两周，我们干预的力度会更强些（遵医嘱使用一些药物或者专科治疗）。

过敏性体质的宝宝在感冒时容易发生鼻塞，鼻塞时鼻涕堵在鼻窦内就不容易流出来，容易引发鼻炎和鼻窦炎，导致鼻涕绵延。所以宝宝发生鼻塞时可及时用通鼻的药物，并将鼻涕稀释引流出来，这样也能预防感冒后鼻涕迁延不愈。

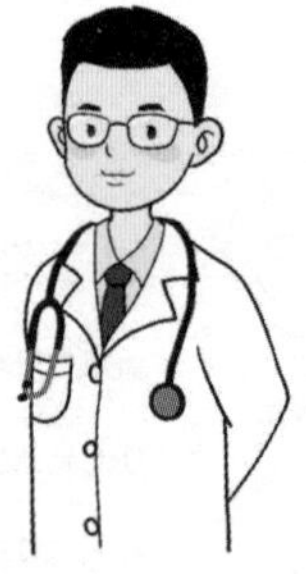

13 宝宝感冒后咳嗽绵延不止该怎么办?

对于过敏性体质的宝宝来说，感冒后往往会出现慢性咳嗽，这种咳嗽可能持续较长时间，甚至可以长达4周到6周。咳嗽的表现可以是干咳，也可以有白痰或稀痰，多为早晚咳或夜咳。

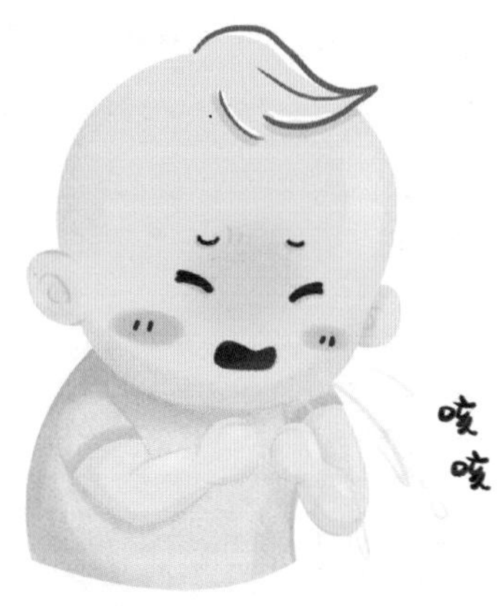

为何会出现这种慢性咳嗽？宝宝的感冒多由病毒引起，对于过敏性体质的宝宝可能会继发引起气道高反应，表现为咳嗽，这其实就是过敏反应的一种表现形式。

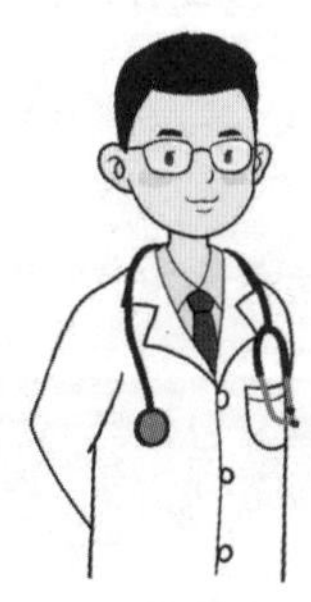

如果宝宝曾患有湿疹、哮喘、过敏性鼻炎，或者平时经常揉眼、耸鼻、鼻塞，都说明他是过敏性体质，感冒后易出现慢性咳嗽。

考虑到宝宝咳嗽的时间比较长、迁延不愈，医生可能会把它误诊为支气管炎，并认为炎症较重，于是会给以抗生素治疗，甚至为了增强治疗效果，而采用静脉滴注。可结果是，宝宝往往在吃了一周的头孢，或打了7天的吊针后，咳嗽却不见任何好转。

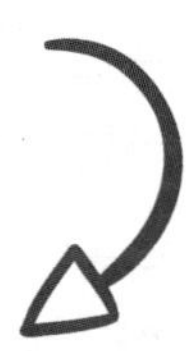

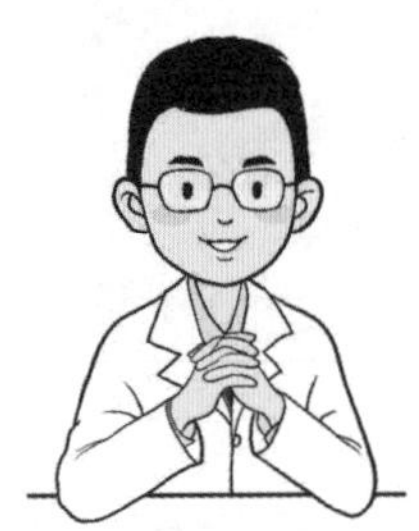

对于这种感冒后的咳嗽，规范的治疗包括祛痰止咳，有部分宝宝痰咳完了就不再咳了，还可以用缓解咳嗽感受器的敏感性来止咳，比如支气管扩张剂，抗组胺药物、抗过敏的药物等。

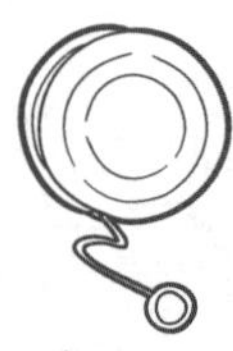

感冒后呼吸道多多少少都会有损伤，这也是导致感冒后咳嗽的原因之一，对于容易咳嗽的宝宝，我还会建议他们补充维生素A，宝宝经常吃的鱼肝油也含有维生素A，有修复呼吸道黏膜的作用。

如果宝宝咳嗽超过6个星期，我们一般会考虑是其他原因引起的咳嗽，比如咳嗽变异性哮喘、鼻后滴漏、胃食管反流等。

宝宝得了流感，如何避免发展为重症？

流感是否会发生为重症与两个因素有关。

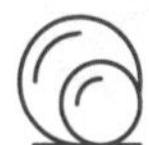

一是病毒的量与毒力，如果接触的流感病毒量比较大，且毒力又强，就有发展为重症的可能。

二是与宝宝身体的免疫力是否完善有关，这也就是为何有先天性心脏病等基础疾病的宝宝染上流感后容易发展为重症的原因。

哪怕是没有基础疾病的宝宝得了流感也不能等闲视之，要充分休息、保障睡眠、多喝水、注意补充营养，以此来保障免疫力。医生如果觉得有必要，也可能会开短期内提升免疫力的药物，如乳铁蛋白等。

但不管怎样，宝宝得了流感，父母们都要留意宝宝是否出现高热不退、频繁咳嗽、手脚冰凉、面色苍灰、精神不振、呼吸频繁、心跳过快等症状，一旦发现要及时就医。

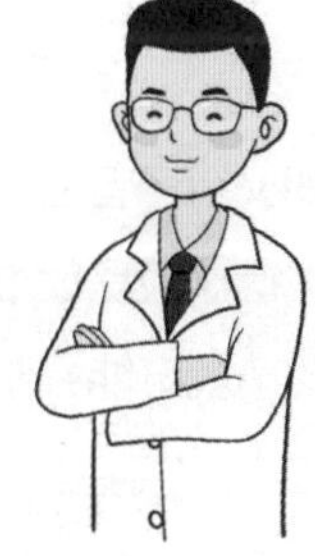

15 宝宝得了流感，短期内还会再得吗？

我们知道流感病毒是在不断变异的，一般来说每年都会流行不同的毒株，这也就是每年都需要接种流感疫苗的原因。但在短时间内流行的都是同一毒株的流感病毒，所以说如果宝宝刚刚得过流感，就有了对这种毒株的免疫力，一般短时间内就不会再得流感了。

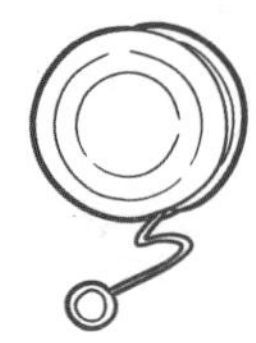

但爸爸妈妈们千万别以为宝宝刚得过流感，所以身体就有了“金刚罩”，什么都不怕了。

其实宝宝刚刚流感痊愈后，大约有2~4 周的时间内免疫力是相对偏低的，这时如果不加以注意，则感染其他病毒以及细菌的危险就比较大。

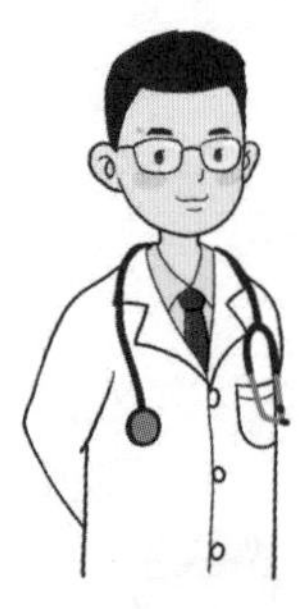

比如又得了普通感冒，而医生最怕的就是宝宝感染肺炎链球菌。在宝宝身体健康时，肺炎链球菌是很难突破宝宝的免疫力的，但宝宝如果流感刚好、免疫力比较低，肺炎链球菌就可能会乘虚而入，导致重症肺炎，这也是所谓的“联合双杀手机制”。因此，宝宝流感刚痊愈时也要避免去人群较多的地方，要注意充分休息和补充营养。

16 宝宝流感好了，但感觉他的体质比之前差了一大截，该如何调理？

宝宝如果体质比较弱，可以用太子参、黄芪煲瘦肉水给他吃，中医认为这是可以提气补气的，其实就相当于西医说的提高免疫力。但如果宝宝病还没有好，则不用进补。

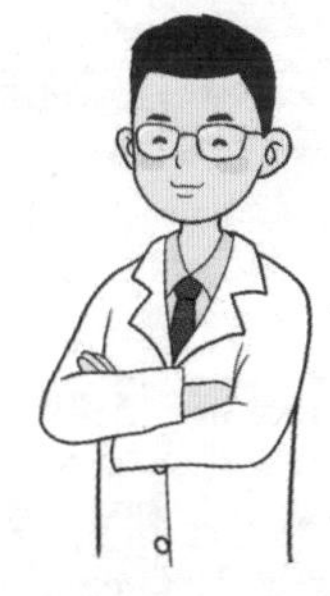

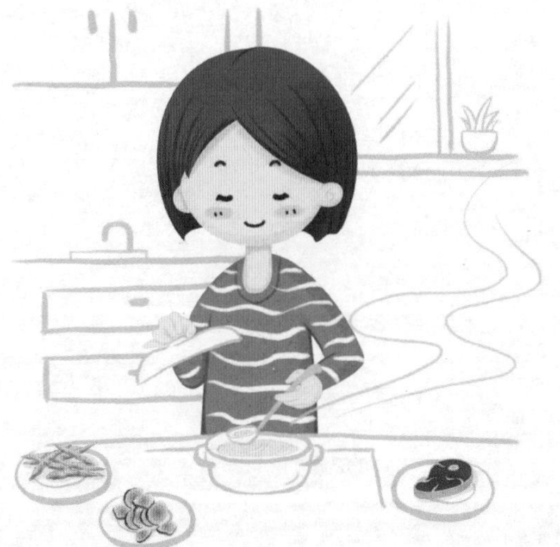

在体质恢复的这段时间里可以开始逐渐增加宝宝的运动量，但也不要让他过度运动，要循序渐进，阳光好的时候多带他去晒晒太阳，每晚早点睡觉，条件许可的情况下，可以让他睡得比平常更久些。

CHAPTER TWO

第二章 过敏性鼻炎、过敏性咳嗽、哮喘

1. 2岁宝宝总喜欢揉鼻子，是得了过敏性鼻炎吗？症状不明显要不要治疗？……178

2. 宝宝每年过敏性鼻炎都会发作，全家人都跟着痛苦，到底有没有办法根治？……179

3. 有过敏性鼻炎的宝宝会不会更易得哮喘？……180

4. 宝宝咳嗽有很多种，怎么判断是不是过敏性咳嗽？……181

5. 过敏性咳嗽距离哮喘还有多远？……181

6. 过敏性咳嗽该如何治疗？……182

7. 治疗过敏性咳嗽、哮喘，长时间用表面激素有没有副作用？183

8. 过敏性咳嗽和鼻后滴漏引起的咳嗽怎么区分？ ······183

9. 宝宝哮喘已经控制得比较好，要注意什么以避免诱发哮喘发作？ ······184

10. 宝宝有哮喘能上体育课吗？ ······185

11. 哮喘到底能不能根治？什么时候可以停药？ ······186

12. 大宝有哮喘，二宝快要出生了，可以做些什么预防二宝将来也得哮喘？ ······187

13. 如何判断宝宝的咳嗽是咳嗽变异性哮喘？ ······188

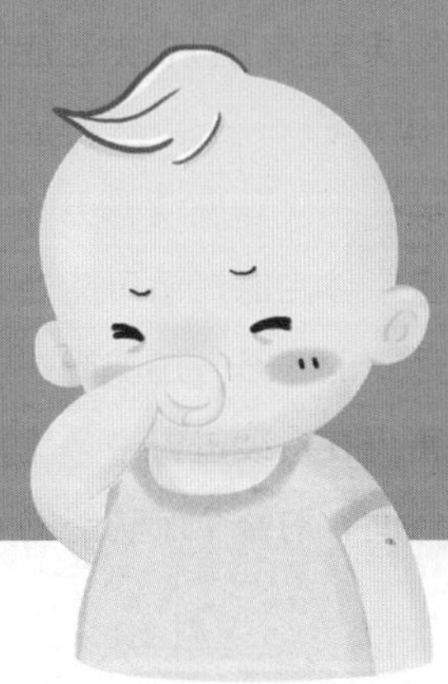

1 2岁宝宝总喜欢揉鼻子，是得了过敏性鼻炎吗？症状不明显要不要治疗？

鼻塞、鼻痒、流鼻涕、打喷嚏是过敏性鼻炎的四大典型症状。

不过在儿童中，特别是幼儿园及小学低年级阶段，有时会出现症状不典型的过敏性鼻炎。比如会表现为揉鼻子、眼睑瘀黑，或者是所谓的“敬礼征”，就是说宝宝会因为鼻子不舒服而用力擦，看起来像敬礼的动作一样。

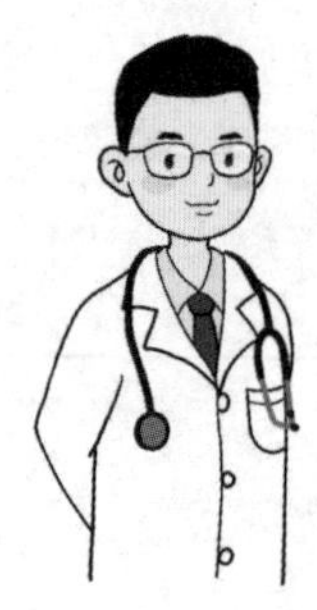

如果宝宝出现以上症状，建议去积极治疗。症状不典型不代表病情就更轻微，宝宝体内的过敏可能处于很活跃的状态，过敏产生的伤害仍在持续进行中，比如对气道，对整个肺功能的伤害。

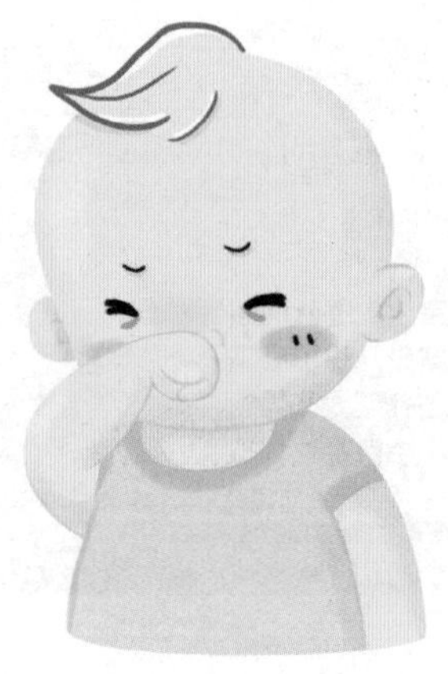

2 宝宝每年过敏性鼻炎都会发作，全家人都跟着痛苦，到底有没有办法根治？

过敏性鼻炎的发作与外部诱发因素有关，要想减少发作或不发作，回避诱发因素是重要的方法之一，比如宝宝遇到冷空气就易发作的，要注意给他保暖，另外减少上呼吸道感染也可降低过敏发作。在过敏性鼻炎发作时规范的治疗也是必要的。

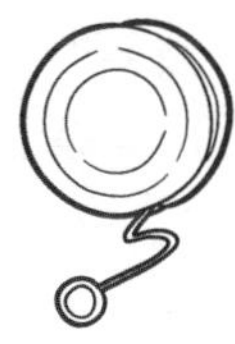

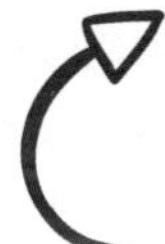

要想达到“根治”的效果，可能就得改变过敏性体质了。过敏性体质是可以改变的，而且宝宝年龄越小改变的可能性就越大。充足的睡眠、运动、日晒，均衡营养的饮食，以及好的心理状态是保障宝宝身体健康的基础，其实宝宝整个身体的健康状况提升之后，过敏体质就会得到改善。

如果明确了宝宝的过敏性鼻炎与螨虫有关，可以接受规范的螨虫脱敏疗法，如果过敏性鼻炎与食物有关，目前针对牛奶、小麦、燕麦、大米、鸡蛋、大豆、花生、开心果、核桃、山核桃、扁桃仁、榛子、芝麻、腰果、三文鱼、鳕鱼、虾共17种食物的过敏都有了脱敏疗法。

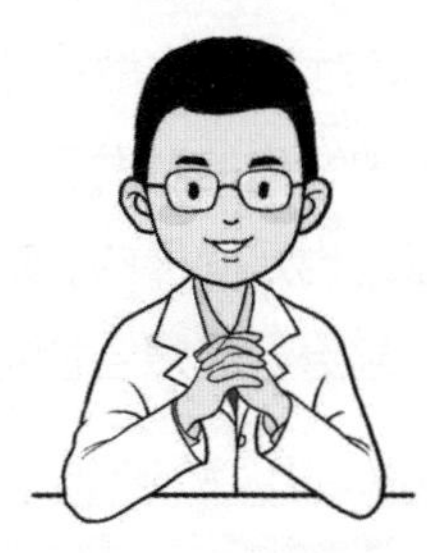

目前有研究认为给宝宝补充充足的维生素D对改善过敏体质也是有帮助的。一般宝宝每日需要补充的维生素D为400~800单位，但对于过敏性体质的宝宝建议每天补充维生素D最好在800单位以上，要偏多一些。

也有研究认为补充DHA、益生菌、益生元、合生元也可以起到免疫调节的作用，对于预防和改善过敏性体质是有帮助的。

3 有过敏性鼻炎的宝宝会不会更易得哮喘？

会的，有过敏性鼻炎的宝宝得哮喘的概率要远远高于其他宝宝，这个问题反过来问，答案也是一样的，即哮喘宝宝也更容易得过敏性鼻炎。

这是因为过敏性鼻炎与哮喘其实都是基于宝宝是过敏体质，可以说是同一疾病，只是在气道的不同“段”表现出来而已，一个是鼻子，一个是气管。所以在临床上更常见到的是宝宝会同时患有过敏性鼻炎和哮喘。

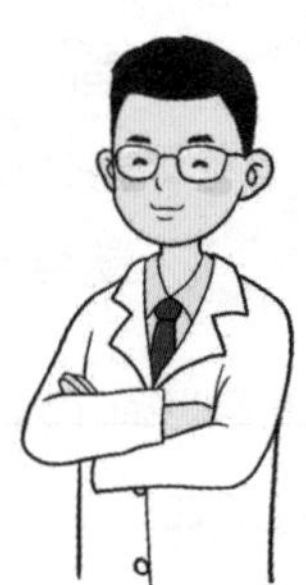

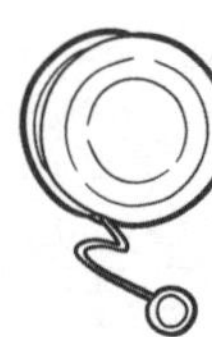

如果宝宝目前已经有过敏性鼻炎，如何预防他患上哮喘？

方法是有的，首先要积极控制过敏性鼻炎，同时改善过敏性体质，另外也要预防上呼吸道感染，因为感染也是过敏发作的触发因素之一。对于哮喘宝宝如何预防患上过敏性鼻炎，原理也是同样的。对于同时患有过敏性鼻炎和哮喘的宝宝建议两种病一起治，哮喘会控制得更好。

4 宝宝咳嗽有很多种，怎么判断是不是过敏性咳嗽？

判断宝宝的咳嗽是不是过敏性咳嗽，首先要看宝宝是不是过敏性体质（如本身有食物过敏，皮肤上长有湿疹，或有过敏性鼻炎都是过敏性体质的表现），在这个内因的基础上，碰到了诱因，比如寒凉，就可能导致气道高敏感，然后气管收缩痉挛就会出现过敏性咳嗽。

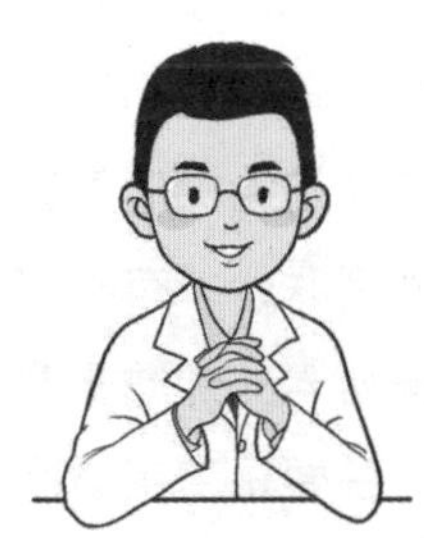

过敏性咳嗽的特点以干咳为主，尤其是刺激性、阵发性干咳（喉咙一痒就忍不住咳一阵）。咳嗽的声音音调会比较高，有时会掺杂爆破音。即使有痰也是稀白痰，咳嗽以夜间居多。如果中医辨证的话，应该为寒咳。如果医生用听诊器听诊的话，肺里能听到干啰音，比较少听到水泡音。

5 过敏性咳嗽距离哮喘还有多远？

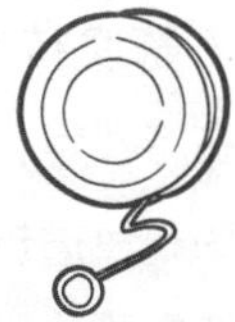

过敏性咳嗽常常就是哮喘的前奏。我们在针对一个宝宝是否患有哮喘时，必须有三次及以上的喘息发作，那么实际上在没有诊断为哮喘之前，他也许已经有若干次的过敏性咳嗽或者说正处于一个逐步加重的病程中。这也就是我建议对过敏性咳嗽不能等闲视之，要积极治疗的原因，与中医的“上医治未病”异曲同工。

6 过敏性咳嗽该如何治疗？

除了我之前讲的要回避外因（远离过敏原外），还要改变内因（改善过敏性体质），同时也要进行药物治疗。

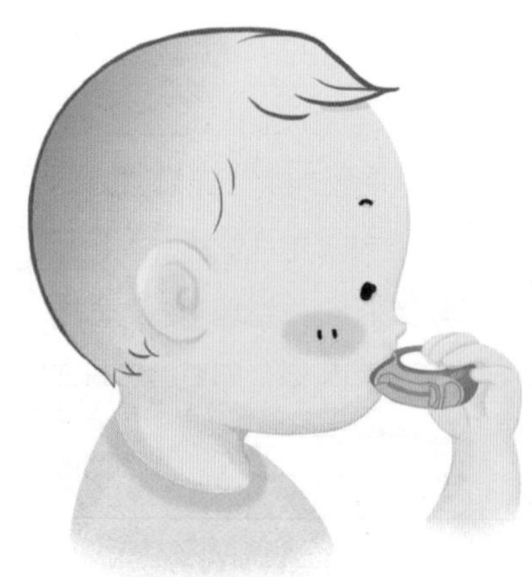

药物治疗分为几个方面，首选是雾化治疗，雾化治疗可以用雾化机，也可以用一些像舒利迭这种吸入剂。雾化治疗的药物也包括三大类：一类是表面激素，像布地奈德；一类是支气管扩张剂，包括万托林、沙丁胺醇等；一类是胆碱能拮抗剂，如阿托品类药。雾化治疗所用的药物一般是这三种药联合，或是两两联合。有时也会用到第四类药，安普素（盐酸氨溴索）等黏痰溶解药，主要是宝宝痰比较多、比较稠时会用到，所以不是一定会用到的。

其次是配合口服药，口服药中一类是支气管扩张剂，包括我们大家所熟知的丙卡特罗、安秀特罗（氨溴特罗）或者是班布特罗等；一类是抗过敏药，包括抗组胺药，如大家熟悉的开瑞坦等，还有白三烯受体拮抗剂，如大家熟悉的顺尔宁等。

这些药物对缓解气管痉挛、降低气道高敏感性、改善气道炎症、有效控制哮喘都有帮助。建议治疗时间至少 8 周，部分患者需要长期用药治疗。

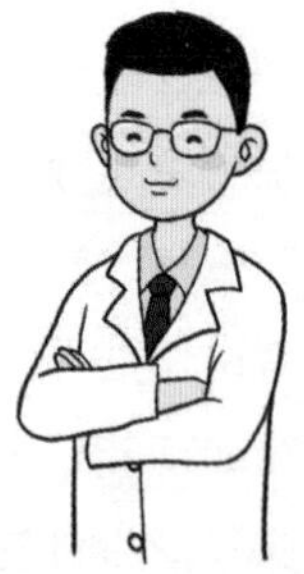

7 治疗过敏性咳嗽、哮喘，长时间用表面激素有没有副作用？

爸爸妈妈一看到“激素”两个字就感到害怕。过敏性咳嗽、哮喘之所以会用到表面激素，是因为它对于降低气道高敏感性是有帮助的，而且它只会作用于气道，很少作用于全身，所以产生的全身性的副作用，比如影响生长发育、导致骨质疏松，可以说是微乎其微，可以忽略不计的。

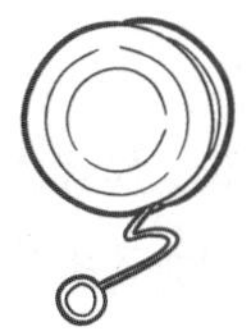

8 过敏性咳嗽和鼻后滴漏引起的咳嗽怎么区分？

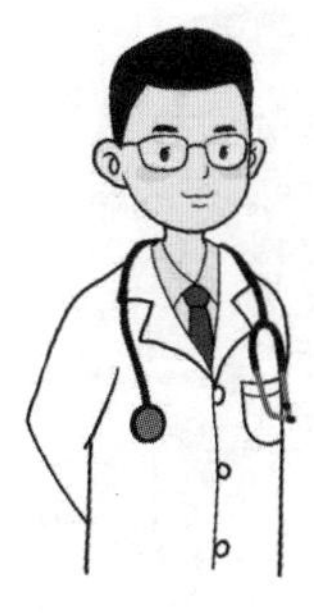

鼻炎（包括过敏性鼻炎）宝宝会形成鼻后滴漏，鼻子里的分泌物长期刺激喉头，也会引起慢性咳嗽，这叫作“上气道咳嗽综合征”，在症状上与过敏性咳嗽是有区别的。

“上气道咳嗽综合征”的咳嗽因为伴有咽部不舒服，常常有清咽的动作，咳嗽以白天发作为主，而不是像过敏性咳嗽会晚上发作多。

鼻后滴漏引起的咳嗽与过敏性咳嗽在治疗上也不同，前者会更侧重针对鼻子的治疗，比如洗鼻、喷鼻等。

9 宝宝哮喘已经控制得比较好，要注意什么以避免诱发哮喘发作？

宝宝哮喘控制得比较好，就是已经进入了缓解期，在缓解期要注意避开诱发因素。常见的诱发因素包括预防感染，少到人群密集的地方，宝宝一旦患上上呼吸道感染则可能诱发哮喘发作。

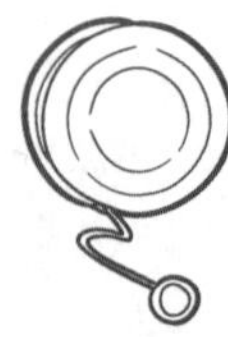

另外，哮喘宝宝如果曾因为接触过宠物而诱发哮喘的话，则尽量远离猫狗等宠物；如果有人带着狗刚乘坐过电梯，应间隔一段时间再乘坐同一电梯，否则也可能诱发哮喘。

对螨虫过敏的宝宝，处理方法可以参照第一部分第二章的《如何判断宝宝的咳嗽是不是过敏性咳嗽？》，五六岁以上的宝宝可以接受螨虫的脱敏治疗，减少因螨虫诱发的哮喘发作。如果宝宝对食物过敏也可以接受相应的脱敏治疗。

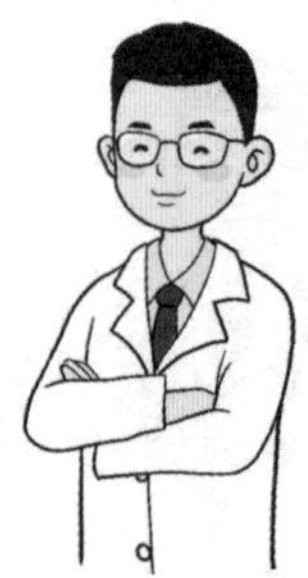

有一种情况比较少见，叫作“食物过敏的基础上运动”诱发哮喘，就是说宝宝吃了过敏的食物不会诱发哮喘，宝宝去运动也不会诱发哮喘，但他吃了过敏的食物又去运动则会诱发哮喘。这种情况最好两个因素都要回避。

10 宝宝有哮喘能上体育课吗？

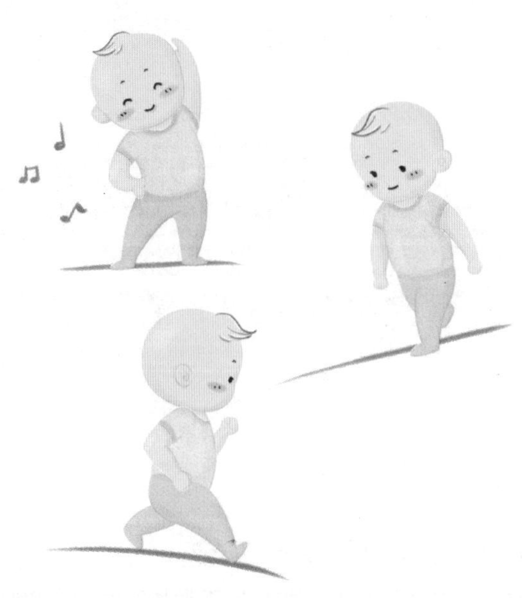

我们经常会讲到运动会诱发哮喘，所以在急性发作期的宝宝就建议他不要做激烈运动，比如篮球等竞技性运动、短跑等会导致呼吸加快的运动，但是做做广播体操、慢跑是没有问题的。

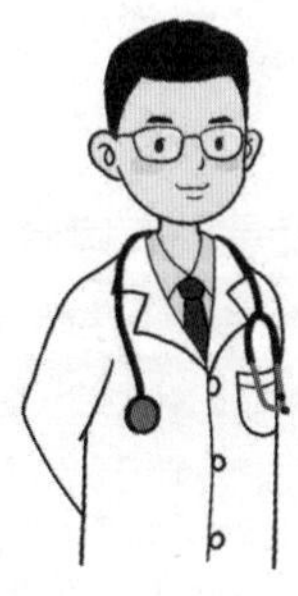

当宝宝进入缓解期时，可有意识地增加运动的强度和时间，以达到免疫力提升、改善过敏性体质的功效。

游泳是比较适合哮喘宝宝做的运动。像爬雪山这样又缺氧又有寒冷的刺激的运动，就非常不适合哮喘宝宝。

11 哮喘到底能不能根治？什么时候可以停药？

在西医中不会用“根治”这样的表述，但哮喘能够得到很好的控制，在有生之年都不发作其实就达到根治的效果了。有数据显示，加强治疗后80%的哮喘宝宝可以临床治愈。大概15%的宝宝可以完全停药。

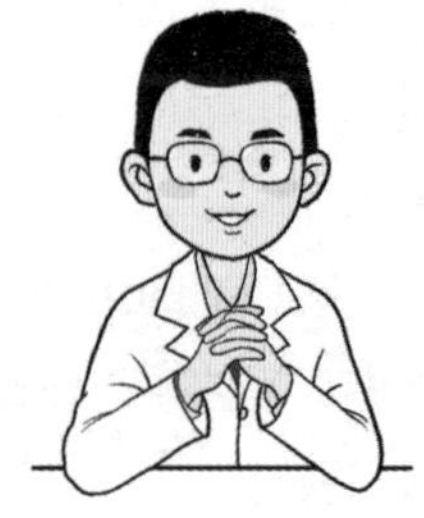

如何判断宝宝能否减药?

如果宝宝在药物控制下很长时间没有哮喘发作，到医院做气道反应性检测，气道反应性已经达到正常值，或者是气道反应性已经降得很低，虽然还没有达到正常值，观察起码3个月，没有症状了，跑步也不喘了，药就可以减下来。

一般来说，只要宝宝连续3年不发作，以后发作的概率就很低了。如果长时间没有发作，又能够回避过敏原的话，就可以停药了。

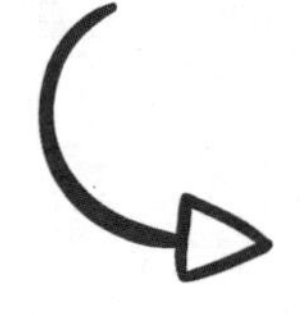

现在有一种观点，建议主动预防。也就是说有哮喘的人，他在每年的某个季节容易发作，那么可以在那个季节到来前半个月、一个月就开始预防性用药。

12 大宝有哮喘，二宝快要出生了，可以做些什么预防二宝将来也得哮喘？

医学上有研究证实，儿童哮喘治愈的最佳时间就是生命的前 1000 天，其中包括在妈妈子宫里的 10 个月，以及出生后的两年多时间。

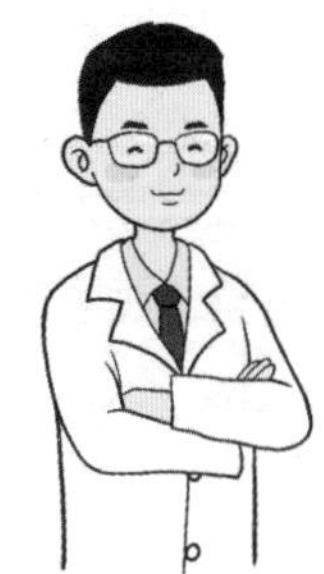

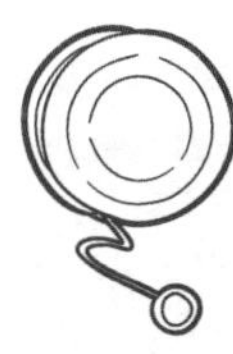

妈妈在孕期就可以服用益生菌，补充维生素B以及DHA，保持健康的怀孕状态，可降低宝宝出生后患哮喘的风险。另外分娩方式尽量选择顺产，也会比剖宫产的宝宝患哮喘的概率低。

等宝宝出生后尽量母乳喂养，如果不得已一定要用配方奶喂养的话，可以选择部分水解蛋白配方奶粉，里面如果添加了特定益生菌、益生元、功能蛋白成分等则更佳。

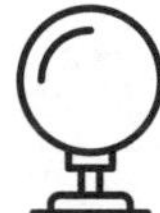

等宝宝6个月大开始添加辅食了，辅食品种尽可能丰富， 医学上有研究证实了宝宝在1岁内食物越多样化，将来发生过敏的概率就越低。

另外还要注意宝宝在整个婴幼儿阶段尽量减少感染性疾病和过敏性疾病的发生，这些都可降低得哮喘的概率。有条件的可以为宝宝接种流感疫苗、肺炎疫苗。另外宝宝在婴幼儿期要慎用抗菌素，使用过抗菌素后宝宝后期发生过敏的风险也会增高。

如何判断宝宝的咳嗽是咳嗽变异性哮喘？

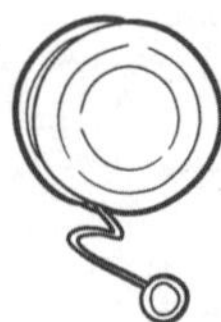

“咳嗽变异性哮喘”为哮喘的一种特殊类型，是一种气道炎症性疾病。此类患者没有喘息、气促等哮喘常见的症状，咳嗽为其唯一或者主要的表现，所以往往容易被人们忽视。

“咳嗽变异性哮喘”的咳嗽主要表现为刺激性的干咳，以夜间和凌晨咳嗽为主要特征。控制良好的“咳嗽变异性哮喘”患者平时可能没有症状，但是一旦经过感冒、冷空气、灰尘、油烟等刺激后可能会激发气道高反应，诱发或者加重咳嗽。

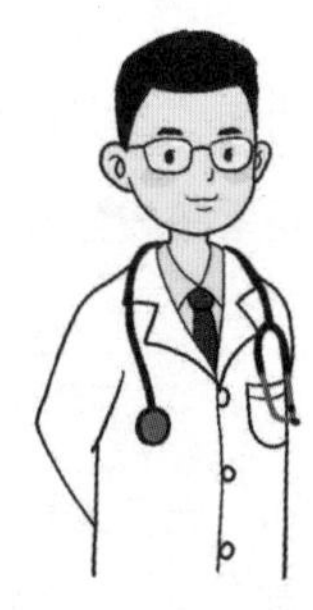

“咳嗽变异性哮喘”在症状上和过敏性咳嗽很相似，但如果做肺功能检测的话，过敏性咳嗽的宝宝很可能肺功能还是正常的，但“咳嗽变异性哮喘”的宝宝肺功能可能已经受损了。如果做支气管激发试验，检测结果为阳性的话，也提示是“咳嗽变异性哮喘”。

一般来说，如果咳嗽时间超过8周，用抗菌素治疗无效，又排除了气道异物的话，就要考虑是否为“咳嗽变异性哮喘”，可以按照哮喘来治疗。

CHAPTER THREE

第三章 水痘

1. 宝宝已经接种了水痘疫苗，为何还会得水痘？······190

2. 家里有两个宝宝，一个得了水痘，如何避免传染给另一个？191

3. 宝宝得了水痘，他玩过的玩具、穿过的衣服，还有家里的家具等该如何消毒？····················192

4. 听说水痘也会传染给大人，大人在照顾得水痘的宝宝时该注意什么？······················193

5. 宝宝出水痘了，有点发烧，能吃退烧药吗？还需要吃别的药吗？什么时候该去医院？················194

6. 痂还没自然脱落，但不小心被弄掉了，会留疤吗？····195

7. 小区里常常一起玩的一个宝宝这两天出水痘了，不知道我家宝宝会不会被传染？··················196

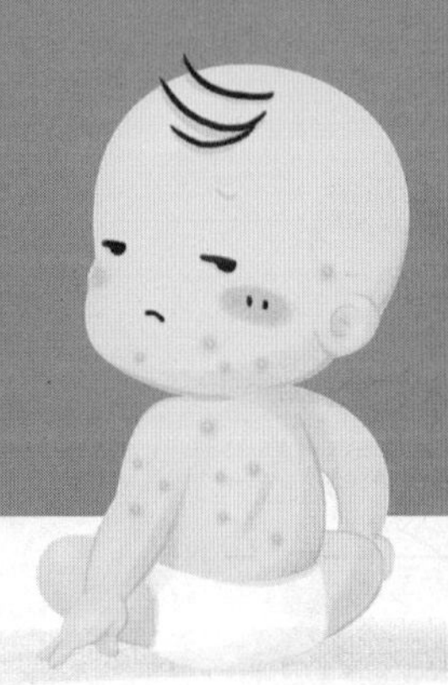

1 宝宝已经接种了水痘疫苗，为何还会得水痘？

这种情况并不少见。这是否说明宝宝的体质比较差呢？那也不一定。从理论上说，孩子免疫力低下或免疫系统紊乱，被感染的概率会大一些。但是如果孩子体质很好，但接种疫苗的时间已比较长了，疫苗的保护力下降，或者这时接触到一个病毒量很高或者是病毒的传染力比较强的水痘患者，那这个体质好的孩子也有可能被传染。

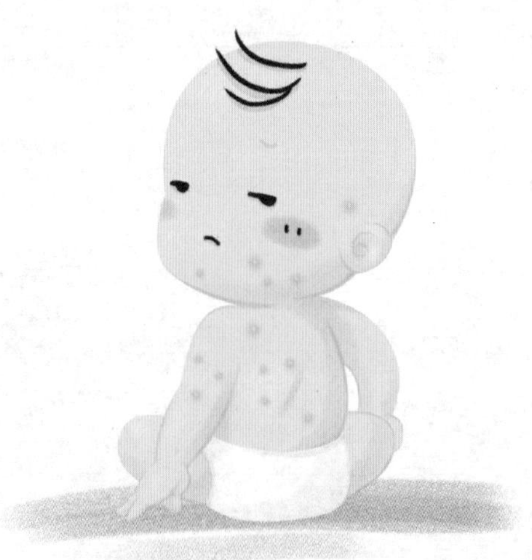

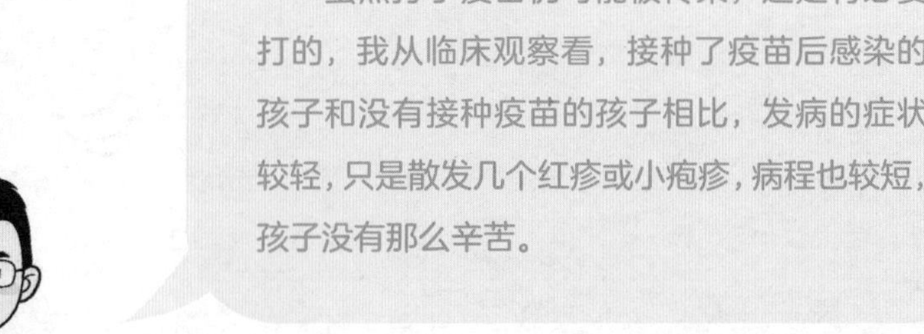

虽然打了疫苗仍可能被传染，还是有必要打的，我从临床观察看，接种了疫苗后感染的孩子和没有接种疫苗的孩子相比，发病的症状较轻，只是散发几个红疹或小疱疹，病程也较短，孩子没有那么辛苦。

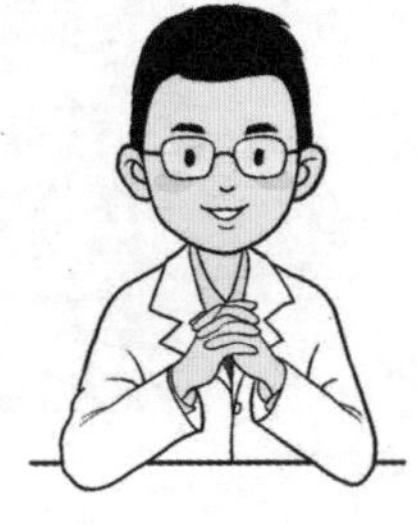

2 家里有两个宝宝，一个得了水痘，如何避免传染给另一个？

有条件的家庭，最好将没有生病的宝宝带离，在其他地方照顾；如果两个宝宝都不能离家的话，最好在不同的房间活动、睡觉、吃饭。

宝宝其实在出疹前就已经开始有传染性，刚刚出疹时传染性最强，一般出疹一周后传染性就大大减弱，我们一般会建议水痘宝宝从出疹时开始至少隔离两周，在此期间不接触其他的小朋友（包括兄弟姐妹），更不要到幼儿园、游乐场等公共场所。

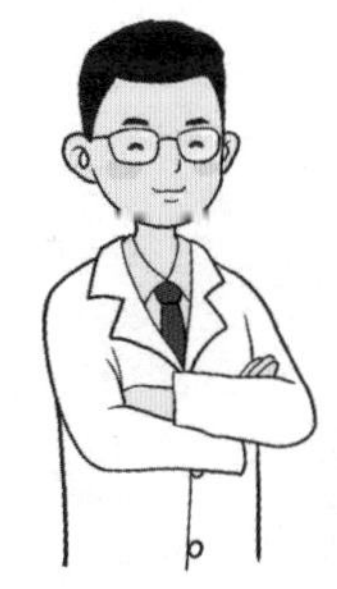

因为引起水痘的病毒主要是通过空气传播，所以家里要经常通风，降低空气中的病毒载量，最好备个家庭用的紫外线灯，每个房间每天消毒半个小时，紫外线灯开启时房间里不能有人。爸爸妈妈在照顾正出水痘的宝宝时要戴口罩。

水痘破损流出的渗液也有一定的传染性。我们照顾完水痘宝宝后再接触另一个宝宝前，要洗手、洗脸、换衣服。

3 宝宝得了水痘，他玩过的玩具、穿过的衣服，还有家里的家具等该如何消毒？

引起水痘的病毒在空间中如不干预的话，最多存活两三天，家长对此不用过度紧张。可以按照我们此前的建议，用家庭用的紫外线灯，每个房间每天消毒半个小时即可。

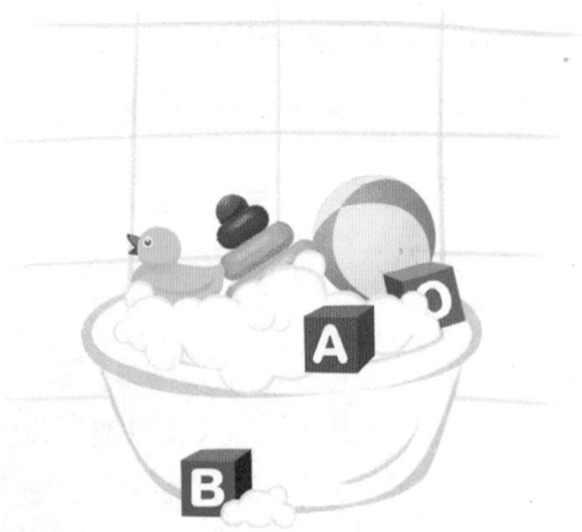

对于宝宝玩过的玩具、家里的家具、地板，像平时一样用普通清洁剂清洗或擦拭，再晾晒即可。没有必要用酒精、消毒水额外消毒。

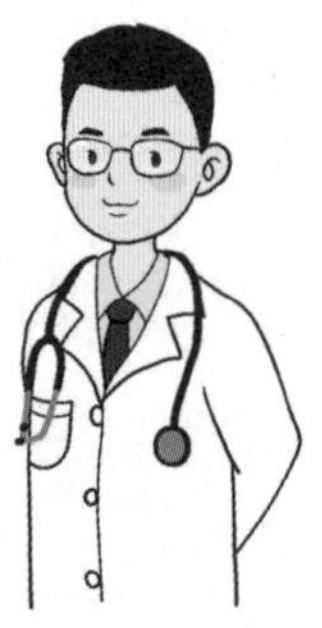

虽然水痘破损流出的渗液也有一定的传染性，宝宝的衣服和家人的一起洗是没有问题的，经过清洗、晾晒过程，病毒是无法存活的。

4 听说水痘也会传染给大人，大人在照顾得水痘的宝宝时该注意什么？

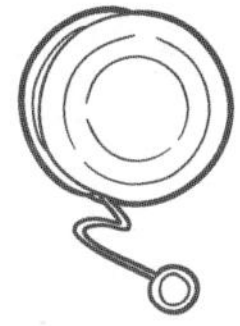

最需要注意的是，不要让爷爷奶奶、外公外婆等祖辈来照顾得水痘的宝宝。我在门诊看到了一个小朋友刚出水痘的话，一般会问你们家有没有二宝、有没有老人，如果有的话最好暂时住到别处。引起水痘的病毒和引起带状疱疹的病毒是同源的，老年人的免疫力比较低，在照顾水痘宝宝后易患上带状疱疹。

带状疱疹的治疗比较麻烦，引起的神经痛可以说是痛不欲生，对老年人的免疫力会是一次比较严重的打击，体质急转直下。有条件的家庭最好带老人去接种带状疱疹疫苗，特别是有基础疾病的老人，比如糖尿病、慢阻肺、高血压等。

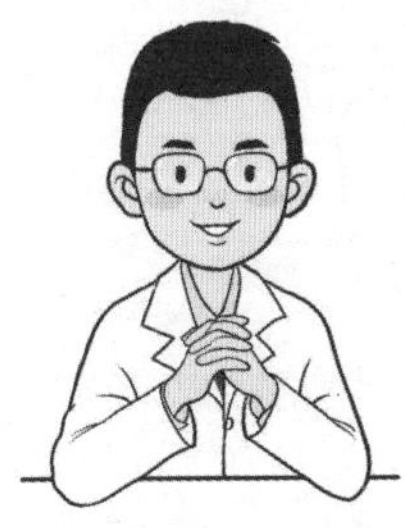

中青年人相对来说免疫力比较高，而且小时候绝大多数人已经接种了水痘疫苗，不容易被传染。但照顾时仍要注意，要戴口罩、勤洗手、勤漱口，最好几个人轮流照顾，不会一个人接触病毒时间过长。

如果爸爸妈妈本身身体也不好，比如大病初愈、营养不良、因为疾病正在服用免疫抑制剂的，最好也不要照顾水痘宝宝。

5 宝宝出水痘了，有点发烧，能吃退烧药吗？还需要吃别的药吗？什么时候该去医院？

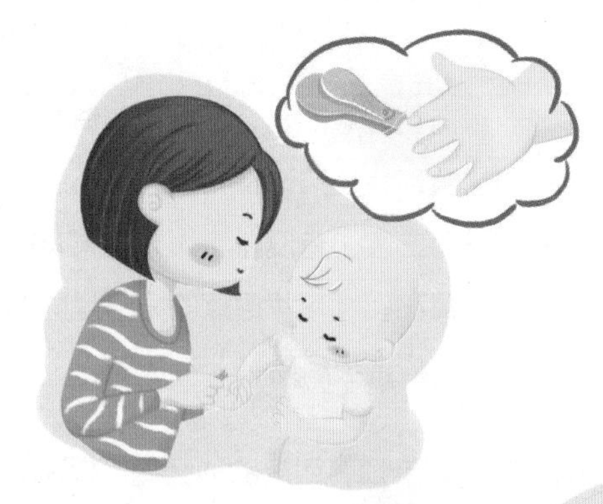

水痘的治疗是以对症治疗和预防继发的感染为主。如果宝宝出现了高热，和普通感冒发烧处理的原则是一样的（参考第一部分第一章）。

如果有瘙痒，就止痒，可口服抗组胺药，或用炉甘石洗剂、中成药的洗剂来擦或洗。

如果宝宝年龄很小，会控制不住抓挠的话，在帮他积极止痒的同时，可以帮他把指甲剪短些，不到1岁的宝宝还可以给他戴上手套，避免把水痘抓破。

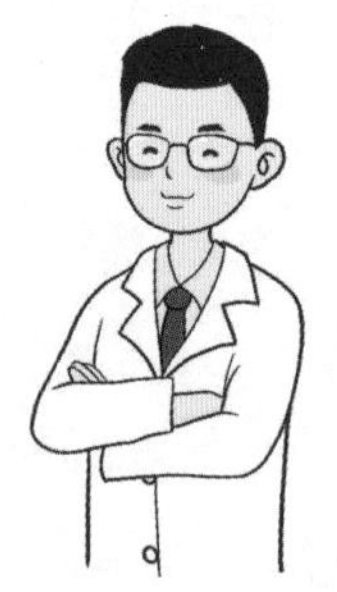

如果宝宝的水痘被抓破了且有渗液出来，可以用抗菌素软膏涂抹来预防感染。

我在门诊接诊了水痘宝宝，如果是不典型的水痘或者一般的水痘，其实可以不用开药，水痘是一种自限性疾病，时间会治愈它。

什么时候该去医院可参考第一部分第一章中的《宝宝发烧了，什么时候该送医院？》。

6 痂还没自然脱落，但不小心被弄掉了，会留疤吗？

如果是自然脱落的话，都不会留疤；像这种不小心弄掉的情况，绝大部分情况是不会留疤的。

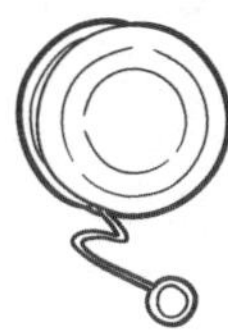

哪种情况容易留疤呢？就是把水痘抓破了，然后引起了感染。所以一是尽量避免宝宝抓挠水痘，二是一旦抓破了，可以用安尔碘消毒，再擦些抗菌素软膏来预防感染。如果被抓破的水痘是在脸上，就不要用安尔碘了，以免出现色素沉着，直接用抗菌素软膏即可。

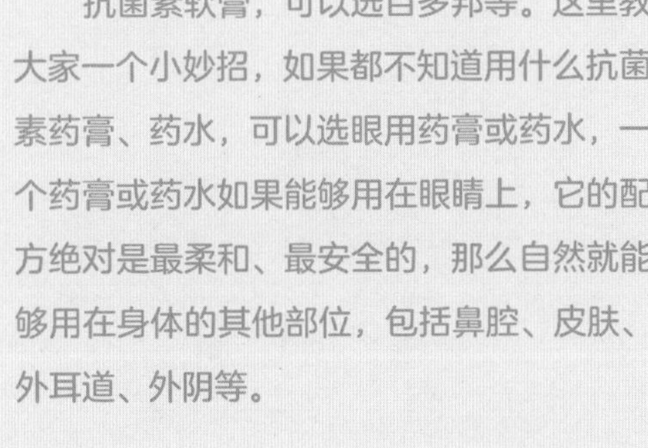

抗菌素软膏，可以选百多邦等。这里教大家一个小妙招，如果都不知道用什么抗菌素药膏、药水，可以选眼用药膏或药水，一个药膏或药水如果能够用在眼睛上，它的配方绝对是最柔和、最安全的，那么自然就能够用在身体的其他部位，包括鼻腔、皮肤、外耳道、外阴等。

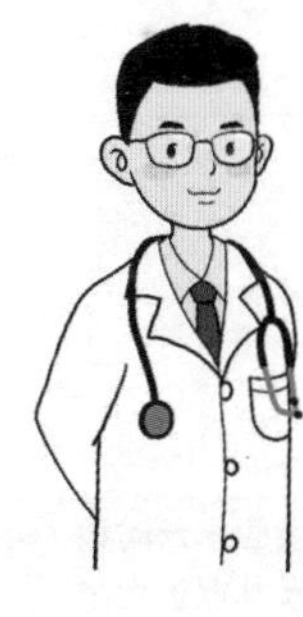

7 小区里常常一起玩的一个宝宝这两天出水痘了，不知道我家宝宝会不会被传染？

的确有被传染的风险，因为出水痘前几天就开始有传染性了。如果自家宝宝在不知道的情况下接触了发病的孩子，那接下来我们能做的就是帮助宝宝增强自身免疫力，比如说让宝宝在家休息，注意饮食的营养，不吃难消化的食物，规律作息，不要过度劳累。

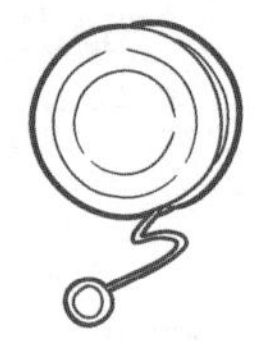

CHAPTER FOUR

第四章 荨麻疹

1. 宝宝反复得荨麻疹，需要查找过敏原吗？ · · · · · · · · · · 198

2. 3 岁以上的宝宝反复得荨麻疹，该如何治疗？能断根吗？ · 199

3. 邻居家的宝宝常年荨麻疹，会不会传染？ · · · · · · · · · · 200

4. 荨麻疹与麻疹如何区分？ · · · · · · · · · · · · · · · · · · 201

5. 宝宝因为荨麻疹痒得晚上睡不好怎么办？ · · · · · · · · · 202

6. 荨麻疹发病期有没有必要忌口？ · · · · · · · · · · · · · · 203

7. 网上有不少人推荐止痒软膏，如何避免买到含激素的？ · · 203

8. 宝宝得了荨麻疹一般几天能好？急性荨麻疹会转成慢性的吗？ · 204

9. 激素类软膏如何用才安全？ · · · · · · · · · · · · · · · · · 205

10. 反复荨麻疹，需要接受脱敏治疗吗？ · · · · · · · · · · · 206

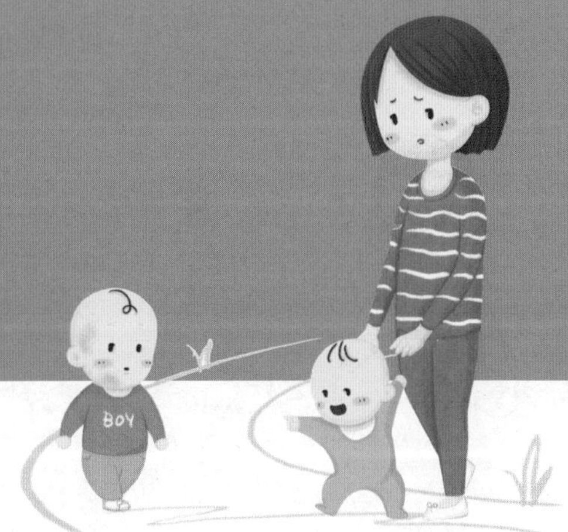

1 宝宝反复得荨麻疹，需要查找过敏原吗？

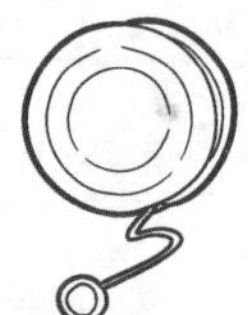

荨麻疹这个病名的来源是因为接触到荨麻的汁液导致皮肤出现起风团、瘙痒等急性过敏反应，所以说荨麻疹属于过敏性疾病。不过这种疾病的过敏原远不止荨麻，可能是吃的食物，比如坚果，可能是药物，也可能是吸入的花粉、螨虫、灰尘等，所导致的荨麻疹，还有可能是天气忽冷忽热的刺激，或者是对紫外线、水源过敏引起的荨麻疹。如果荨麻疹反复出现，是值得去查找过敏原的，并进行回避，以预防荨麻疹反复发作。

值得去查找过敏原的还有湿疹中的特异性皮炎，这种皮炎又叫作遗传性过敏性皮炎，被认为既和遗传体质相关，又有过敏性的外因，回避过敏原也可以预防疾病的反复发作。

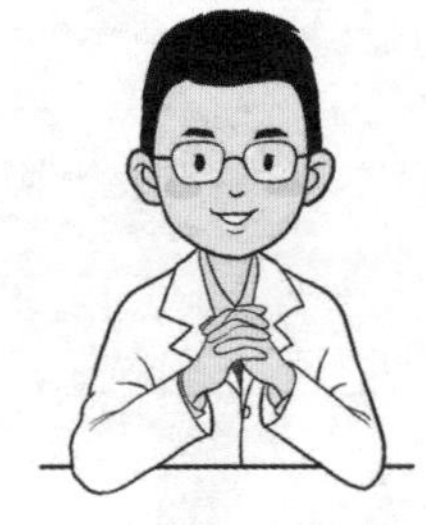

这里要提醒的是，如果宝宝的食物没有变化，生活环境也没有特别的变化，以前没有荨麻疹，但最近一段时间却反复荨麻疹发作，则要考虑宝宝是不是有免疫力低下的问题，可以在睡眠、运动、饮食、晒太阳等几方面去找一下调节办法，必要时可以服用一点免疫调节剂。

2 3 岁以上的宝宝反复得荨麻疹，该如何治疗？能断根吗？

对于荨麻疹的治疗，局部可以用止痒的药膏、洗剂（如炉甘石洗剂），再加上口服抗组胺药物。对于反复发作的荨麻疹，建议抗组胺药物（如开瑞坦、顺尔宁等）吃的时间要长一些，等荨麻疹完全消退后连续吃1~2周。

如果荨麻疹反复发作得很频繁，甚至是隔几天就发作一次，那么建议连续服药一两个月，可起到预防荨麻疹再次发作的效果。

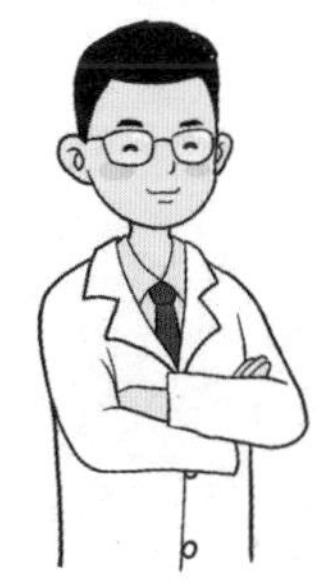

有些家长不想让孩子长期吃药，等荨麻疹一退马上就停药了，对于会反复发作的荨麻疹我不建议这么做，而是鼓励间歇期也坚持用药，这在皮肤科里被称作“主动维持治疗”，这样可以让整个身体的过敏状态不太活跃，不容易再次受到刺激而导致症状反复出现。

宝宝与成人不同，他们的免疫系统是在不断完善中的，过敏状态也可能是阶段性的。以食物过敏为例，除花生可能终生过敏外，我们经常遇到的牛奶、鸡蛋过敏都是阶段性的，目前都有针对性的口服免疫治疗，宝宝是完全有可能将来再接触到这些食物时不再发生过敏反应的，也包括不会再出现荨麻疹。

3 邻居家的宝宝常年荨麻疹，会不会传染？

荨麻疹是一种过敏性疾病，而非感染性疾病，它的特点就是“来去如风”——来得快消退得也快，一般24小时内会消退，且瘙痒无比，表现为突出皮肤表面、形状不规则的红斑或风团。得了荨麻疹的宝宝会因为瘙痒而很辛苦，甚至会为止痒而抓破自己的皮肤，看起来有点吓人。

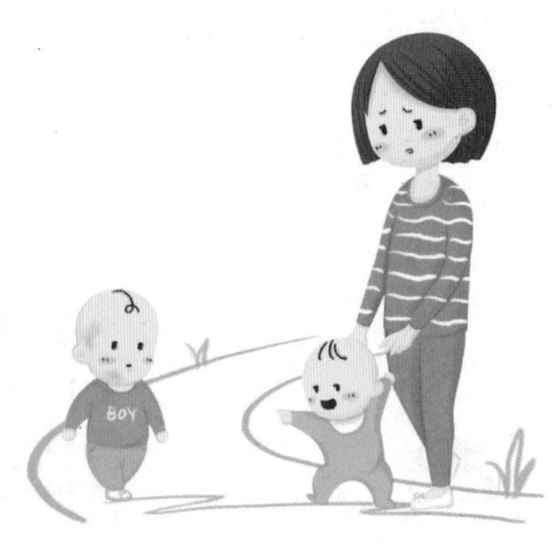

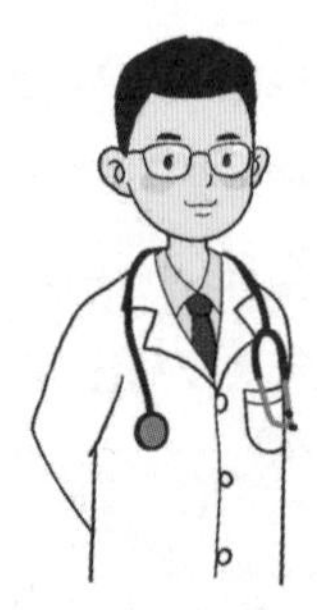

但荨麻疹既不会通过呼吸道传染，也不会通过皮肤接触传染。

有些家长会把“荨麻疹”和“麻疹”弄混，两者一字之差，却差之千里。麻疹是麻疹病毒感染的急性呼吸道传染病，是有传染性的，所以建议宝宝在发烧、出疹，以及疹退后的一周内最好不要接触其他的宝宝以及免疫力低下的成人。

4 荨麻疹与麻疹如何区分?

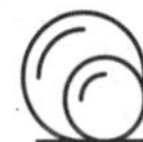

发烧

麻疹会先发烧3~4天，然后再出疹；而荨麻疹一般不发烧。

出疹子的部位

麻疹在发烧退热后，根据耳后、发际、面、颈部、手心、脚心，这样自上而下的顺序逐渐出疹；荨麻疹出疹的位置不固定。

疹子的外貌

麻疹引起的皮疹像是在皮肤上撒了一把小米，是一粒一粒的，每个皮疹之间都间隔着正常的皮肤；而荨麻疹是一块一块的大风团，就像被蚊子叮咬后皮肤上起的大包，大小不一、形状不规则，也可能融合成一大片。

疹子的消退

麻疹引起的皮疹一般等所有的疹子都出齐了，按照出疹的顺序，依次消退，先出的先退，一般出疹需要3天，退疹也需要3天；荨麻疹“来去如风”——来得快消退得也快，一般24小时内会消退。

5 宝宝因为荨麻疹痒得晚上睡不好怎么办？

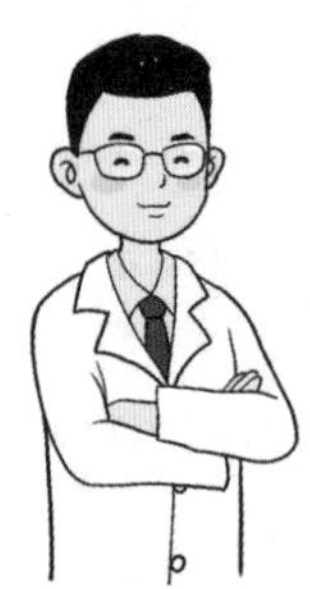

瘙痒是荨麻疹的一大危害。荨麻疹的皮疹本身对宝宝的健康没有太大的影响，但是荨麻疹引起的瘙痒会严重影响宝宝的睡眠，让宝宝因此烦躁不安，甚至会用手抓挠导致皮肤破溃，继发皮肤的感染。

要解决这个问题可以从以下四个方面入手。

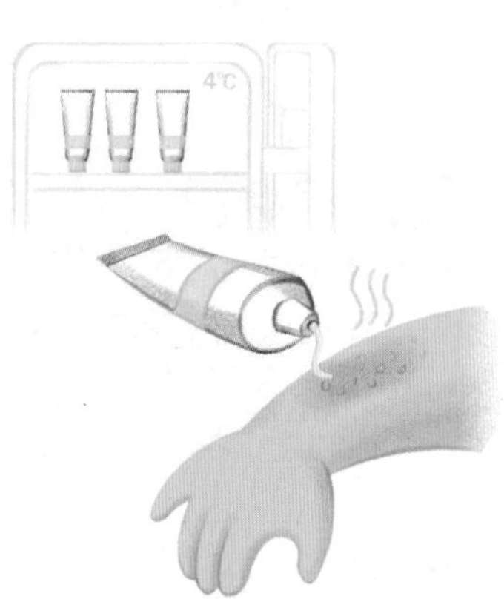

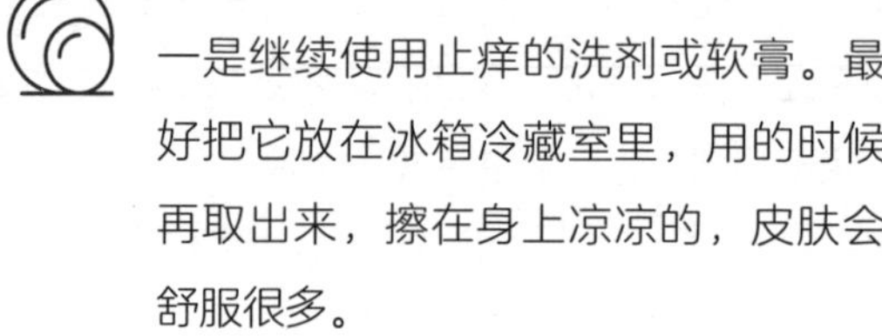

一是继续使用止痒的洗剂或软膏。最好把它放在冰箱冷藏室里，用的时候再取出来，擦在身上凉凉的，皮肤会舒服很多。

二是可使用激素类药膏，止痒效果立竿见影，有些妈妈爸爸对激素视若仇敌，其实荨麻疹持续的时间很短，激素类药膏短期使用（不超过一周）是不会对身体造成危害的。

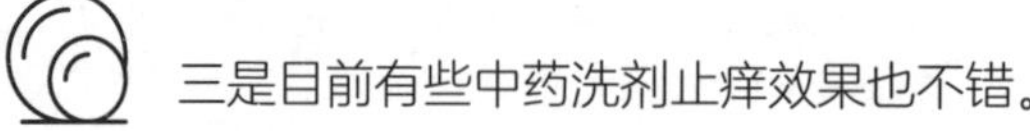

三是目前有些中药洗剂止痒效果也不错。

四是可以继续给宝宝口服抗组胺药物，降低宝宝对痒的感受，能够保证宝宝有个好的睡眠。

6 荨麻疹发病期有没有必要忌口？

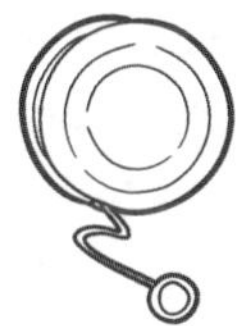

在发病期忌口是有必要的。一是因为食物本身可能就是过敏原，就是导致荨麻疹发作的直接原因。二是因为在荨麻疹发作期，身体处于一种高敏状态，平时不会过敏的食物，在这段时间吃也可能会出现过敏反应。

西医建议忌口的食物主要是异性蛋白，比如牛奶、鸡蛋、花生、海鲜、鱼类、小麦、坚果、豆类等。中医建议忌口的食物除以上食物外，还会把牛肉、羊肉，以及煎炸燥热的食物也包括进去了。

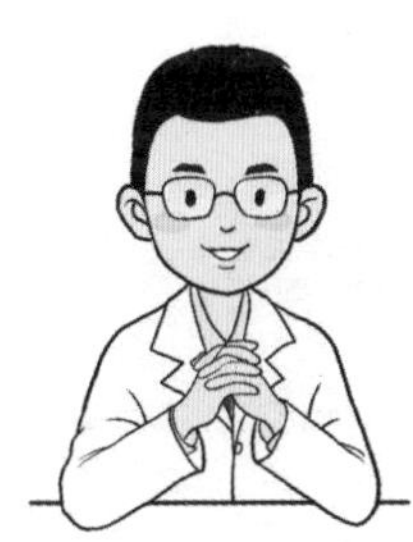

在发病期间让宝宝吃一些更温和、安全的食物比较好，一般来说绝大部分人都不会对大米、小米、猪肉、青菜等食物过敏。

7 网上有不少人推荐止痒软膏，如何避免买到含激素的？

我会教爸爸妈妈买软膏时要看下成分表，如果成分中含有“松”的（如果是全英文的成分表，后缀会是“sone”），比如说地塞米松、丁酸氢化可的松、糠酸莫米松、卤米松、丙酸氟替卡松等，基本上都是激素类软膏。

哪怕是买中药软膏也要留意下成分表，有些效果特别好、一擦就止痒的软膏，也可能添加了激素成分。

8 宝宝得了荨麻疹一般几天能好？急性荨麻疹会转成慢性的吗？

急性荨麻疹多数两三天就好了，如果每天会发作一下，或隔天就痒一会儿，则有可能是慢性的。

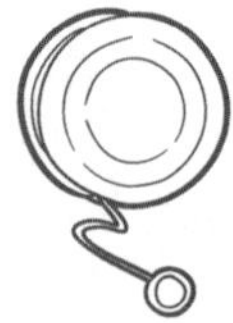

至于急性荨麻疹是否会转成慢性的这个问题从专业角度讲起来会比较复杂，现在有一个新的概念叫作“炎症连续体”，意思是说荨麻疹有些是急性的，有些是亚急性的，有些是慢性的。对于同一个宝宝，荨麻疹可能在这个阶段表现为急性的，在另外一个阶段就表现为亚急性的，而又有一个阶段表现为慢性的，所以未必是急性的转变为慢性的。

其实爸爸妈妈不用纠结于宝宝是急性荨麻疹还是慢性荨麻疹，不管是急性慢性的，都要积极治疗，不要想着宝宝得的是急性荨麻疹，一两天就过去了，而因此不去治疗。如果急性荨麻疹反复发作，也就相当于对身体造成慢性损害了。

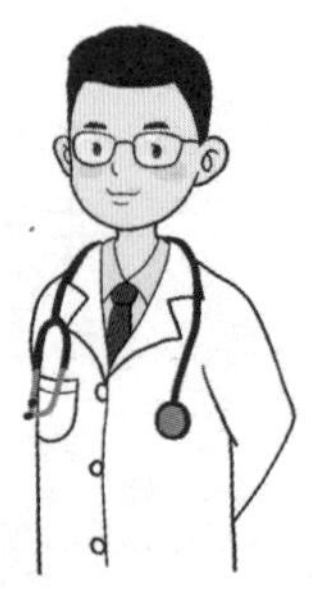

急性荨麻疹和慢性荨麻疹两者的治疗方法是类似的，这也是爸爸妈妈不用纠结这一问题的另一个原因。基本治疗思路都是“止痒洗剂+抗组胺药”，特别痒时可加激素软膏或中药洗剂，且在间歇期继续坚持用药一段时间。

9 激素类软膏如何用才安全？

爸爸妈妈们对待激素类药物会有两个极端，一种是“激素恐惧”，一种是“激素依赖”，两者都不可取，而是要科学地对待和使用激素类软膏。

其实激素类的药膏并非不能用，而是说不能长期、连续使用。如果病情有需要的话，可以用用停停，停停再用用。

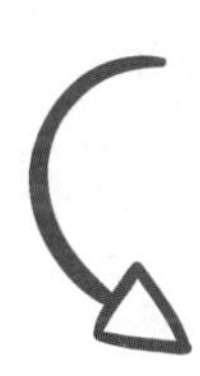

目前推荐的使用方法是连续使用 7 天后，停用 7 天，然后再连续用 7 天。

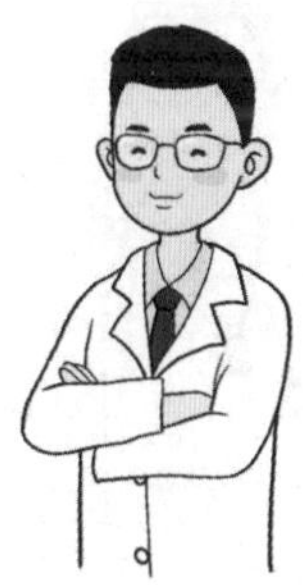

如果病情比较顽固，还是慢性的，这种情况下有一种激素类软膏特殊的使用方法，叫作“减量使用”。比如说第一周是每天涂4次，连续涂一周后不用停药，而是把涂抹频率减少为每天2次，第三周为每天1次，第四周为隔一天1次，第五周为隔两天1次，以此类推。这种减量使用的方法可以长期、连续使用激素类软膏。

反复荨麻疹，需要接受脱敏治疗吗？

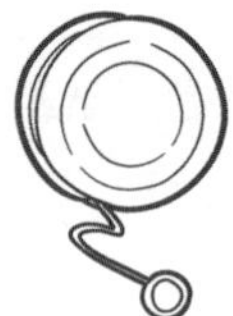

如果能够明确过敏原，且过敏原数量比较单一，则建议接受脱敏治疗。

比如说对牛奶过敏，现在已经有成体系的特殊配方奶粉，包括从氨基酸奶粉，到深度水解奶粉，再到部分水解奶粉，最后到普通的整蛋白配方奶粉，治疗时间为6个月到9个月就能达到脱敏了。有统计显示，接受这种治疗的宝宝，97%到了5岁是可以吃普通奶粉的。

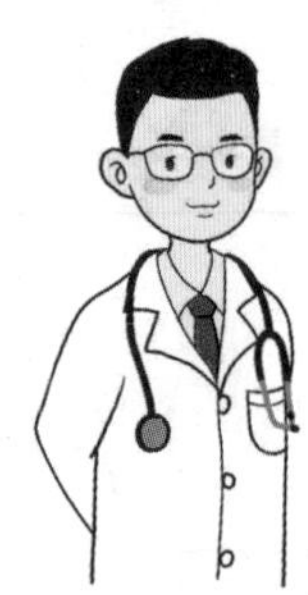

再比如对鸡蛋、花生、坚果过敏，也是有专门的“诱导口服免疫耐受”治疗，它是被作成辅食添加剂添加在宝宝的辅食中，它会诱导宝宝的身体对这些食物慢慢耐受，也相当于脱敏治疗。

对于比较常见的螨虫过敏脱敏疗法，有口服也有针剂的方法，前者的疗程比较长，为2年到3年，后者为3个月到6个月，不过需要定期去医院打针。

像这些食物过敏的脱敏疗法是近几年才进入我国，有的甚至是去年才进入我国，我们在临床上也开始看到了它的疗效，也期待它的远期表现。这其实也改变了我对过敏原检查的态度。在此之前，我一般不会特别主动推荐爸爸妈妈去给宝宝查过敏原，因为检查费用不低，而且查到了过敏原也没有什么好办法去处理。我们是从医学的角度看一个检查，如果对病情的处理没有帮助，那么实际上这个检查的价值不太高。但是现在因为有了更多脱敏疗法，情况则不同了。

CHAPTER FIVE

第五章 麻疹、风疹、猩红热

1. 为何打了麻腮风疫苗，还会得麻疹？ · · · · · · · · · · · · 208

2. 宝宝出麻疹时该如何护理？ · · · · · · · · · · · · · · · 209

3. 家中的老人说宝宝出麻疹时晒太阳会留下“麻子”，天天把宝宝关在小黑屋里怎么办？ · · · · · · · · · · · · · 210

4. 得了麻疹的宝宝疹退后还有传染性吗？一般几天后可接触其他宝宝？ · 210

5. 宝宝麻疹发烧，老人说不能太快退烧，说这样疹子会发不透，是这样吗？ · · · · · · · · · · · · · · · · · · · 211

6. 风疹宝宝的淋巴结为何会肿大？ · · · · · · · · · · · · · 212

7. 风疹宝宝如何护理，能吹风吗？ · · · · · · · · · · · · · 213

8. 猩红热宝宝出疹子有什么特点，一般几天能好？ · · · · · 214

9. 猩红热宝宝在家护理期间，什么情况下要再去医院？ · · · 215

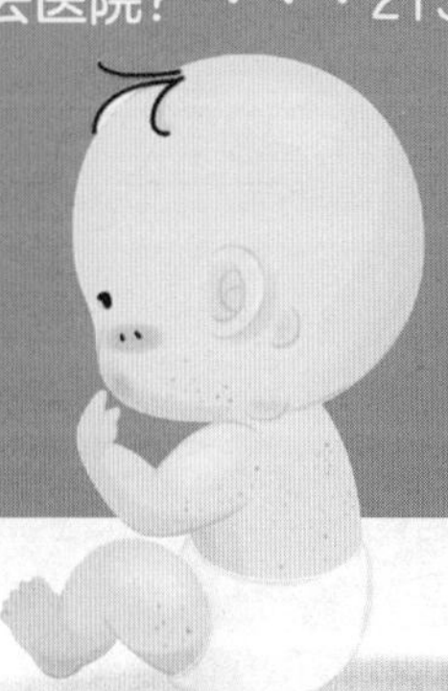

1 为何打了麻腮风疫苗，还会得麻疹？

麻疹是一种传染性疾病，病因就是感染了麻疹病毒。在我们上一辈人中，有些是小时候感染了麻疹病毒而患过麻疹，这样的话产生的抗体比较强，理论上是终生都够用的，也就是说以后不会再患上麻疹了。

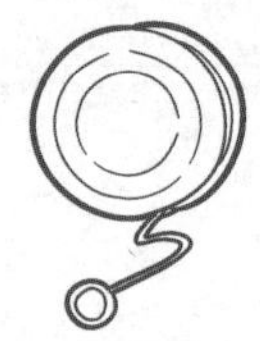

如果是接种了麻疹疫苗，相当于让宝宝轻微感染了一次，产生的抗体不是很强。当宝宝接触的麻疹患者携带的麻疹病毒毒性比较强，加上宝宝当时的自身免疫力比较低，就依然有可能得一次轻型麻疹，一般病程比较短、症状也比较轻，可能只是发烧一两天，身上出现散发的疹子，然后就好了。所以说宝宝接种疫苗还是会获益的。

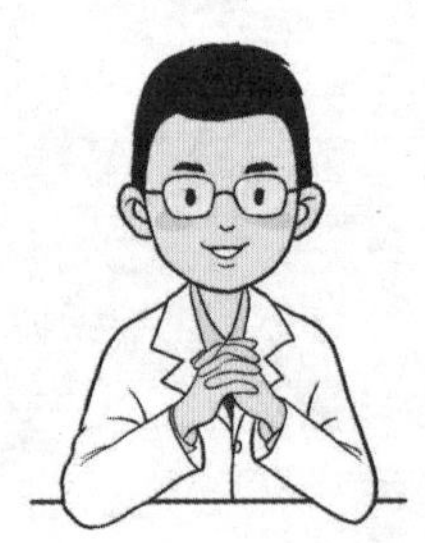

不要因为听说接种了麻腮风疫苗仍会得麻疹就不带宝宝去接种了。

2 宝宝出麻疹时该如何护理?

麻疹是一种病毒性感染的自限性疾病，一般来说，宝宝在家清淡饮食、多喝水、多睡眠、不要过度疲劳，自己就会好了。

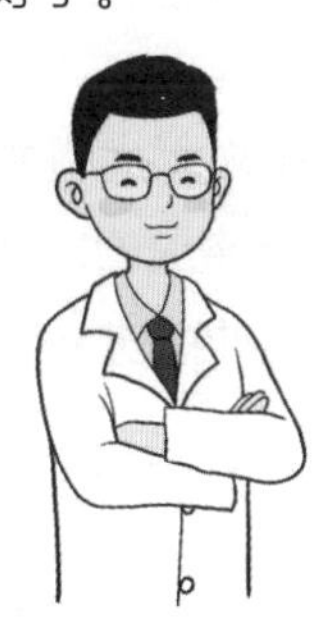

麻疹的特点就是“三、三、三”，一般来说初始发烧三天、出疹三天、退疹三天，出疹的顺序是从发际线开始，然后是脸部、胸前、腹部……这样从上向下依次出疹。

麻疹引起的皮疹像是在皮肤上撒了一把小米，是一粒一粒的，每个皮疹之间都间隔着正常的皮肤。所有的疹子都出齐了，按照出疹的顺序，依次消退，先出的先退，一般出疹需要3天，退疹也需要3天。

麻疹这个病名突出“麻”字，就是因为出疹的过程中会感到瘙痒，如果抓挠后皮肤破溃了，则很可能会继发细菌感染，愈合掉痂后则会形成“麻子”。所以照顾出麻疹宝宝的关键，就是止痒，避免他抓挠（如何避免抓挠，可参考《水痘》部分）。

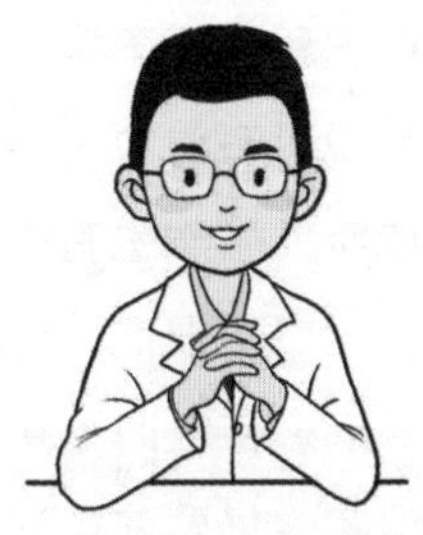

麻疹有一常见并发症就是麻疹肺炎，所以在照顾出麻疹的宝宝时，我们要观察他有没有肺炎表现，比如呼吸急促、脸色不好、精神状态差等，一旦出现则提示要及时就医。

由于麻疹是通过空气传播的，如果家里还有其他孩子的话，最好暂时分开，家中要注意通风换气，每个房间每天用紫外线灯消毒半小时。

3 家中的老人说宝宝出麻疹时晒太阳会留下“麻子”，天天把宝宝关在小黑屋里怎么办？

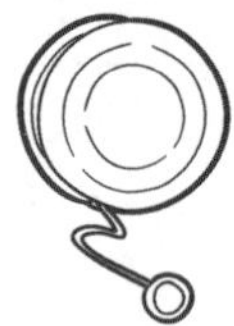

一般不让正在出疹的宝宝晒太阳，是因为晒太阳时体温会上升，痒感会增强。这里说的宝宝不能晒太阳，是指不要让宝宝在阳光下暴晒，正常的户外活动是没有问题的。

如果家中的老人按照经验坚持让出疹的宝宝待在不见阳光的屋子里，我们爸爸妈妈要注意给宝宝及时补充维生素AD，也就是我们通常说的鱼肝油，可预防因不见阳光导致的维生素A缺乏，进而引起角膜破坏，这种损伤是有失明的可能性的，因此要重视。

4 得了麻疹的宝宝疹退后还有传染性吗？一般几天后可接触其他宝宝？

麻疹宝宝在发烧期和出疹期的传染性都比较强，哪怕退烧之后一到两周都是有传染性的。

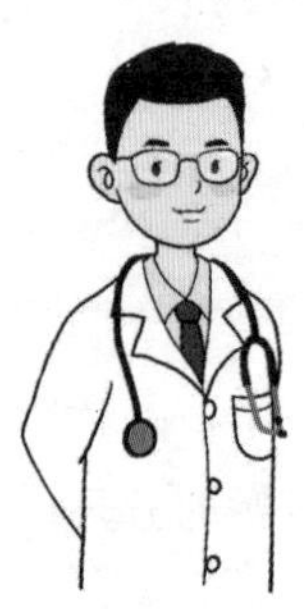

一般建议退烧两周后再去幼儿园、再接触其他宝宝比较好。

家中如果还有另一个宝宝的话，建议这段时间不要住在一起，比如说可暂时放在亲戚家照顾。成年人虽然也有得麻疹的风险，但概率很低，爸爸妈妈在照顾麻疹宝宝时不用特别担心。但家中仍要注意通风换气，每个房间每天用紫外线灯消毒半小时。

5 宝宝麻疹发烧，老人说不能太快退烧，说这样疹子会发不透，是这样吗？

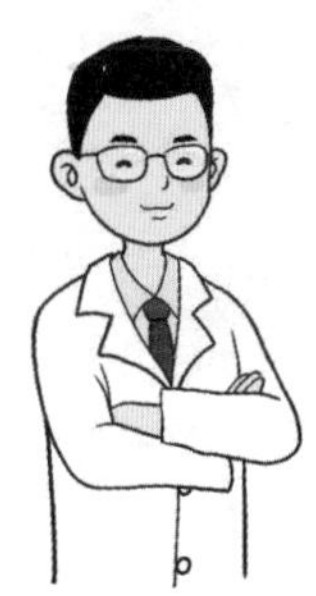

老人说的是有道理的。麻疹的起病过程有个“三、三、三”的规律，就是发烧三天，出疹三天，退疹三天。当宝宝在发烧时，如果用退烧药强行把温度降下去，的确出疹的时间会延长，现在也还不太清楚原因，但是的确有这样一个临床的现象。

所以我会强调说，如果宝宝在发烧时没有特别的不舒服，就不要去给他用退烧药来退烧。除非宝宝体温超过39℃，或者是宝宝有精神不好、呼吸急促、脸色不好等表现。

对于病毒性感染，出皮疹其实是疾病在好转的表现。我们有些爸爸妈妈会特别紧张，会问“怎么烧刚退又出疹子了，是不是对什么东西过敏了”，我一般会安慰他们“烧退疹出，疹退病好”。

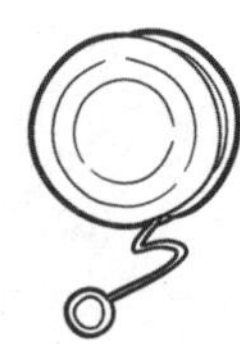

中医对此的解释是，发烧把体内的病邪热毒“发透”出来，病自然就好了。

6 风疹宝宝的淋巴结为何会肿大？

风疹是风疹病毒引起的，它也是引起一过性的出疹，疹子两三天可消退。宝宝在出疹之前，可能不发烧也可能发烧，但风疹有一个特点就是很可能引起淋巴结肿大，这也是帮助医生诊断的一个依据，在宝宝脖子上或耳后能摸到硬结。

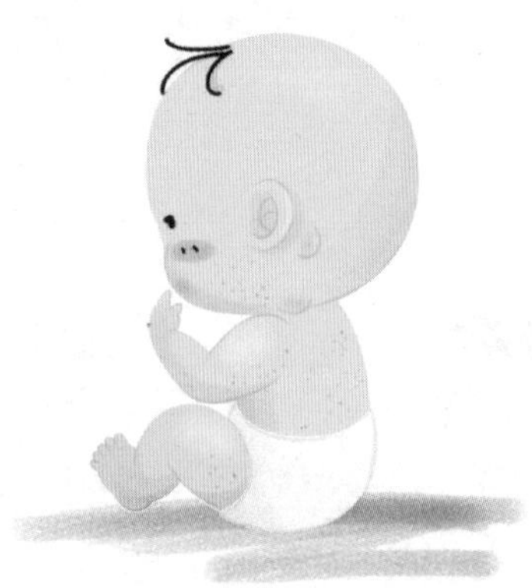

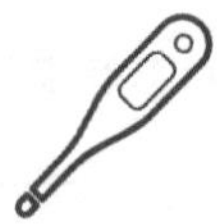

对于这个淋巴结肿大，有些爸爸妈妈会比较担心。

其实这是病毒感染引起的正常反应。宝宝的身体感染了风疹病毒后，身体的免疫细胞都被调动起来去抵抗病毒的入侵，就形成了淋巴结肿大。等宝宝病愈后淋巴结肿大自然就消退了。

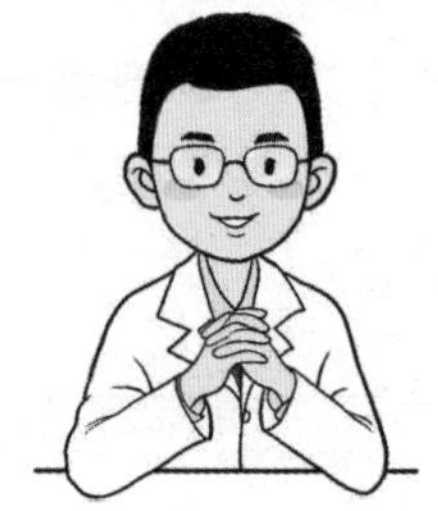

风疹宝宝如何护理，能吹风吗？

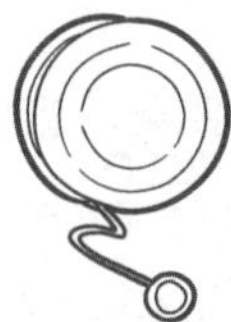

风疹宝宝在患病期会有一过性的出疹，疹子两三天可消退，就像一阵风一样就过去了，所以叫作“风疹”，和能不能 “吹风”没有关系。

风疹一般不需要特别的治疗，让宝宝在家充分休息，一般自己就会好了。宝宝可以正常饮食、洗澡、户外活动。风疹引起的疹子会痒，但不会特别痒，因此照顾的难度不大。

不过宝宝出疹时免疫力相对偏低，如果户外温度低、风很大，可减少或避免户外活动，以免继发感染引起感冒、肺炎。

风疹也是有传染性的，建议两周内避免接触其他小朋友。家中如果还有另一个宝宝的话，建议这段时间不要住在一起。

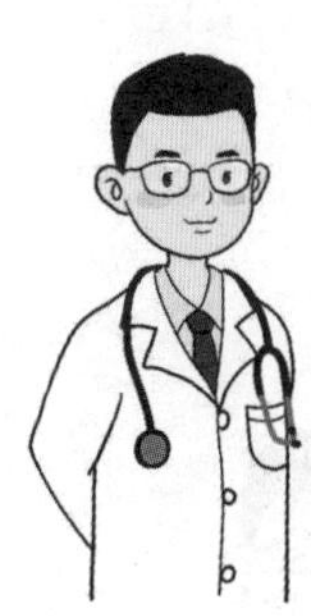

风疹病毒是通过空气传播，家中也要注意通风换气，每个房间每天用紫外线灯消毒半小时。如果照顾风疹宝宝的成年人是青壮年，那么被感染的风险很低。

8 猩红热宝宝出疹子有什么特点，一般几天能好？

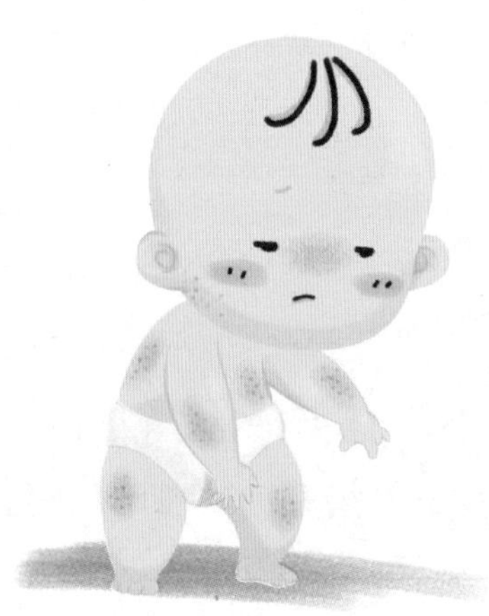

猩红热是一种链球菌感染，会引起高烧，同步出现一大片一大片的鲜红色疹子，出疹时间会持续3~7天。猩红热的出疹有个特点就是，口周一圈是白色的，周围别的地方红通通的，由于疹子特别红，尤其显得口周特别白，而且疹子呈对称性、弥漫性，分布在身体各个部分。猩红热引起的红色皮疹一般不会凸出皮肤，也不会引起瘙痒。

猩红热的治疗要用到抗菌素，如果宝宝对青霉素不过敏的话，则首选青霉素，可以口服或者通过肌肉注射。如果宝宝对青霉素过敏，则换为其他抗菌素。

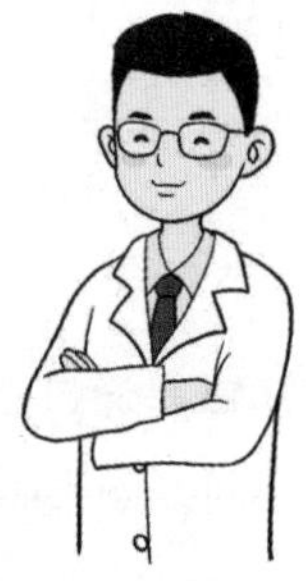

由于猩红热的发生与卫生状况有关，所以近年来猩红热的发病率明显下降了。

9 猩红热宝宝在家护理期间，什么情况下要再去医院？

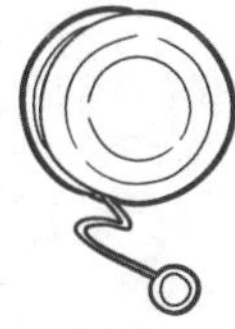

猩红热是链球菌感染，医生会比较担心出现“链球菌的侵袭性感染”。猩红热会引起高热，就是宝宝的免疫系统正在与链球菌“打仗”，如果免疫力不够强的话，链球菌则可能会步步紧逼，向前进攻、入侵。

链球菌一旦进入到肺，则可能引起链球菌肺炎；一旦进入血液，则可能引起败血症；一旦进入脑里面，则可能引起脑膜炎。这些都是可能产生的严重后果，甚至威胁生命的并发症。

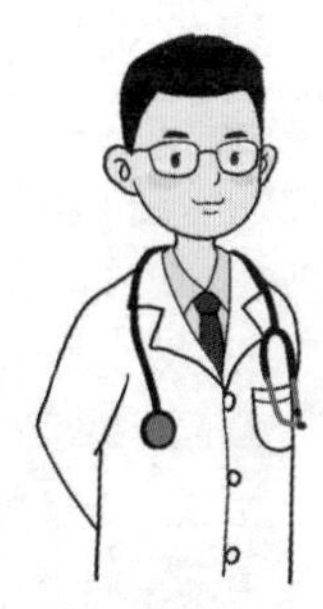

因此，猩红热宝宝在家护理期间，我们爸爸妈妈要尤其留意他的吃、玩、睡，以及用“铁三角法”对宝宝进行评估（可参考第一部分第一章的《宝宝发烧了，什么时候该送医院？》），如果发现异常要及时就医。

猩红热宝宝的皮肤虽然不会痒，但用中药洗剂或外用洗剂给宝宝洗一洗、擦一擦，让宝宝的皮肤有清凉的感觉，他会更舒服些，还有降温退热的作用。

猩红热虽然有传染性，但如果密切照顾患儿的是没有基础疾病、健康的青壮年人是没有问题的。

CHAPTER SIX

第六章 结膜炎

1. 2 岁宝宝眼睛有点红、眼屎多，是不是得了结膜炎？要不要去医院？ · 217
2. 宝宝经常流眼泪，如何区分鼻泪管堵塞和结膜炎？ · · · · 218
3. 患有过敏性结膜炎的宝宝总揉眼，但没有别的不适，需要治疗吗？ · 219
4. 治疗结膜炎用眼药膏好还是眼药水好？它们打开后还能长期保存吗？ · · · · · · · · · · · · · · · · · · 220
5. 正在治疗期，宝宝总是忍不住揉眼睛，如何才能让他不揉眼睛？ · 221
6. “红眼病”多久才没有传染性？照顾红眼病宝宝要注意什么？ · 222
7. 结膜炎能不能自愈？ · · · · · · · · · · · · · · 223

1 2岁宝宝眼睛有点红、眼屎多，是不是得了结膜炎？要不要去医院？

从问题中提及的症状看，宝宝得感染性结膜炎的可能性比较大。结膜炎分感染性结膜炎和过敏性结膜炎。感染性结膜炎典型症状是眼睛有异物感、眨眼睛会难受、流泪、畏光，然后眼睛发红、分泌物增多，有的宝宝甚至眼眶周围都会发红。过敏性结膜炎眼睛是不红的，症状以痒为主，宝宝会不停地揉眼睛，这时如果小手不干净的话，可能引起感染性结膜炎。

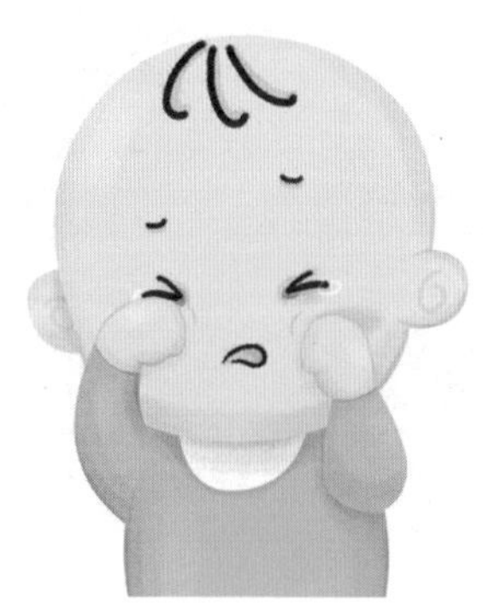

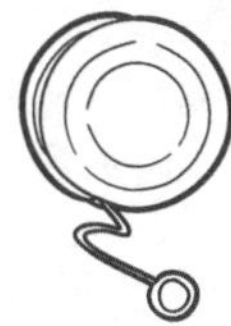

宝宝如果眼睛有点红，分泌物有点多，症状不严重的话应该是比较轻的感染性结膜炎，可以从药店给宝宝买点眼药水、眼药膏用用看，如果仍不能缓解，再去医院。可以买红霉素眼膏、左氧氟沙星眼药水，妥布霉素眼药水等，这些都是抗菌类的。如果宝宝眼睛的异物感比较强，不停流眼泪，难受，烦躁不安，就建议直接去医院就医了。

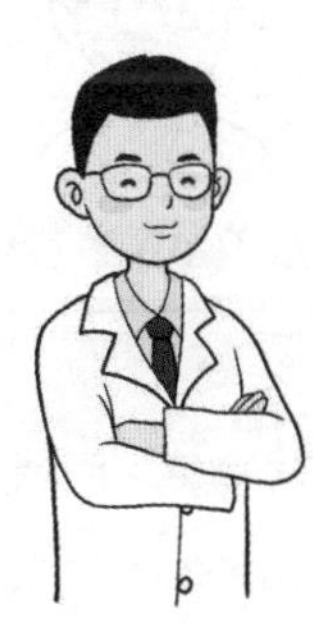

很多家庭中都有氯霉素眼药水，但对于宝宝来说，我不建议使用，频繁使用会影响造血功能，而宝宝正处于造血系统非常活跃的阶段，一旦诱发再生障碍性贫血，治疗起来难度非常大。

2 宝宝经常流眼泪，如何区分鼻泪管堵塞和结膜炎？

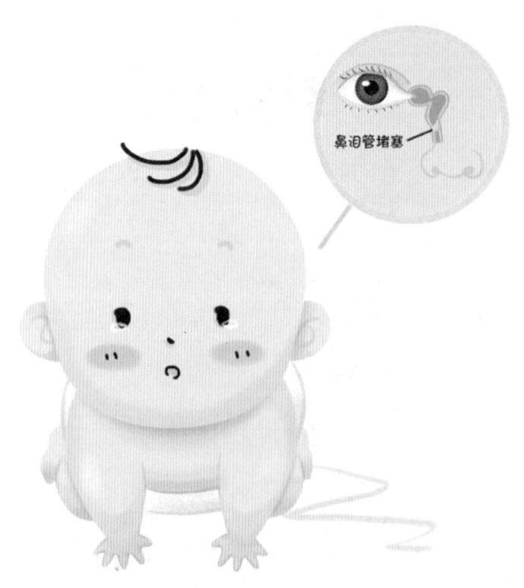

鼻泪管堵塞也是宝宝眼科的一种常见病。鼻泪管连接眼睛和鼻子，其实我们每个人每天都会分泌大量的眼泪，我们为何感觉不到有眼泪流出来？这就是鼻泪管的作用了。这些眼泪先滋润我们的眼球，再通过鼻泪管流到鼻腔，成为鼻腔的湿化剂，将我们吸入的空气“加湿”后再吸入肺部。我们人体是多么精细、奇妙！

鼻泪管看似微不足道，一旦发生堵塞，眼泪无法引流到鼻腔，就会“眼泪汪汪”。

虽说鼻泪管堵塞和结膜炎都会让宝宝流眼泪，但两者还是有区别的。鼻泪管堵塞由于大多是先天性的，所以比较好发于小月龄的宝宝，而结膜炎可能发生在任何年龄段的人。如果刚出生只有几个月的宝宝总是“眼泪汪汪”，没有其他症状，又排除了感冒、鼻塞，那就可以考虑是鼻泪管堵塞，到眼科做个鼻泪管疏通术即可解决问题，这个治疗不需要住院。

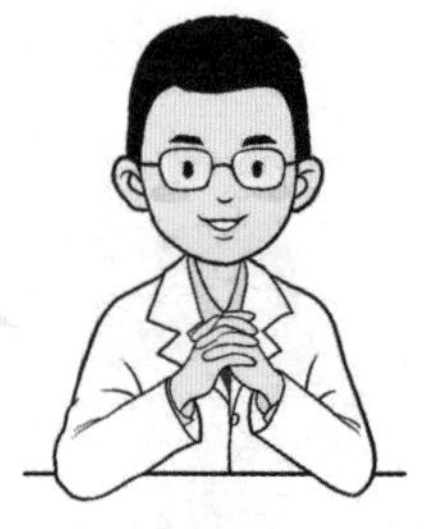

结膜炎也会引起流泪，但眼泪没有那么多，还会同时伴有眼睛有异物感、眼睛发红、分泌物增多等症状。

3 患有过敏性结膜炎的宝宝总揉眼，但没有别的不适，需要治疗吗？

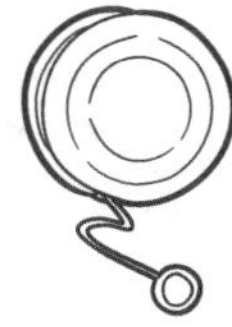

患有过敏性结膜炎的宝宝以眼睛痒为主要症状，宝宝会频繁眨眼睛、揉眼睛。特别是揉眼睛，如果宝宝小手不干净的话，可能引起感染性结膜炎，所以也应该积极治疗，除局部治疗外，综合治疗也是有必要的。

患有过敏性结膜炎的宝宝很可能是过敏性体质，他很可能还伴有过敏性鼻炎、湿疹等问题。

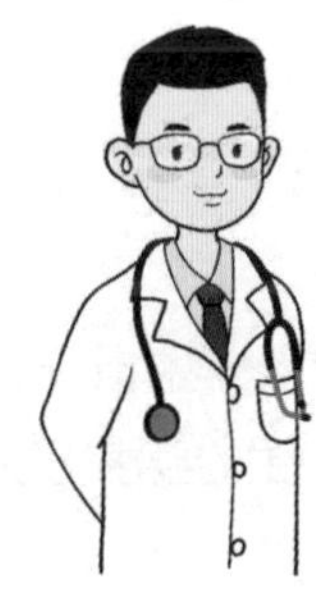

局部治疗的话，可以先用具有清洁作用的眼药水，如玻璃酸钠眼药水，使用几天后观察下症状有无好转，如果没有好转则要就医，医生会开具抗过敏类的眼药水，如他克莫司眼药水（滴眼液）。

综合治疗包括寻找过敏原、回避过敏原、脱敏疗法、口服抗过敏药、口服抗组胺药等。

4 治疗结膜炎用眼药膏好还是眼药水好？它们打开后还能长期保存吗？

眼药膏和眼药水各有优缺点。眼药膏的作用时间长，建议宝宝临睡前或者等他睡着后给他使用，药效几乎可以持续一整晚，中途不用再给宝宝补用了。

眼药水的优点就是宝宝的接受度高、易配合。滴眼药水时可以先让宝宝平躺，让眼药水滴在眼球上，如果宝宝比较抗拒，可以滴在内眼角。注意滴眼药水时瓶口不要接触到宝宝的眼球、眼睫毛，以免污染瓶口，也可能误伤宝宝的眼睛。

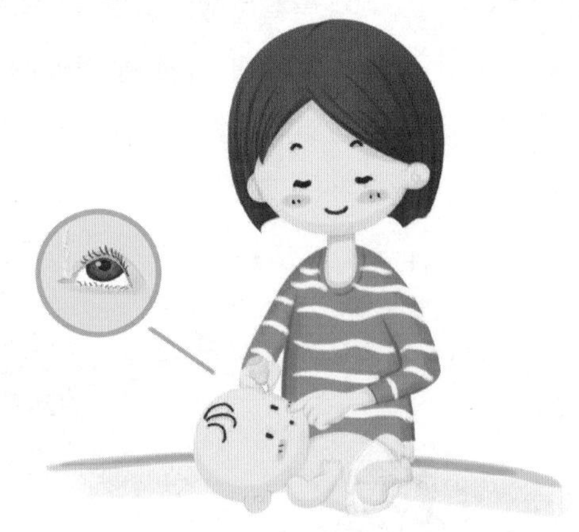

眼睛是我们人体中最脆弱的器官，所以对清洁卫生的要求比较高。

眼药水、眼药膏如果打开后，就只在宝宝这次生病中使用，哪怕没有用完，也不要再用于眼睛了。宝宝下次患眼病时建议开一支全新的眼药水、眼药膏。

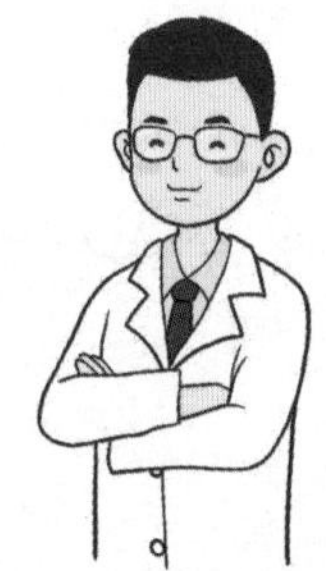

没用完的眼药水、眼药膏也不会浪费，可用于身体的其他部位。比如宝宝阴茎口有些红，有些感染的迹象，那么就可以涂一些抗菌素眼药膏在这里。

5 正在治疗期，宝宝总是忍不住揉眼睛，如何才能让他不揉眼睛？

宝宝揉眼睛说明他的眼睛有异物感，或是眼睛痒，无论是感染性结膜炎还是过敏性结膜炎都需要积极治疗，眼睛的不舒服消失了，宝宝自然就不会揉了。

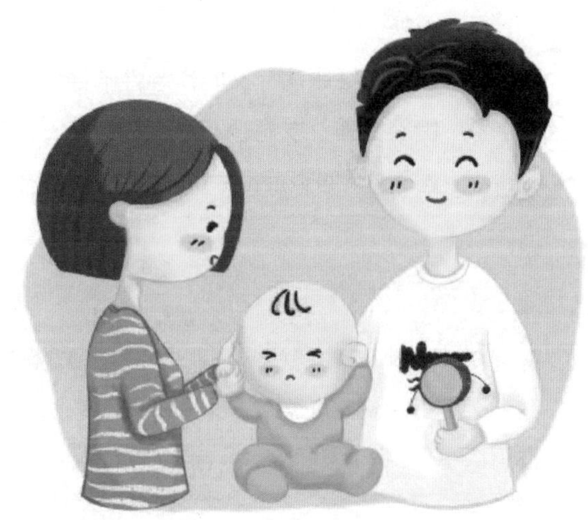

在治疗过程中，要注意宝宝的手部卫生，经常给他洗手，这样的话万一他揉眼睛也不容易感染。这段时间爸爸妈妈要更密切关注并陪伴宝宝，发现他揉眼睛可以及时制止，有时可以和他做游戏，转移他的注意力，也可以减少揉眼睛的频率。

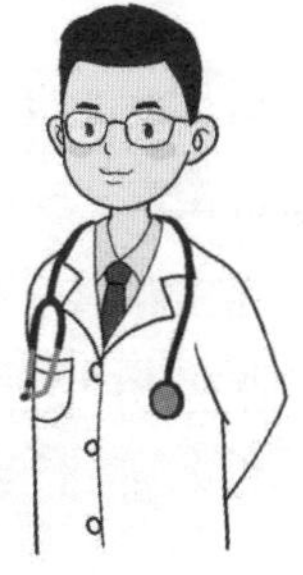

6 “红眼病”多久才没有传染性？照顾红眼病宝宝要注意什么？

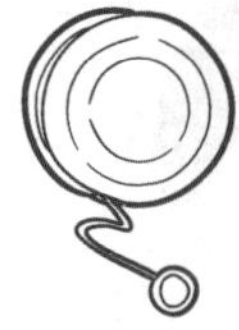

“红眼病”又叫作急性卡他性结膜炎，是结膜炎中的一种，它的传染性强，发病急，潜伏期1~3天，两眼同时或相隔1~2天发病，发病3~4天时炎症最为严重，之后逐渐减轻，病程大多少于3周。

因为成人同样会得红眼病，所以爸爸妈妈在照顾红眼病宝宝时要注意个人防护，要经常洗手，不要用手摸眼睛、揉眼睛，宝宝的毛巾与脸盆要与家人分开。

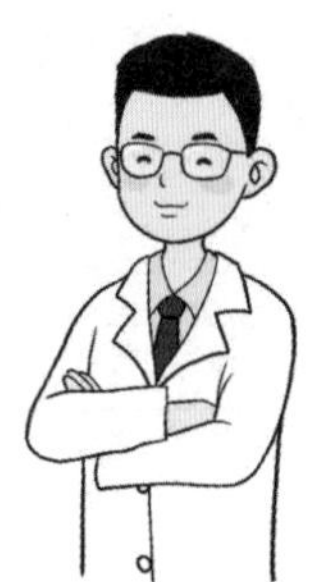

红眼病的症状是眼睛发红，眼睛瘙痒或有灼烧感，眼泪多于往常。眼睛可能分泌清亮或稍黏稠的白色液体，起床后因为分泌物干燥导致一只或两只眼睛的睫毛粘在一起了。

红眼病的治疗以局部治疗为主，可以用比较高级些的抗菌素眼药水、眼药膏，比如说红霉素、泰利必妥等。

宝宝眼睛分泌物比较多的话，眼周的分泌物可以用湿纸巾擦拭，眼睛里的分泌物在滴眼药水时多滴几滴，能达到冲洗的效果。

7 结膜炎能不能自愈？

结膜炎分为感染性结膜炎和过敏性结膜炎。

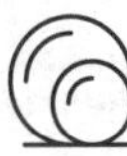

如果是过敏性结膜炎，症状比较轻的话，可以用点具有清洁作用的眼药水观察几天，如果痒得比较严重，宝宝不停揉眼睛则要及时就医。

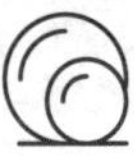

在感染性的结膜炎中，大部分是细菌感染引起的，少部分是病毒感染。细菌感染没有自限性，要积极治疗。

主要还是因为眼睛是比较脆弱的器官，容不得试错，最担心的就是因贻误治疗，对视力造成不可逆的损伤。

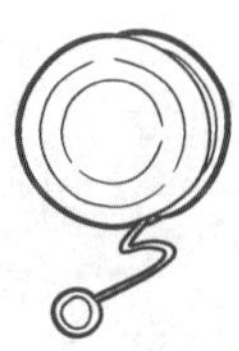

所以我建议家长们对于宝宝眼睛红等不适要重视起来，积极治疗，不要等它自愈。

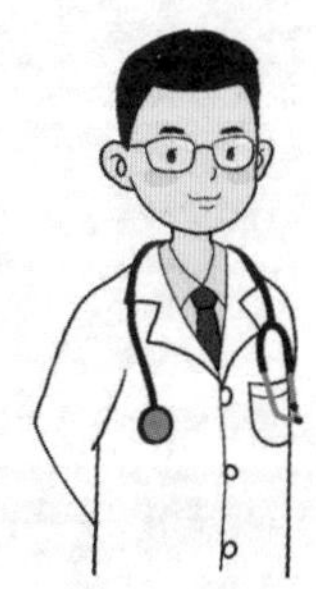

CHAPTER SEVEN

第七章 中耳炎

1. 中耳炎会不会留下后遗症，影响宝宝听力？ · · · · · · · · 225

2. 如何知道宝宝患了急性中耳炎？主要有哪些症状？ · · · · 226

3. 如何治疗中耳炎才能好得快？ · · · · · · · · · · · · · · · 227

4. 宝宝得了中耳炎，医生为何开了滴鼻液？ · · · · · · · · · 228

5. 宝宝反复得中耳炎，如何才能断根？ · · · · · · · · · · · 228

6. 宝宝擤鼻涕总是很用力，会不会引起中耳炎？ · · · · · · · 229

7. 宝宝特别喜欢游泳，但每年游泳后总会得中耳炎，有办法预防吗？ · 230

8. 宝宝感冒好得很快，就是容易诱发中耳炎怎么办？ · · · · 231

9. 宝宝中耳炎导致鼓膜穿孔，以后的听力会受影响吗？ · · · 231

10. 宝宝耳朵里的脓液、耳屎该如何清理？ · · · · · · · · · 232

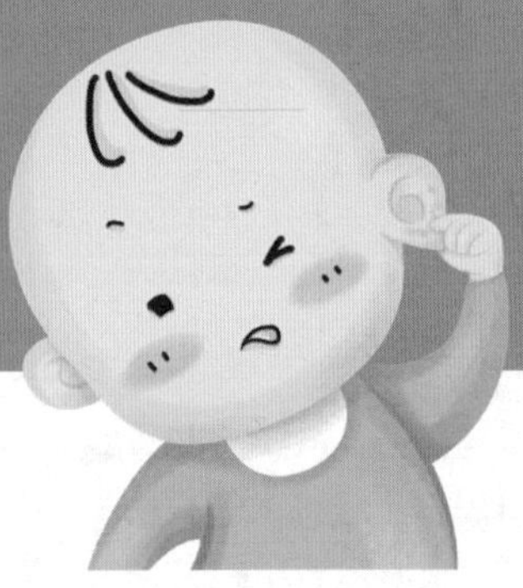

1 中耳炎会不会留下后遗症，影响宝宝听力？

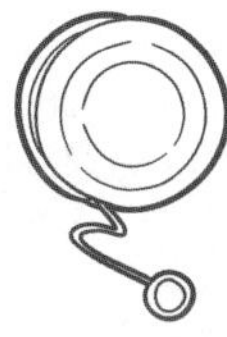

急性中耳炎又被称作“耳朵的感冒”，就像宝宝的普通感冒又叫作急性鼻咽炎一样，只是病毒感染的部位不同而已。因此，急性中耳炎是儿科的常见病之一。有多常见呢？5岁以下的儿童基本上至少都会得一次，如果及时诊治，是不会留下后遗症的。

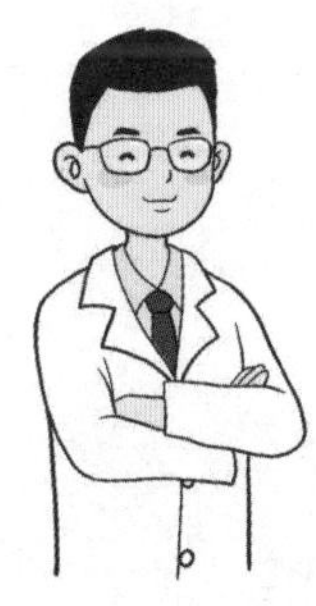

这里强调了“及时诊治”，如果治疗不及时，病程太长，耳朵出现了化脓、粘连，那么就有可能对听力造成不可逆的损伤。

2 如何知道宝宝患了急性中耳炎？主要有哪些症状？

急性中耳炎是不会从耳朵里流脓出来的，除非病情进展到鼓膜穿孔了，里面的脓才会流出来，如果那时才发现就太晚了。

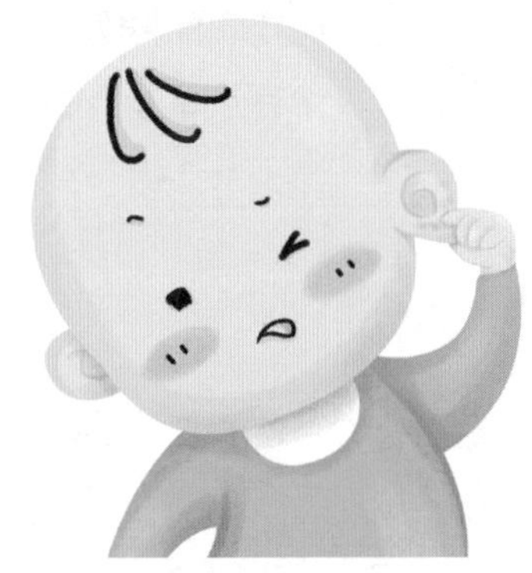

对于已经会说话的宝宝，发现他患上急性中耳炎并不难。急性中耳炎发病后，会有闷塞感，或阵发性、搏动性疼痛，在夜间疼痛会尤其明显。宝宝会说耳朵疼，还会哭得停不下来，爸爸妈妈常常会被吓到，以为是严重的疾病，一般都会连夜看急诊。这可以说是身体发出的一种报警，疾病并不重，但症状显得很严重。

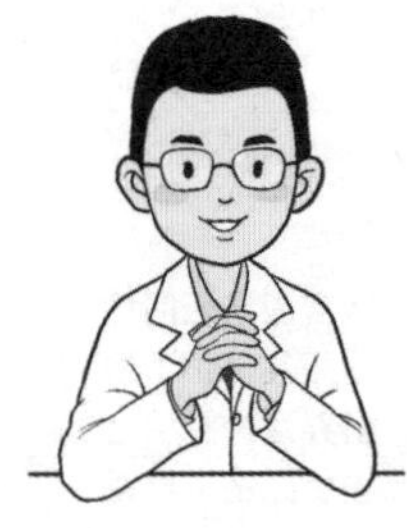

如果是不痛、只有闷塞感的急性中耳炎，宝宝会感觉耳朵就像塞了块棉花一样，他会频繁用手抓耳朵、挖耳朵，有时宝宝的耳廓都会被他自己抓出血来，即使他还不会说不舒服，爸爸妈妈也要对此引起重视，及时带他就医，不要误以为是他耳廓皮肤痒，问题其实是出在耳朵里面。

3 如何治疗中耳炎才能好得快？

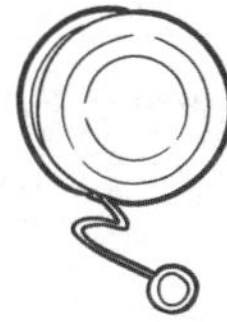

中耳炎有两类，一类是感染性中耳炎，一类是过敏性中耳炎。前者的鼓膜是红肿的，后者鼓膜不红肿，耳鼻喉科医生借助专业的检查设备能看到宝宝鼓膜的内侧有清亮的液体（有些类似宝宝患过敏性鼻炎时流出的清水鼻涕），但在鼓膜没有破损的情况下，清亮的液体是不会流出来的。必要时也可借助血常规检查来分辨，如果免疫细胞比较高（如白细胞、中性粒细胞），则就是感染性中耳炎了。

宝宝得了中耳炎，如果症状比较轻，可以选择在儿科或耳鼻喉科治疗；如果症状比较严重、复杂，则建议到耳鼻喉科治疗，因为耳鼻喉科的医生可借助专业的仪器设备看到鼓膜里面的情况。

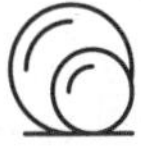

对于感染性中耳炎，以局部用药为主，就是抗感染的滴耳液，如果感染的情况比较重，或宝宝出现了发烧，则有必要口服抗菌素，首选头孢类抗菌素。

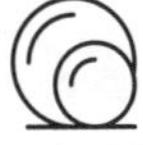

如果是过敏性中耳炎，会局部用药与抗过敏综合治疗相结合。局部用的滴耳液除了抗过敏性的滴耳液（可缓解宝宝耳朵痒、不停抓挠等问题），也会同时预防性地使用抗感染的滴耳液。抗过敏综合治疗包括口服抗过敏药，以及查找过敏原、回避过敏原、脱敏疗法等。

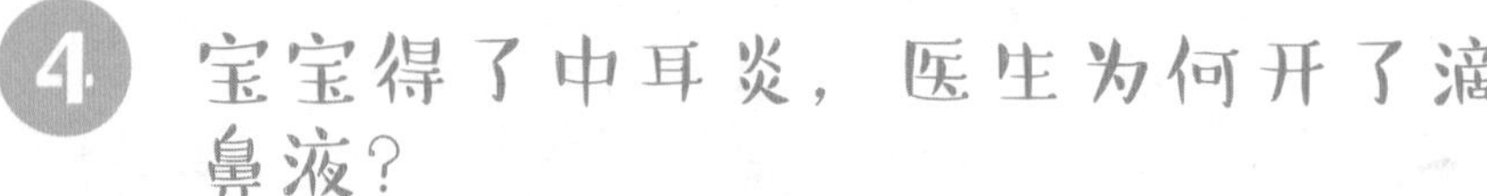

4 宝宝得了中耳炎，医生为何开了滴鼻液？

宝宝鼻腔和耳朵之间有咽鼓管相连，耳朵内的分泌物可通过咽鼓管流入鼻腔，如果管道通畅，耳朵的分泌物更容易引流出来，宝宝的中耳炎也会好得更快。如果宝宝在患有中耳炎的同时也有鼻炎，鼻塞、鼻分泌物过多则可能会导致咽鼓管不通畅，所以医生在治疗中耳炎时会开滴鼻液，起到缓解宝宝鼻塞，稀释过于黏稠鼻涕的作用，这样在控制鼻炎症状的同时，也有助于中耳炎的康复。

5 宝宝反复得中耳炎，如何才能断根？

如果宝宝得的是感染性中耳炎，并反复发作（一年中超过2次），这意味着宝宝的免疫力比较低，医学上就叫作“复感儿”，就是会反复感染的宝宝。宝宝在接受规范的、足疗程的中耳炎治疗时，也要通过均衡营养的饮食、多去户外运动、多晒太阳、保证足够的睡眠来提高免疫力。

如果宝宝得的是过敏性中耳炎，也叫作分泌性中耳炎，在规范治疗中耳炎的同时，也要进行抗过敏的综合治疗。

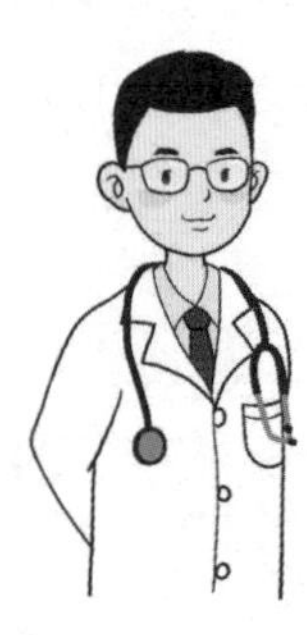

我会强调要“治疗规范、足疗程”，是因为很多爸爸妈妈觉得“是药三分毒”，加之给宝宝喂药困难，往往会在宝宝症状一缓解或一消失就马上停药了。以感染性中耳炎为例，宝宝耳内仍可能有少量脓性分泌物，不过症状不明显，这也为下次复发留下了一个“尾巴”，这也是一些中耳炎宝宝难以“断根”的原因。

6 宝宝擤鼻涕总是很用力，会不会引起中耳炎？

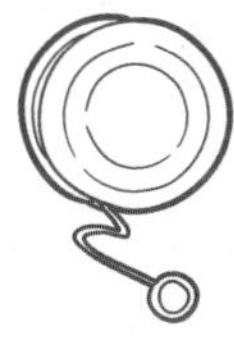

答案是肯定会的！如果鼻涕是浓稠的鼻涕，就是细菌感染引起的，用力擤鼻涕时，鼻涕就可能通过咽鼓管反流到耳朵里，里面的细菌就会跟着进去了，于是便会引起中耳炎。特别是小宝宝的咽鼓管比较短，在头部还暂时呈水平位置（等年龄大些，会斜着长，耳端高鼻端低，能一定程度上降低反流风险），反流的风险更高。

2岁以内的宝宝是不会擤鼻涕的，爸爸妈妈也不用特意去教，如果发现宝宝鼻腔里有鼻涕出不来，可以用吸鼻器来吸。如果鼻涕比较黏稠，可以用点药将鼻涕稀释了，就容易吸出来了，稀释鼻涕的药物可以选择喷鼻的药，也可以口服有化痰功效的药。洗鼻也有稀释鼻涕，帮助鼻涕出来的作用。

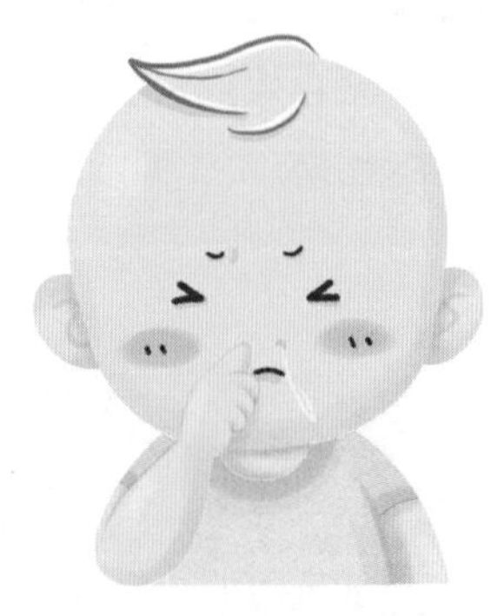

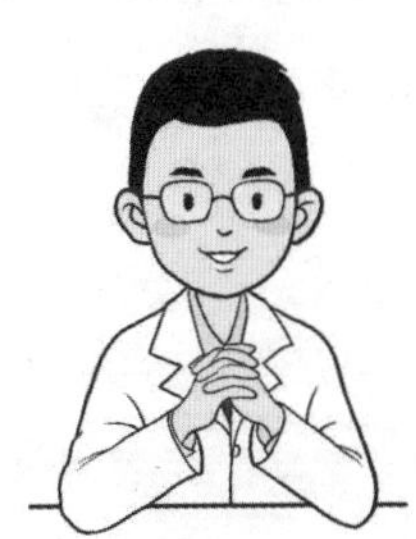

等宝宝 2 岁以后，爸爸妈妈可以尝试教他正确地擤鼻涕的方法。就是用手指压住一个鼻孔，另一个鼻孔轻轻用力将鼻涕擤出来。如果同时捏住两边用力擤鼻涕就容易出现刚才说的反流的情况。

还有一种情况是宝宝因过敏性鼻炎有鼻塞同时也有鼻涕的问题，这时先别急着擤鼻涕，用喷鼻药解决了鼻塞问题后，鼻涕自然就容易出来了。

7 宝宝特别喜欢游泳，但每年游泳后总会得中耳炎，有办法预防吗？

爸爸妈妈会以为宝宝是耳朵里进水引起了中耳炎，其实如果宝宝的鼓膜是正常的（没有穿孔），水是不会进入中耳道，引起中耳炎的。

宝宝游泳时耳朵里进的水比较多，且水也不太干净，又一直没有引流出来，是有诱发外耳道炎的风险的。如果知道宝宝游泳时耳朵进了水，爸爸妈妈可以尝试用干净的棉球帮宝宝把水吸出来。

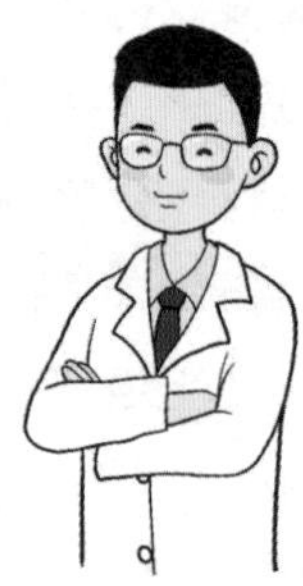

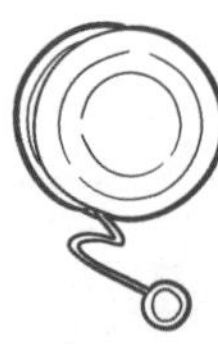

游泳引起的中耳炎往往是由于呛水引起的。但游泳不呛水是不太现实的，但呛水后是否会引起中耳炎与宝宝的免疫力密切相关。所以我建议爸爸妈妈，一是可以教宝宝游泳时正确的呼吸方法，减少呛水发生的次数，二是不要在宝宝免疫力低时带他去游泳，比如感冒刚好等。

8 宝宝感冒好得很快，就是容易诱发中耳炎怎么办？

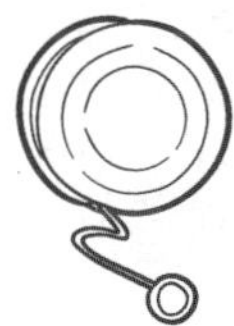

我们的七窍五官都是相通的，有管道相连，这些管道平时起着疏通、引流的正面作用，但当五官中的一个发生感染后，病毒或细菌是可以沿着这个管道转移到其他五官处的。

有部分宝宝感冒后总是会诱发中耳炎，一是要考虑给宝宝提高免疫力；二是要考虑他的咽鼓管等通道是否存在异常，使他比别人更容易患中耳炎，对此建议去耳鼻喉科做更为详细的检查；三是要排查下宝宝是否有不好的生活习惯，比如说错误的擤鼻涕的方式等。

9 宝宝中耳炎导致鼓膜穿孔，以后的听力会受影响吗？

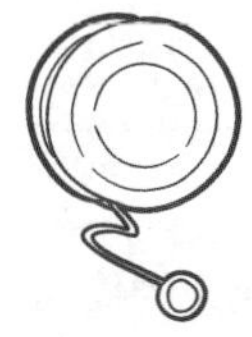

如果鼓膜穿孔，孔比较小的话，它是可以自己长回去的；如果穿孔比较大，耳鼻喉科医生通过修复术可以把破损的鼓膜修补完好，一般来说是不会影响听力的。

但如果中耳道反复感染，出现了炎症粘连、组织纤维化，破坏了解剖结构、影响了中耳，甚至内耳功能，是可能影响听力的。

10 宝宝耳朵里的脓液、耳屎该如何清理？

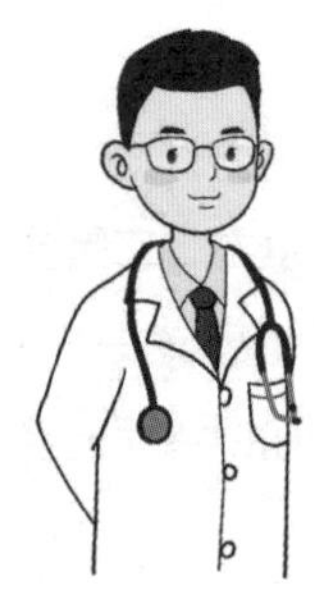

无论脓液是中耳炎导致鼓膜穿孔流出来的，还是来自外耳道的脓液，都不建议由爸爸妈妈自己给宝宝清理，最好带宝宝及时就医，让医生在治疗的过程中进行清理。

如果是耳屎的话，其实一般情况下也不需要清理。耳屎的学名叫作耵聍，是外耳道的分泌物，它是具有保护性的，可以把不慎进入耳道的灰尘、病原体包裹在一起，最后变成耳屎。耳道内有纤毛系统，纤毛通过摆动就可以把耳屎运送出来，所以耳屎是不需要大人去帮宝宝清理的。

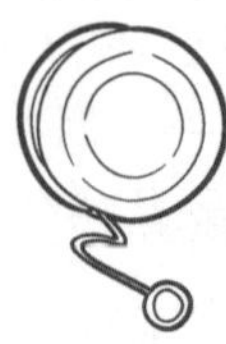

爸爸妈妈如果一定要帮宝宝掏耳朵，可以买那种可视化的掏耳朵工具，这种工具头部可发光，并带有摄像头，同时还可与手机或电脑相连，这样在掏耳的同时能实时看到耳道内的情况，可控制掏的深浅，不容易损伤宝宝的耳道和鼓膜。

CHAPTER EIGHT

第八章 鼻炎 & 鼻窦炎

1．宝宝会流脓鼻涕，如何知道是鼻炎还是鼻窦炎？·····235

2．鼻窦炎有没有治好的可能？·················236

3．在鼻炎和鼻窦炎的治疗过程中，洗鼻的作用大吗？洗鼻液能长期用吗？·······················237

4．喷鼻剂有哪些？激素类喷鼻剂有副作用吗？·······238

5．治疗鼻炎和鼻窦炎的口服药有哪些？···········239

6. 宝宝同时患有鼻窦炎和过敏性鼻炎该如何治疗？ · · · · · · 240
7. 宝宝每次感冒好得很快，但总会诱发鼻窦炎，怎么办？ · · · 241
8. 宝宝鼻子里有浓稠的鼻涕但是很难擤出来怎么办？ · · · · · 242
9. 宝宝有过敏性鼻炎，医生说游泳对改善过敏性体质有帮助，结果去游了两次就得了鼻窦炎，那患有鼻炎到底适不适合游泳？ · 243

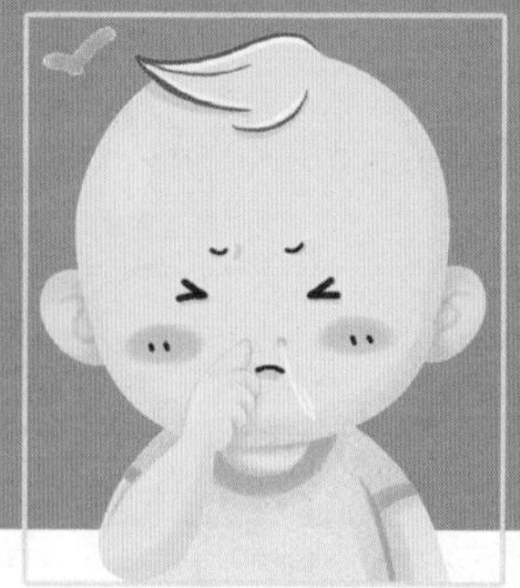

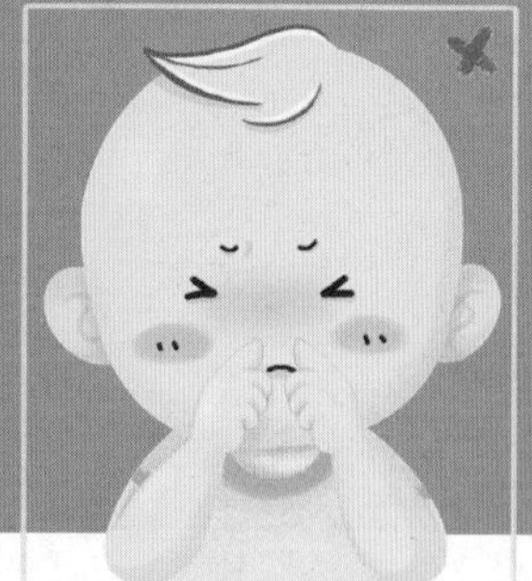

1 宝宝会流脓鼻涕，如何知道是鼻炎还是鼻窦炎？

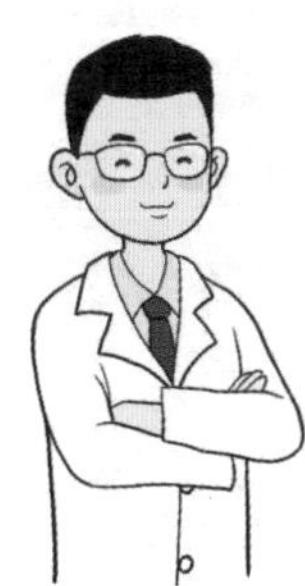

先说说鼻窦是什么吧。如果把鼻比作一套房子的话，鼻腔就是呼吸道的通路，相当于房子的走廊，鼻炎就是这个通路发生了炎症；而鼻窦则是这个通路深入到颅骨内的一个个空气腔，相当于房子的房间，这样的房间共有4对，分别为上颌窦、筛窦、额窦和蝶窦，能起到增大呼吸黏膜面积，对吸入的空气加温、加湿的作用，鼻窦炎就是这8个小房间发生了炎症。

宝宝患上的鼻窦炎大多是感冒后引起的急性鼻窦炎，大多数是在儿科就医，医生会做个简单的判断，比如说宝宝有鼻塞或者是流脓的鼻涕，且还有额头痛（两个眉毛之间的眉心处），或者是上颌部痛（眼睛的下面），医生也会压一压或者是叩击以上部位，如果有压痛或叩击痛，很有可能是鼻窦炎。如果要确诊的话，可以做个头部的CT，或者是耳鼻喉科医生用鼻内镜也可以确诊。

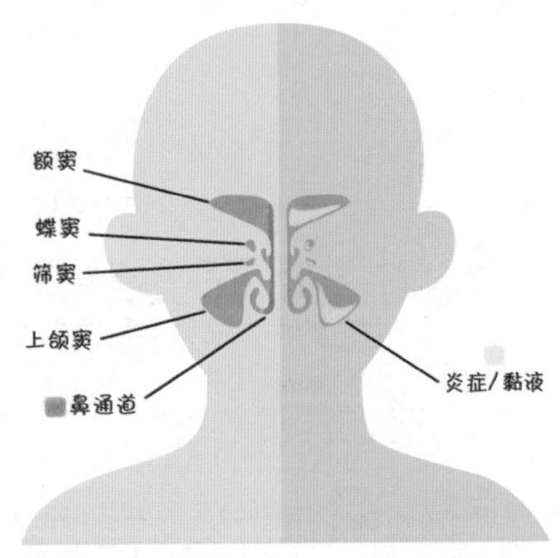

2 鼻窦炎有没有治好的可能？

答案是肯定的，无论是急性鼻窦炎还是慢性鼻窦炎都要积极治疗。大部分宝宝患上的是急性鼻窦炎，治疗起来更容易些。

我会鼓励家长一定要坚持让宝宝接受规范、足疗程的治疗，也就是不能少于 4 周，即使宝宝已经没有鼻涕了，仍要坚持给他完成全疗程的治疗。因为鼻窦的腔隙狭小、位置也比较深，一旦感染不容易彻底清除，坚持足疗程治疗也是治愈的关键。

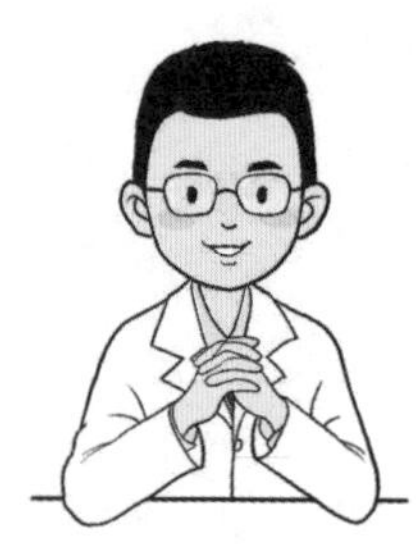

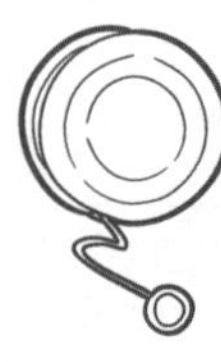

如果宝宝患上的是慢性鼻窦炎，治疗起来会棘手些，绵延的时间会比较长。但和成人相比，宝宝的免疫系统是越来越好，体质也能打个翻身仗，积极治疗的话，治愈的概率仍比较高。如果病情非常严重的话，耳鼻喉科医生可以用鼻内镜下的小手术等方法，来增大治愈的概率。

慢性鼻窦炎的治疗更要强调规范和足疗程，药品不要吃吃停停，这样则很难治愈，有些宝宝从急性鼻窦炎发展到慢性鼻窦炎，也往往是由于急性鼻窦炎治疗期间用药用一用、停一停导致的。

3 在鼻炎和鼻窦炎的治疗过程中，洗鼻的作用大吗？洗鼻液能长期用吗？

鼻炎和鼻窦炎的治疗方法，包括洗鼻、喷鼻、口服药等。洗鼻在其中扮演重要的角色。

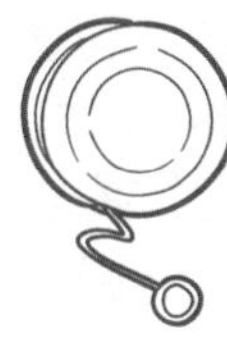

洗鼻以前多在医院进行，现在很多家庭自己也备有洗鼻器，可以把洗鼻液带回家，自己给宝宝洗。洗鼻液分为几大类：一类是生理盐水（0.9%的氯化钠）；一类是海盐水；一类是高渗透压的氯化钠（浓度高于0.9%的氯化钠）。还有些洗鼻液是在生理盐水里加了薄荷或其他药物做出复方制剂。

患鼻窦炎的宝宝鼻窦里面会产生一些脓性的分泌物，分泌物流到鼻腔里面来，如果引流不畅炎症就不容易好，宝宝也会感到很难受。洗鼻的作用之一就是把这些分泌物稀释并进行冲洗，使它可以更好地流出来，保持整个鼻腔的通畅。

洗鼻的另外一个作用就是清洗鼻腔可能接触到的、从空气中吸进的一些过敏原，这样就不容易再次诱发这种过敏或者是炎症反应。

所有的洗鼻液都有以上两种作用，如果是含有药物的洗鼻液或者是高渗透压的氯化钠洗鼻液还有第三个作用，就是能够减轻鼻腔黏膜的水肿和炎症反应。

如果是高渗透压的氯化钠，不建议长期使用。生理盐水最安全、最常用，可以长期使用。

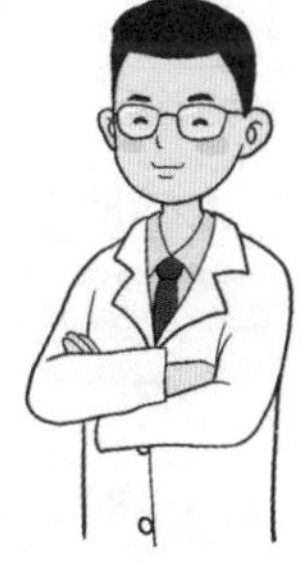

如果宝宝鼻涕过于黏稠，洗鼻也不容易排出的话，也可以考虑到医院来洗鼻，医院洗鼻一般是负压吸引，更容易把脓鼻涕吸出来。

4 喷鼻剂有哪些？激素类喷鼻剂有副作用吗？

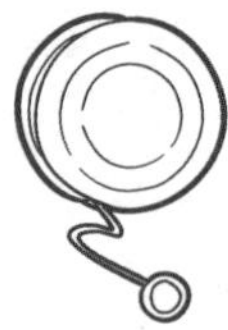

喷鼻药也是分为几类。一类是激素类喷鼻药，如内舒拿、雷诺考特等，4~6岁以上的宝宝才能用激素类喷鼻剂；还有一类就是非激素类喷鼻药，包括抗过敏的喷鼻剂，如立复汀、爱赛平，以及疏通鼻腔的喷鼻剂，如羟甲唑啉等，非激素类喷鼻剂适合所有年龄段的宝宝。

喷鼻剂的主要作用是减轻局部的炎症反应、抗过敏、缓解细胞水肿。和非激素类喷鼻剂相比，激素类喷鼻剂的效果更强，可以说是前者的“升级版”，因此只要年龄上许可的话，激素类喷鼻剂是首选。很多爸爸妈妈听到“激素”两个字就很怕，其实喷鼻剂里激素的含量极少，加之作用于局部，副作用可以忽略不计。个别宝宝长时间用的话，可能容易有鼻出血的风险，这种情况下可以停用一段时间。

这里要提醒的是，羟甲唑啉连续使用不超过一周。它的作用机制与麻黄碱类似，都可起到让水肿的鼻腔黏膜收缩的功效，但副作用更小。

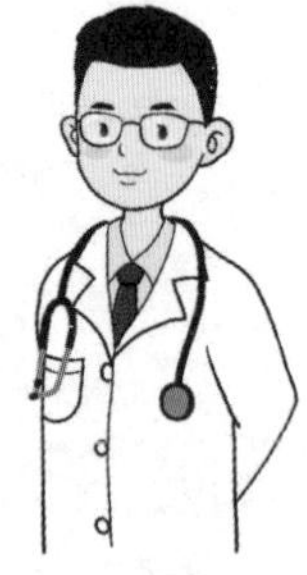

5 治疗鼻炎和鼻窦炎的口服药有哪些？

治疗鼻炎和鼻窦炎的口服药有三种。

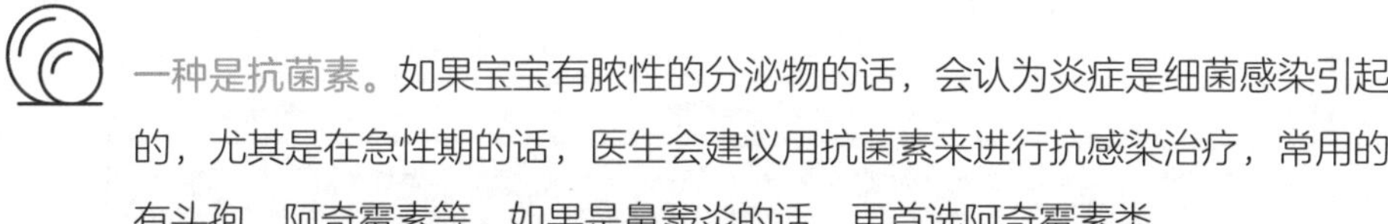

一种是抗菌素。如果宝宝有脓性的分泌物的话，会认为炎症是细菌感染引起的，尤其是在急性期的话，医生会建议用抗菌素来进行抗感染治疗，常用的有头孢、阿奇霉素等。如果是鼻窦炎的话，更首选阿奇霉素类。

一种是抗组胺药。缓解鼻腔水肿、鼻塞，以及其他的过敏反应。哪怕宝宝得的不是过敏性鼻炎，在鼻部有炎症期间，或多或少都会有过敏反应。

第三种是黏液促排剂。如沐舒坦（盐酸氨溴索）、欧龙马、吉诺通（标准桃金娘油）等。鼻窦的开口非常小，如果鼻涕非常黏稠的话，不容易排出来，积在鼻窦内不利于尽快康复，黏液促排剂有利于鼻涕的顺利排出。

6 宝宝同时患有鼻窦炎和过敏性鼻炎该如何治疗？

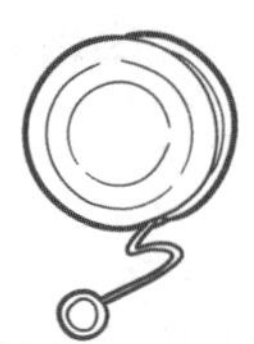

这种情况比较多见，和其他宝宝相比，过敏性鼻炎或过敏性体质的宝宝更容易患上鼻窦炎。

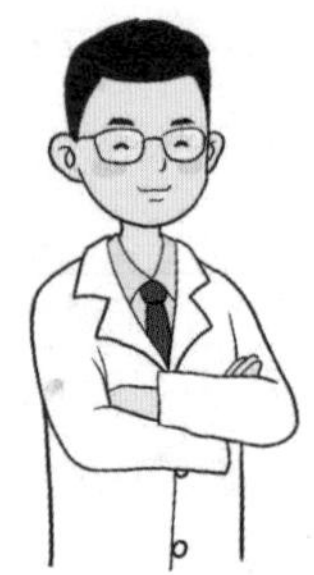

宝宝患有过敏性鼻炎的话，会出现鼻塞、流鼻涕等症状，鼻黏膜处于炎症水肿的状态，这样的话一是会导致分泌物增多，二是鼻黏膜表面细胞的屏障功能下降，对细菌感染的抵抗力降低，更容易继发细菌感染。

另外，此前我们说过鼻窦的开口处非常狭小，鼻腔内轻微的炎症都可能导致这个开口堵塞、引流不畅，鼻窦内的分泌物累积在里面出不来，就容易继发更为严重的感染，也就是鼻窦炎。

是单纯的鼻窦炎还是合并有过敏性鼻炎的鼻窦炎，治疗起来是类似的。抗感染、引流通畅、抗组胺药，这三种药都会用到。如果是鼻窦炎合并过敏性鼻炎，会更强化抗过敏的治疗，用药力度更大。

另外，当宝宝的鼻窦炎好了以后，还要继续坚持过敏性鼻炎的治疗，这样才能预防鼻窦炎的复发。

7 宝宝每次感冒好得很快，但总会诱发鼻窦炎，怎么办?

如果宝宝每次感冒后都会诱发鼻窦炎，比较常见的原因是宝宝此前的鼻窦炎没有彻底治好，鼻窦内仍有细菌感染的分泌物。这相当于“病根”未除，只是由于分泌物比较少，鼻塞、流鼻涕、疼痛的症状不典型，爸爸妈妈以为好了。但当宝宝感冒时，鼻腔内处于炎症反应的状态时，就可能把鼻窦的“门”堵死了，或者堵得只剩一个很小的缝，里面的分泌物出不来，导致原本就没有好的鼻窦炎症状再次加重。所以说，鼻窦炎的治疗要行规范、足疗程，哪怕宝宝没有症状了，也要坚持用够4周的药。

如果宝宝每次感冒后都会诱发鼻窦炎，有一种可能是宝宝鼻窦黏膜的局部免疫力比较低，宝宝可能是过敏性体质或本身就有过敏性鼻炎。

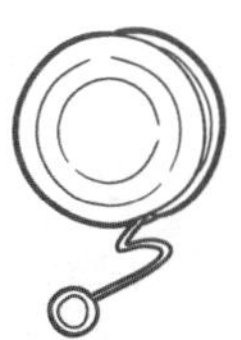

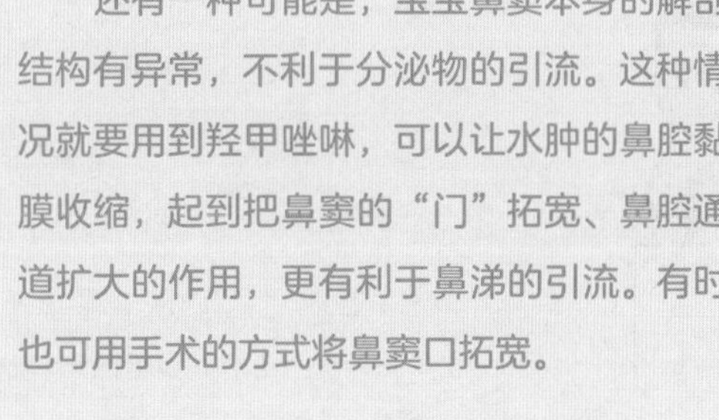

还有一种可能是，宝宝鼻窦本身的解剖结构有异常，不利于分泌物的引流。这种情况就要用到羟甲唑啉，可以让水肿的鼻腔黏膜收缩，起到把鼻窦的“门”拓宽、鼻腔通道扩大的作用，更有利于鼻涕的引流。有时也可用手术的方式将鼻窦口拓宽。

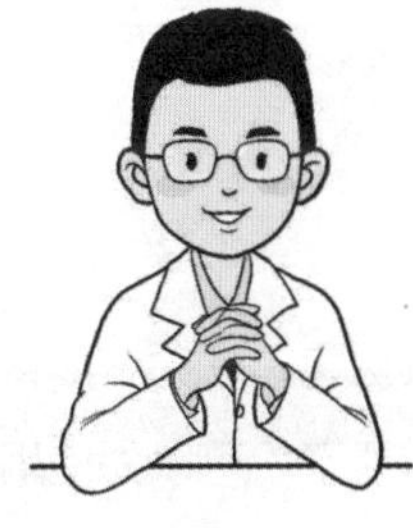

8 宝宝鼻子里有浓稠的鼻涕但是很难擤出来怎么办？

对于这个问题，可以多管齐下。一是可以用黏液促排剂将鼻涕稀释后，则更容易排出。二是可以用洗鼻的方法，帮助鼻涕排出。三是教会宝宝正确的擤鼻涕方法（适用于两岁以上的宝宝，两岁以下的宝宝掌握不了擤鼻涕的技巧，建议用吸鼻器）。

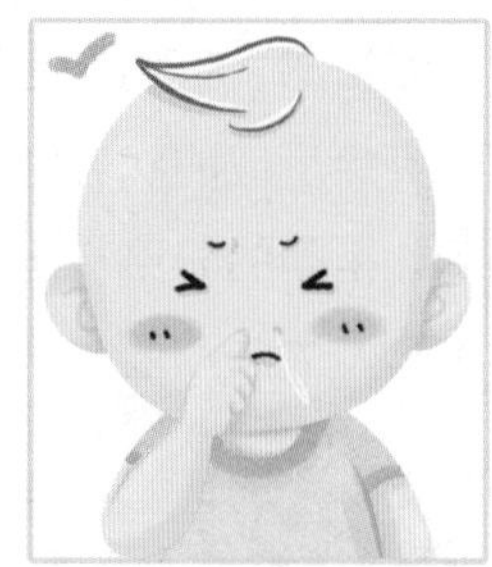

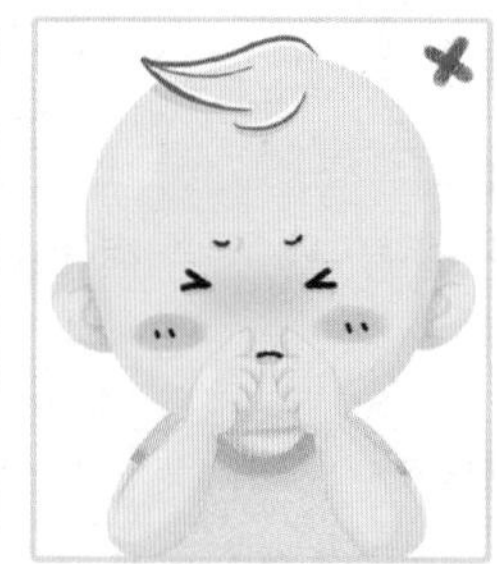

正确擤鼻涕的方法就是按住一个鼻孔，另一个鼻孔轻轻用力呼气，用气将鼻涕冲出来。错误的方法是，同时按住两个鼻孔用力，这样脓性分泌物反而有反流回鼻窦的可能，或顺着咽鼓管进入中耳道，引起中耳炎。

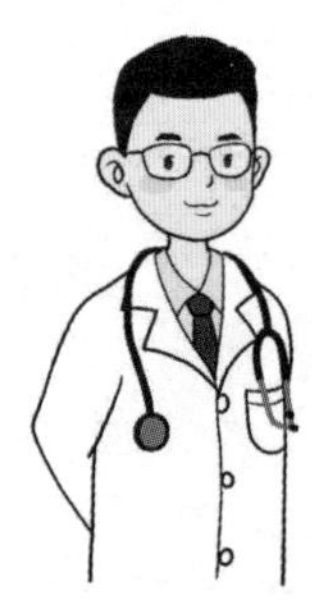

如果宝宝的鼻涕堵得太严重，或者本身有过敏性鼻炎，鼻塞很厉害，就先不要盲目用力擤鼻涕，哪怕你只按住一个鼻孔，也相当于把两个鼻孔都按死了，可以先使用喷鼻剂疏通了鼻通道后，再擤鼻涕。

9 宝宝有过敏性鼻炎，医生说游泳对改善过敏性体质有帮助，结果去游了两次就得了鼻窦炎，那患有鼻炎到底适不适合游泳？

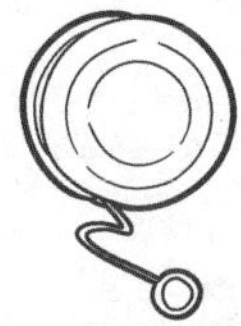

对于有过敏性鼻炎、哮喘，或本身是过敏性体质的宝宝，游泳其实是很好的运动，长期坚持，再加上均衡的饮食、充足的睡眠，体质是可以打个翻身仗的。

游泳引起鼻窦炎主要是呛水时泳池里不干净的水进入鼻窦，造成了感染。爸爸妈妈可以通过教宝宝游泳时正确换气的方法，减少呛水的次数。但游泳呛水其实是很难避免的，对于健康的宝宝呛水也没有问题，但当宝宝免疫力低下、鼻黏膜屏障功能比较差时，呛水后就容易患上鼻炎或鼻窦炎。

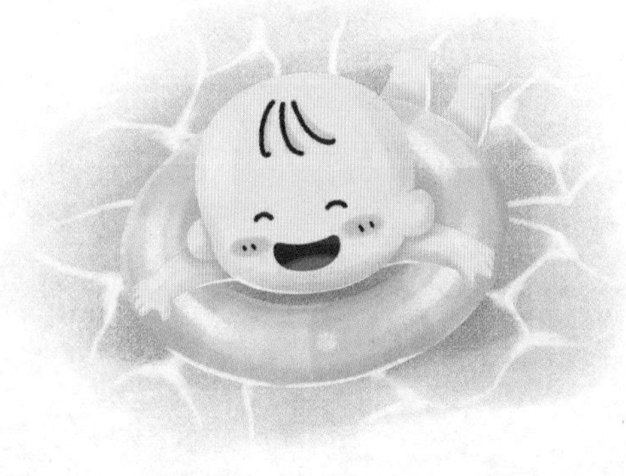

所以我建议，宝宝如果正处于过敏性鼻炎急性期，或者是鼻窦炎的急性期、刚刚恢复期则不适合游泳。

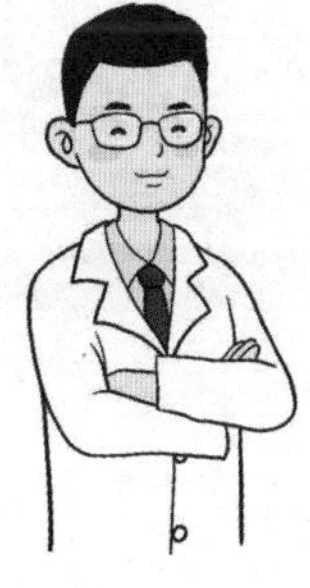

CHAPTER NINE

第九章 营养类相关疾病 & 生长发育

1．给宝宝做每餐饭都费尽心思，医生却说宝宝营养不足，这是怎么回事？ · 246

2．我家宝宝长得偏瘦，老人认为是营养不良导致的，如果到医院需要做什么检查？ · · · · · · · · · · · · · · · · 247

3．宝宝查出来是缺铁性贫血，该如何补铁？ · · · · · · · · · 248

4．如何知道宝宝的身高、体重是在正常范围？ · · · · · · · · 249

5．如何判断宝宝是长得晚，还是长得矮？ · · · · · · · · · · 250

6．宝宝身高偏矮是否与经常感冒、拉肚子有关？ · · · · · · · 251

7．宝宝消化不良，长得不高怎么办？ · · · · · · · · · · · · · 252

8. 除了饮食，在生活中还可以做些什么帮助宝宝长高？ · · · 253
9. 宝宝个头偏矮，邻居建议要趁早打生长激素，几岁去打比较合适？ · · · 254
10. 每天补充多少维生素 D 比较合适？ · · · 255
11. 去药店买维生素 D，店员拿出的却是鱼肝油，这两者有什么区别吗？ · · · 255
12. 宝宝 6 个月了，我的奶水变稀了，老人说没有营养了，是不是该断奶了？ · · · 256
13. 羊奶、骆驼奶会不会更有营养，可以给宝宝喝吗？ · · · 257

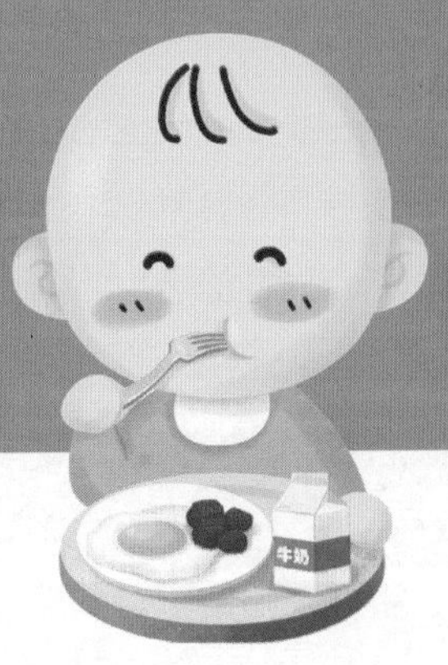

1 给宝宝做每餐饭都费尽心思，医生却说宝宝营养不足，这是怎么回事？

现在物质这么丰富，绝大多数家庭都不为吃饭问题发愁，但门诊中营养不足的宝宝并不少见。营养不足有三类情况。

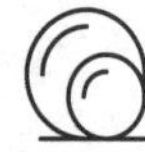

一类是蛋白质摄入不足，也就是说宝宝的蛋、奶、肉吃得不够，这种常与爸爸妈妈存在饮食、营养的认识误区有关。在门诊中我遇到过这样的宝宝，之前看过中医，医生说宝宝脾胃虚弱，暂时不能吃肉，结果爸爸妈妈误解了医生的话，半年没有让宝宝吃肉，这是不正确的饮食限制导致宝宝营养不足。

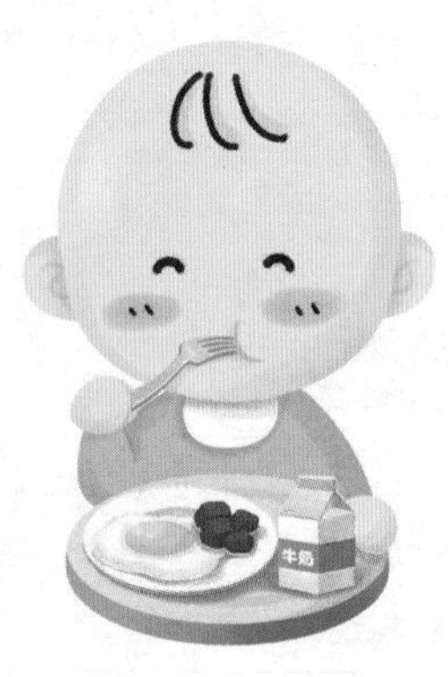

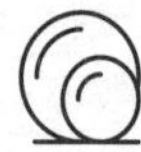

第二类是热能营养不良，就是说宝宝摄入的总的热量不够，通俗地说就是宝宝吃得太少了。

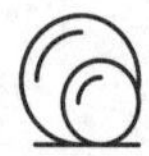

第三类就是宝宝吃的并不少，但他本身有疾病，比如消化酶不足、炎症性肠病等导致食物无法得到很好的消化、吸收，这种情况就需要找到病因，并进行针对性的治疗。

2 我家宝宝长得偏瘦，老人认为是营养不良导致的，如果到医院需要做什么检查？

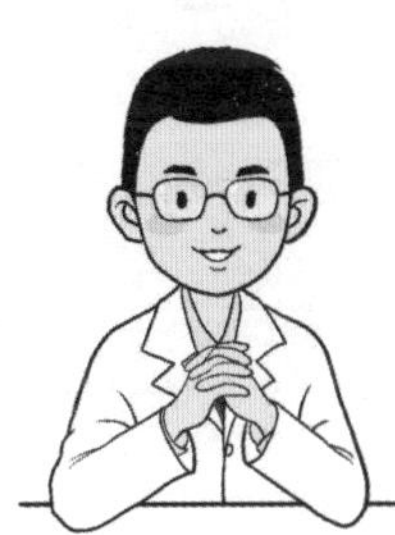

面对一个被家人怀疑营养不良而来就医的宝宝，我会做四件事，基本上就能够判断宝宝有没有营养不良，如果有营养不良那么是轻度、中度，还是重度的。

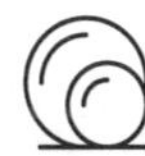

第一，对他的膳食进行调查，看他的一日三餐是否合理、科学。

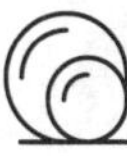

第二，询问他的病史，以及目前有没有营养不良的表现，比如容易疲倦，容易感染，吃得不好，大便不好，精神不好，身高体重增长得慢等。

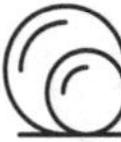

第三，对宝宝进行体格检查。包括测量他的身高、体重、左上臂脂肪厚度、皮肤弹性等。

第四，给他开具一些检查单，抽血检查铁蛋白、血红蛋白等与营养不良有关的指标。

3 宝宝查出来是缺铁性贫血，该如何补铁？

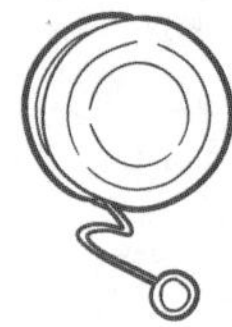

对于缺铁性贫血的宝宝，可以直接补充铁剂，比如说琥珀酸铁、聚氨酸铁等。另外在日常饮食中可以多吃些含铁多的食材，比如蛋黄、肝脏、瘦肉等。中医认为气血是一体的，所以也强调气血双补，日常可以用太子参、党参、黄芪、枸杞给宝宝煲汤喝。

这里要提醒的是，如果宝宝本身有地中海贫血，又有缺铁性贫血，那么补铁时要见好就收，适可而止。这是因为患有地中海贫血的宝宝对体内铁的利用能力有障碍，这时如果补铁补多了，就可能造成过多的铁沉积在各个器官，导致器官损害。

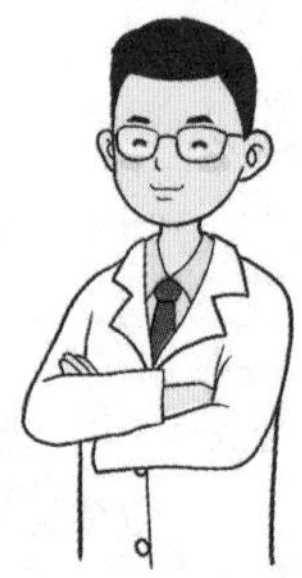

对于没有地中海贫血的宝宝，哪怕补铁补多了，也会自然排掉不会造成器官损害。

4 如何知道宝宝的身高、体重是在正常范围？

爸爸妈妈带宝宝去做儿童保健时，会看到儿保医生把宝宝的身高体重数据放入一个表格中对照查看，以此来确定宝宝的身高体重在哪个范围。

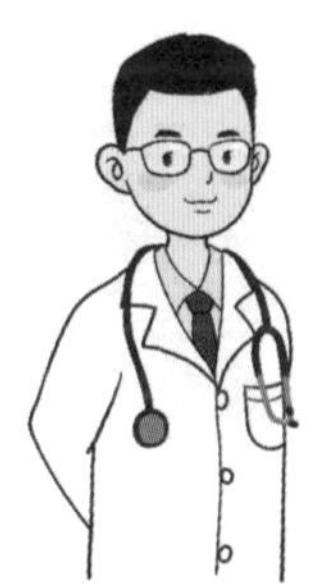

我可以教大家一个比较简单的方法来判断宝宝的身高体重是不是在正常的范围。

身高：大部分宝宝出生时的身高是50厘米，一岁时应该是75厘米，两岁时是85~87厘米。两岁之后每年长高5~7厘米，如果宝宝每年身高增长低于5厘米，就要考虑他的生长曲线是有问题的。

体重：足月单胎宝宝出生时的体重是3.2~3.3公斤，出生后的头三个月每个月会增长1~1.2公斤，出生后的第4、5、6个月每个月平均增长0.5公斤，出生后的第7、8、9、10、11、12个月每个月平均增长0.25公斤。等到宝宝一岁时体重应该在9~10公斤的范围之内，两岁时体重是12公斤左右，两岁之后每年的体重要增长2公斤，也就是说每个季度要增长1斤，如果与这个值差距太大，就要考虑是否有营养摄入不足了。

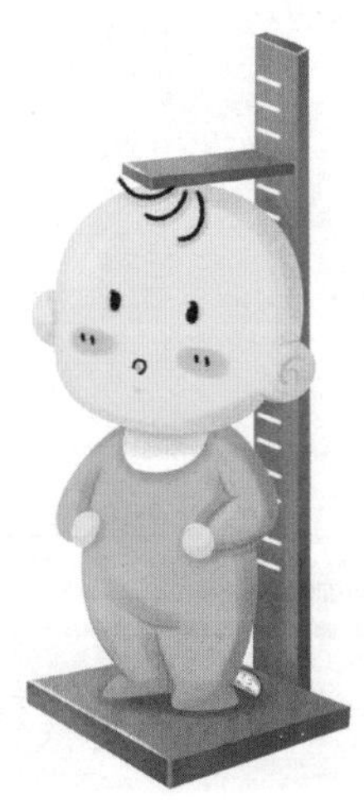

5 如何判断宝宝是长得晚，还是长得矮？

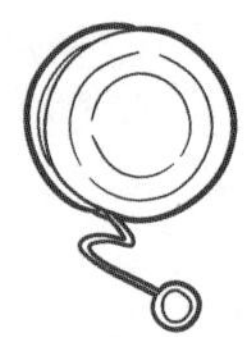

宝宝的身高发育确实有早晚之分，如果父母中有一方是属于身高发育较晚的，那么宝宝也有可能出现这种情况。

医院的判断方法是测量骨龄，如果一个 7 岁的孩子骨龄测试只有 6 岁，那么他的身高就应该和 6 岁的孩子相比，来判断他长得高还是矮。如果这个孩子的身高虽然比同龄的孩子高，但一检测骨龄，他的骨龄已经 9 岁了，那么他的这个身高偏高一点就是“假象”了，因为他应该与 9 岁孩子的身高做比较。

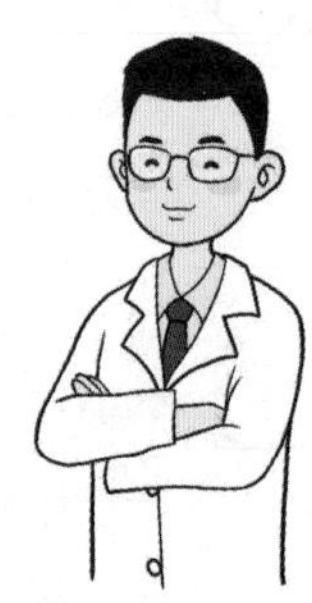

一岁以上的宝宝就可以测骨龄了，一般宝宝身高偏矮，或者怀疑有性早熟时会测骨龄。

6 宝宝身高偏矮是否与经常感冒、拉肚子有关？

从临床观察看，影响宝宝身高发育最常见的原因是经常生病，比如腹泻、上呼吸道感染、肺炎、中耳炎等。如果宝宝一年中上呼吸道感染次数在6次以上、肺炎2次、中耳炎2~3次，在医学上就被称作“复感儿”，“复感儿”的免疫力通常较差，身高也很可能略逊于其他宝宝，因为每一次生病对孩子的身高发育都是一次“打击”。如果宝宝一年中腹泻超过3次，那么也很可能对他的身高发育造成不良影响。

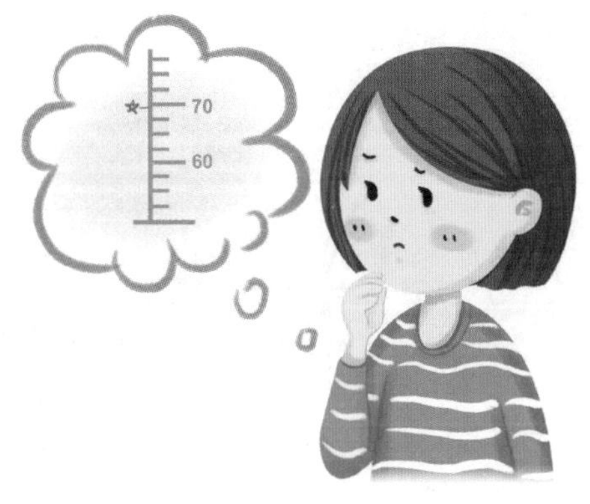

对于这些经常生病的宝宝该怎么追身高？

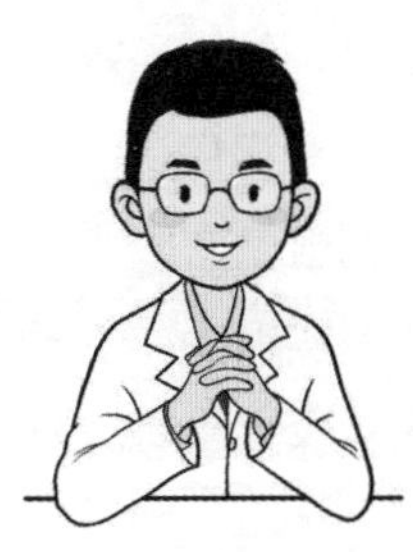

现在的宝宝待在室内的时间太长了，要多参与户外运动，提高免疫力，减少来年生病的概率。另外爸爸妈妈还可以在宝宝的饮食上下些功夫，尽可能饮食均衡，每餐要保障有蛋白质（鱼/肉/蛋/奶）和纤维素（水果/蔬菜）的摄入，另外要保障宝宝大便通畅。

宝宝消化不良，长得不高怎么办？

影响宝宝身高发育，另一个常见原因是宝宝有厌食、功能性消化不良的问题。

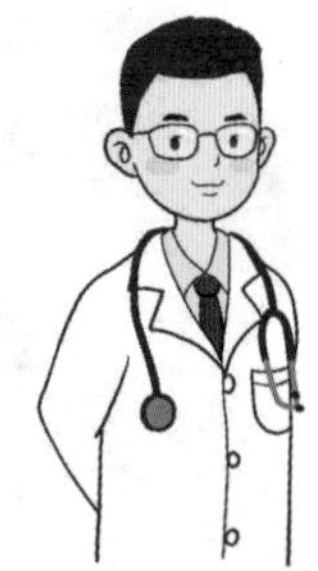

食物是身体发育的营养来源，如果宝宝厌食，吃的食物不够量，那么这意味着他身高发育的“原料”不足。如果宝宝功能性消化不良，这意味着即使有足够的“原料”，身体也不能充分吸收利用。

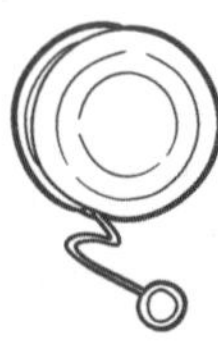

爸爸妈妈可以日常观察宝宝，如果平时偏食比较严重，饮食量不够，大便不规则（便秘或不成形），则提示宝宝可能有以上问题。短时间的消化不良未必会影响身高发育，但这一问题若长时间存在，则有可能对身高发育造成不良影响。医生在给出功能性消化不良的诊断前，通常要先排除是否有严重的胃肠问题，如胃炎、感染性肠炎等。

对于这些宝宝，可以借助药物改善消化功能。当然最重要的是，爸爸妈妈要保证孩子能够均衡饮食，并帮孩子养成良好的饮食习惯，爸爸妈妈的饮食误区也要纠正。比如说，有些爸爸妈妈喜欢煲老火汤给宝宝喝，宝宝胃的容量有限，饭前喝了太多的汤，势必会影响固体食物的摄入，另外汤内的营养其实很少，主要的营养成分都在汤渣里。还比如有些宝宝喜欢一边吃饭一边喝水，这样水会稀释胃酸，也会影响食物的消化，这些习惯都要纠正。

8 除了饮食，在生活中还可以做些什么帮助宝宝长高？

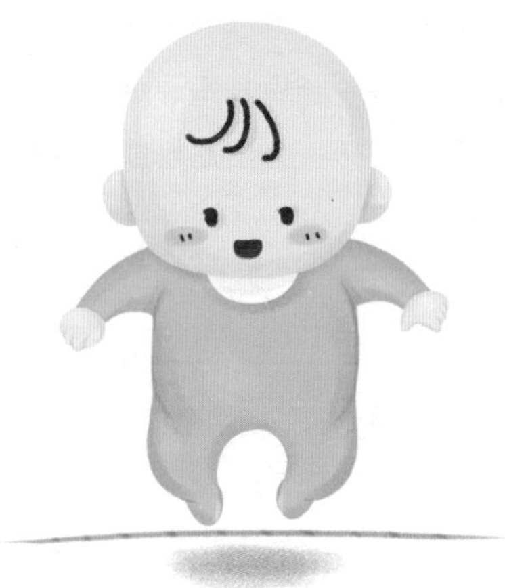

爸爸妈妈可以多让宝宝做跳跃类运动，如跳绳。可以让宝宝连续跳绳5~10分钟，跳至心跳加快、气喘、微微出汗。这样的跳跃对骨骺是个刺激，有利于长骨的生长。经常做跳跃运动的宝宝，不仅会长得高，且双腿修长，体形好看。

另外还要让宝宝晚上早点睡觉，除了保证有足够的睡眠时间外，还要保障他的熟睡时间是足够的，因为我们的生长激素是在熟睡时分泌的。

如果宝宝有鼻塞、扁桃体肥大的症状，也会影响他们的睡眠。他们的睡眠时间可能足够长，但睡眠时不停翻身，很难进入深睡眠，那么宝宝的身高发育也可能受到影响，建议爸爸妈妈要及早带宝宝去就医。

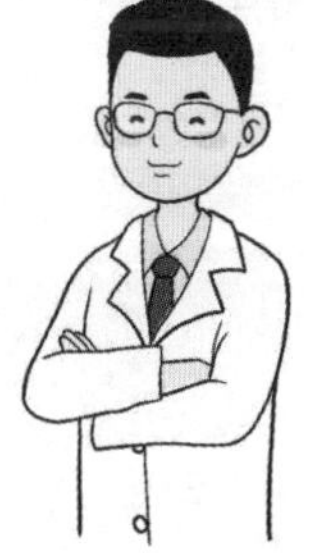

9 宝宝个头偏矮，邻居建议要趁早打生长激素，几岁去打比较合适？

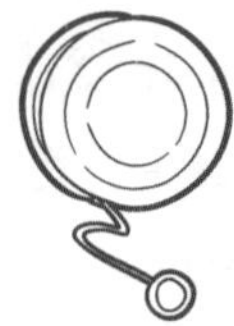

在很多爸爸妈妈心目中，生长激素就是“灵丹妙药”，只要一补充孩子增高就没问题。但宝宝个子矮并不一定就是生长激素缺乏，有些是与营养摄入与吸收有关，有些是与性激素有关，所以不意味都需要补充生长激素。

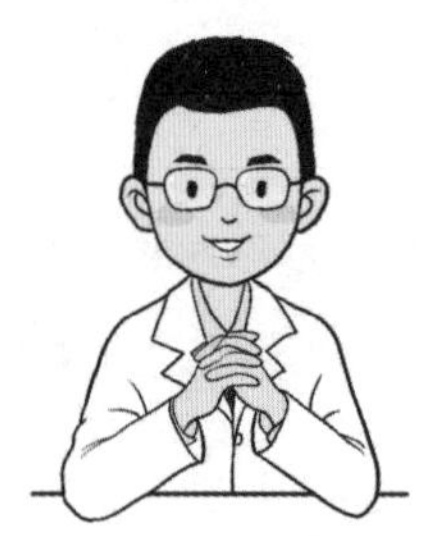

补充生长激素是非常专业的，一定要经过儿童内分泌专科医生的评估后，才可治疗。女孩最好在 11 岁前，男孩最好在 13 岁前治疗，当然越早发现治疗效果越好。

目前的生长激素是没有口服的，只有针剂型，需要每周到医院来打5~7次针，而且费用也比较高。

10 每天补充多少维生素D比较合适？

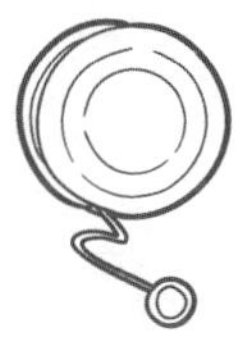

维生素D可以帮助钙的吸收，否则补再多的钙吸收不了也没有用。宝宝若有足够的户外活动时间，身体是可以合成足够的维生素D的，而且这种人体合成的维生素D效价很高，这要求孩子在只露出手和脸的情况下在户外活动至少两个小时。如果宝宝户外活动不足，就需要补充维生素D了。

一般建议，如果是母乳喂养的孩子，出生两个星期内就要开始补充维生素D，每天补充量是400个国际单位，这是因为乳汁里面的维生素D含量很少。那如果是配方奶粉喂养的孩子，配方奶粉中一般是添加了维生素D，如果配方奶粉中已添加了足够的维生素D，就可以不用额外补充了。

11 去药店买维生素D，店员拿出的却是鱼肝油，这两者有什么区别吗？

自然界中含有维生素D的食物很少，不过特定的鱼的肝脏，比如鳕鱼、鲸鱼的肝脏中维生素D含量都很高。但由于人口增加，资源越来越有限，不可能有那么多鱼肝油，现在售卖的多是用合成方法制成的维生素D制剂，不过仍沿用了以前“鱼肝油”的习惯叫法，并不是真正的鱼肝油。

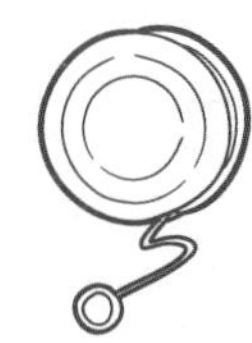

如果从促进钙吸收的角度来看，维生素D制剂和鱼肝油的差别不大。天然的鱼肝油（如鳕鱼鱼肝油）还可能含有其他营养成分，如维生素A、DHA等。

12 宝宝 6 个月了，我的奶水变稀了，老人说没有营养了，是不是该断奶了？

我在很多地方讲课时都会讲到母乳是非常神奇而智慧的，母乳是可以随着宝宝的生长发育而不断发生动态变化的，一直与宝宝的身体需求相匹配，配方奶可以说一直在模仿母乳，但从未能超越母乳。

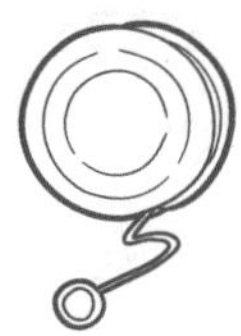

宝宝6个月后本来就到了该添加辅食的月龄，这样他所需要的宏量营养素，比如碳水化合物、蛋白质等可以从辅食中获得，母乳这时已不再是宝宝唯一的“口粮”，母乳中的宏量营养素没有之前那么多了，所以看上去会稀一些，但是它里面仍富含很多微量营养素，属于功能性的，比如乳铁蛋白、益生元、母乳多聚糖、DHA、巨噬细胞等，这些成分能很好地调节免疫功能，促进宝宝肠道的成熟，减少将来发生感染和得过敏性疾病的概率。

所以我一般建议妈妈至少母乳喂养到宝宝 1 岁，有条件的可以喂到 2 岁。

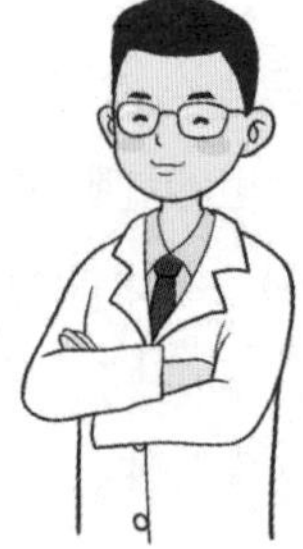

13 羊奶、骆驼奶会不会更有营养，可以给宝宝喝吗？

婴幼儿常喝的配方奶来源是牛奶，然后再进行母乳化改造，加减一些成分，如蛋白质、钙、磷……使得这个奶尽可能接近母乳，这也可以看出母乳才是最好的，配方奶只能无限接近，但无法超越母乳。

但是这个加加减减的过程成本是很高的，我们在专卖店通常买到的羊奶（粉）、骆驼奶（粉）只是经过简单的加工，如脱脂，没有达到配方奶的标准，因此不能给一岁以内的宝宝喝，宝宝一岁以后肠胃功能渐趋成熟，而且营养的摄取来源丰富，不再单一依赖奶了，此时选择喝羊奶（粉）、骆驼奶（粉）问题就不大，宝宝最好两岁以后再喝则更安全。

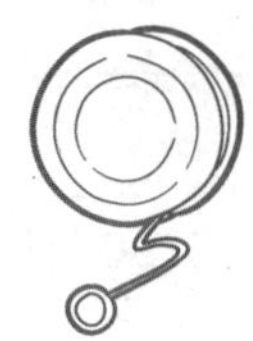

这里要提醒的是，羊奶里面缺乏叶酸和维生素 B12，宝宝如果长期喝羊奶则可能会出现贫血。不过有些羊奶配方奶经过了母乳化改造，补充了缺少的成分，那么这时就可以给一岁以内的宝宝喝。如果没有经过母乳化改造，则建议一岁以后，最好两岁后再喝。

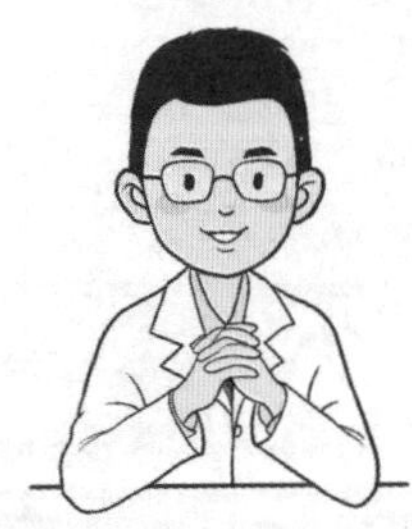

CHAPTER TEN

第十章 急性咽炎 & 喉炎

1. 咽炎和喉炎有区别吗？如何区分？ · · · · · · · · · · · · · · 259

2. 急性喉炎该如何治疗？要住院吗？ · · · · · · · · · · · · · · 260

3. 患有急性喉炎的宝宝在家护理要注意什么？哪种情况要及时回到医院？ · 261

4. 急性咽炎和急性喉炎能自愈吗？ · · · · · · · · · · · · · · · 262

5. 患有急性咽炎的宝宝如何在家护理？宝宝喉咙痛不肯吃东西怎么办？ · 263

6. 两岁以内的宝宝已经得了 3 次急性喉炎，如何预防？ · · · 264

7. 疱疹性咽峡炎如何在家护理？宝宝咽口水都痛，该怎么办？ 265

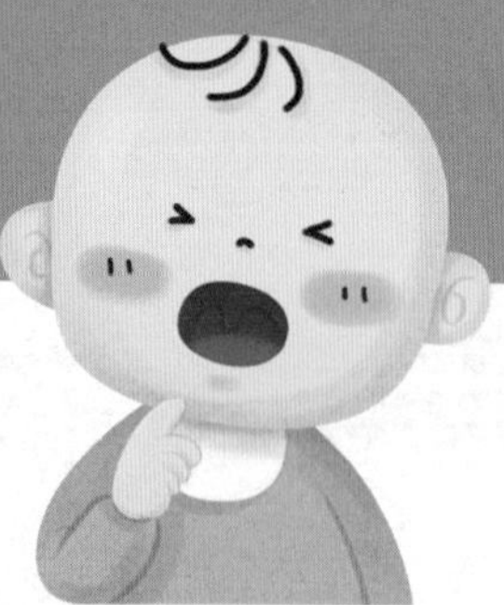

咽炎和喉炎有区别吗？如何区分？

我们常说“咽喉”，所以很多家长以为急性咽炎和急性喉炎是一回事，其实有很大不同。

咽和喉的位置临近，但功能不同。咽部主要包括鼻咽、口咽和喉咽，它是消化道和呼吸道的共同通道，我们可以用来呼吸也可以用来进食。而喉是位于气管以上与下咽部相连接的呼吸的通道，也就是说气管到了快与咽相连时的狭窄部位，可以说是呼吸道的“咽喉要道”、唯一通道，一旦堵塞就可能引起窒息、缺氧。我们成人的喉仅仅是圆珠笔笔帽那样的粗细，宝宝的则更窄了。喉一旦发生炎症，红肿后则可能导致呼吸道堵塞，而且有生命危险，这就是急性喉炎的凶险之处。

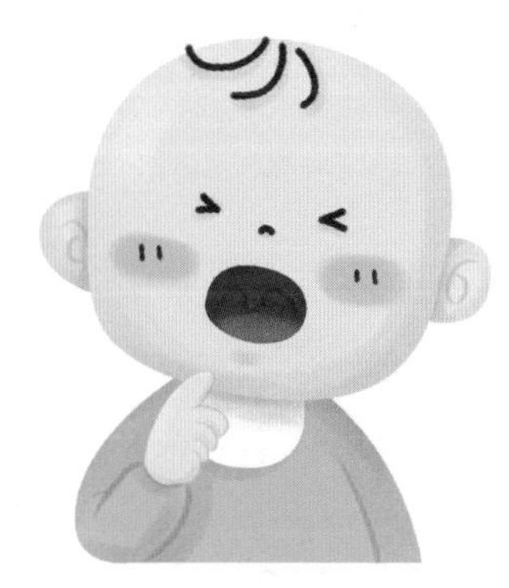

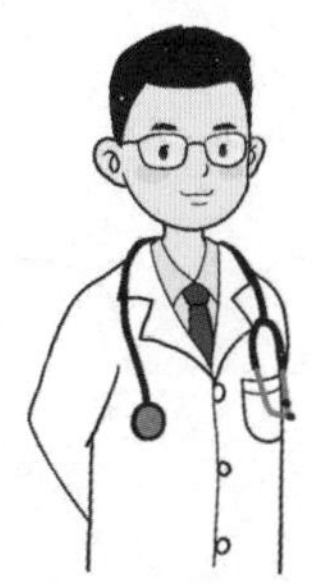

宝宝得了咽炎，会说喉咙痛，甚至吃饭、喝水都会痛，如果是不会说话的宝宝，一喝奶就哭。如果让宝宝张口后，我们能看到舌后软腭处是红红的。如果继发了细菌感染，引起了扁桃体炎，扁桃体会变得肿大、发红。咽炎不会导致严重的后果，不用紧张。

喉的部位比较深，我们不借助专业的设备是看不到的，但宝宝得了急性喉炎后，他会咳嗽得更加频繁，且咳嗽的声音很特别，像狗叫一样，这是声带被病毒感染后水肿导致的。这个时候爸爸妈妈一定要警惕，要尽快带宝宝去看急诊。急性喉炎病情进展很快，可能很快就会进展到缺氧了。

小部分咽炎病情继续进展，就可能蔓延到喉，继发引起急性喉炎。

2 急性喉炎该如何治疗？要住院吗？

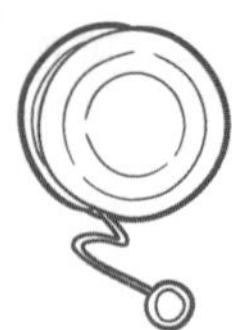

如果妈妈听到宝宝的咳嗽声奇特，像狗叫声，且咳嗽频繁，就要及时带他去医院。

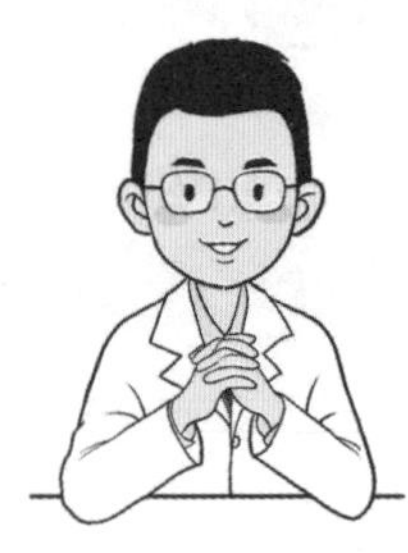

医生会第一时间给宝宝安排雾化治疗。雾化治疗使用的药物中，激素类药物、肾上腺素药物是首选，可以一天雾化多次。口服的药物中包括抗组胺药、抗过敏药，以及激素类药物，如地塞米松等。

这些治疗甚至完全没有考虑针对引起喉炎病毒的治疗，因为“救命要紧”，当务之急就是迅速缓解喉部的炎症、水肿，保持呼吸道通畅。喉炎的用药只需要几天，短期内使用激素类药物不考虑它的副作用。

如果宝宝就医时已经有呼吸费力、呼吸急促、烦躁不安等缺氧的表现，还要及时吸氧治疗。缺氧缺到一定时候烦躁的宝宝会安静下来，整个人看上去特别疲惫，这种安静并非好事，可能需要马上进行气管切开、气管插管等抢救措施。

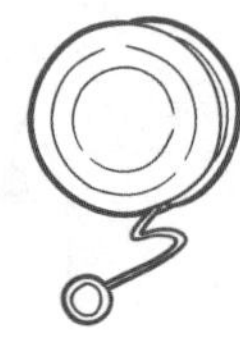

宝宝如果就医比较及时，服用了口服药以及接受了几次雾化治疗后，呼吸平静、轻松，精神安静、放松，如果仅仅咳嗽像狗叫声，也可以回家继续观察，如果家中有雾化机，可在家里做雾化治疗，不一定要住院。在家中如果出现了病情反复，则要及时就医。

3 患有急性喉炎的宝宝在家护理要注意什么？哪种情况要及时回到医院？

宝宝从医院回到家后，爸爸妈妈要注意的是宝宝饮食尽量“常温”“常规”“柔软”，减少对喉部的刺激。

平时喝奶、吃饭稍微热一点没关系，但在急性喉炎这个非常时期，饮食过热会刺激咽喉部，加重水肿，所以尽量把食物放凉一些再吃。给宝宝吃些凉凉的雪糕也是没有问题的。

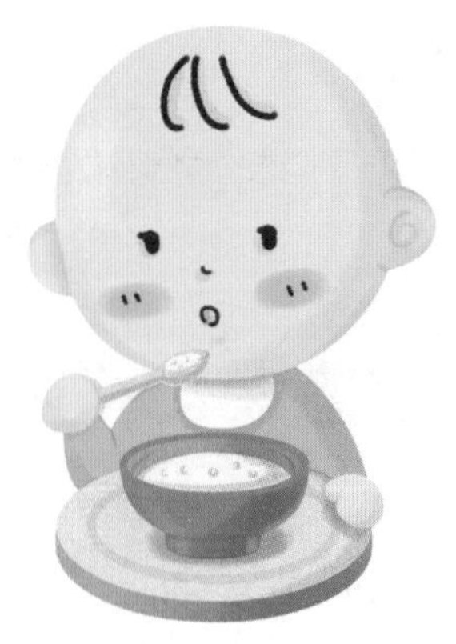

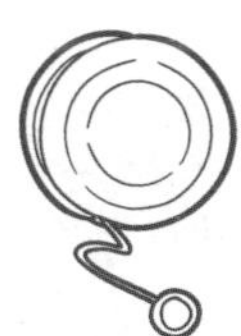

食物要尽可能柔软，比如说流质或半流质，减少对咽喉的刺激。另外宝宝这几天不要吃以前没有吃过的新食物，以免出现过敏反应，加重水肿。特别是对于正在添加辅食阶段的宝宝，这几天就暂时不添加新辅食。

患有急性喉炎的宝宝在家护理，爸爸妈妈最要注意的是宝宝有没有出现缺氧的表现，比如呼吸困难、呼吸急促、烦躁不安、异常哭闹、嘴唇发紫等情况，如果有则要尽快看急诊。

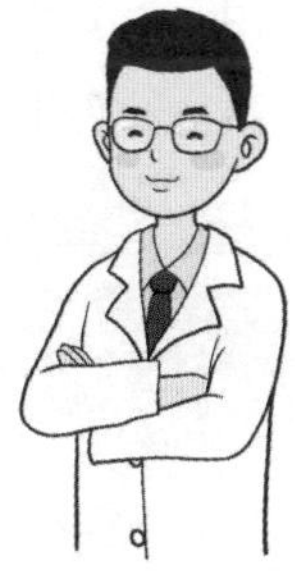

急性咽炎和急性喉炎能自愈吗？

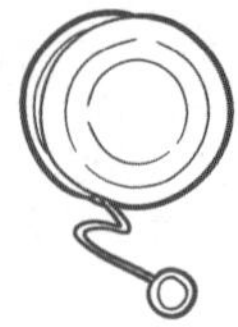

急性咽炎、急性喉炎大多数情况是病毒感染引起的，一般病毒感染才会来势汹汹、进展得比较快，但病毒感染也有自限性，理论上说，如果不治疗也是有可能自愈的。

如果经过医生诊断，宝宝是急性咽炎，是可以不用药的，只要让宝宝在家休息，他是很可能自愈的。

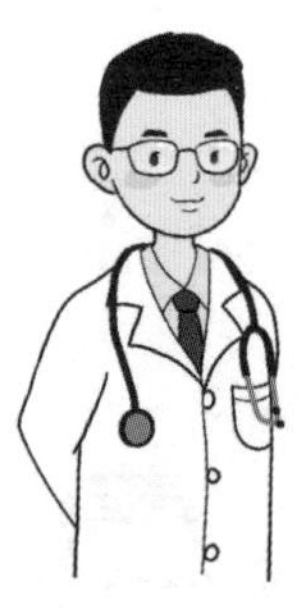

但如果经过医生诊断，宝宝是急性喉炎，这意味着是有生命危险的，则千万不能大意，建议积极治疗。治疗并不是针对病毒本身，而是要迅速缓解喉部水肿、畅通呼吸道。

5 患有急性咽炎的宝宝如何在家护理？宝宝喉咙痛不肯吃东西怎么办？

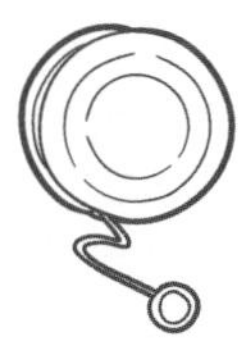

患有急性咽炎的宝宝在家护理期间，要让他多喝水；饮食上要清淡且有营养，以流质或半流质为主，不要太烫；多休息，保障有充足的睡眠。如果宝宝喉咙肿痛得比较严重，可以给他用一些漱口水，能起到局部清洁消毒的作用，用后宝宝会舒服些，另外还可以用一些清热解毒的中成药，如西瓜霜等，能起到消炎止痛的作用。

如果宝宝喉咙痛得无法吃东西，可以让医生开一些专用的漱口水，它不仅有局部清洁消毒的作用，还有局部麻醉的作用，能大大缓解宝宝的疼痛。另外，如果宝宝无法正常进食，可以把牛奶放在冰箱里冷藏一会儿再拿给宝宝喝，凉凉的牛奶宝宝喝着会舒服很多。

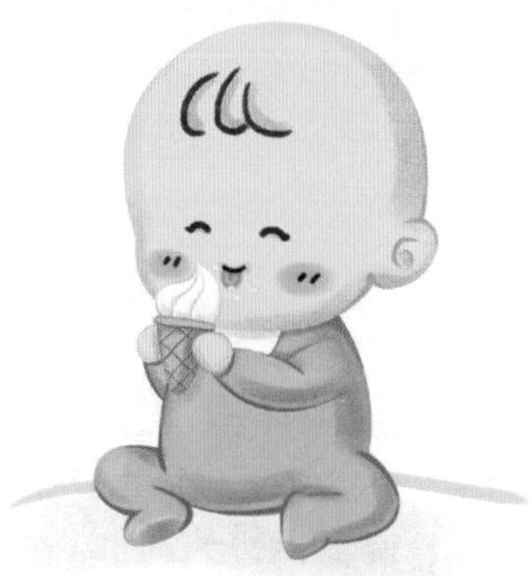

其实还可以给宝宝吃雪糕，雪糕凉凉的、甜甜的，宝宝不易抗拒，且又是高热量的流质食物，可以满足宝宝身体对热量的需求。急性咽炎一般几天就痊愈了，短时间吃一段时间雪糕也不用过于担心宝宝营养摄入不均衡的问题。

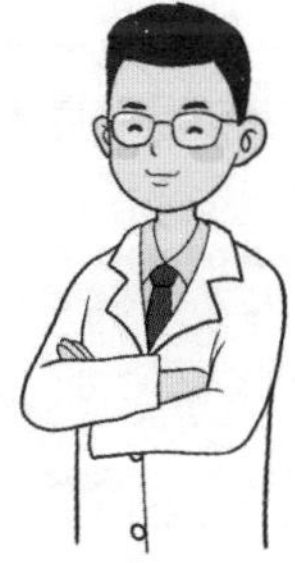

6 两岁以内的宝宝已经得了3次急性喉炎，如何预防？

如果宝宝已经连续得了3次急性喉炎，那我会建议爸爸妈妈带宝宝去耳鼻喉专科就医，让专科医生在电子喉镜下检查宝宝的喉部周围是否卡有异物，以及宝宝的喉部是否有先天畸形。如果宝宝咽部周围卡住了一个很小的异物，继发感染，也可能会蔓延到喉部，引起急性喉炎。

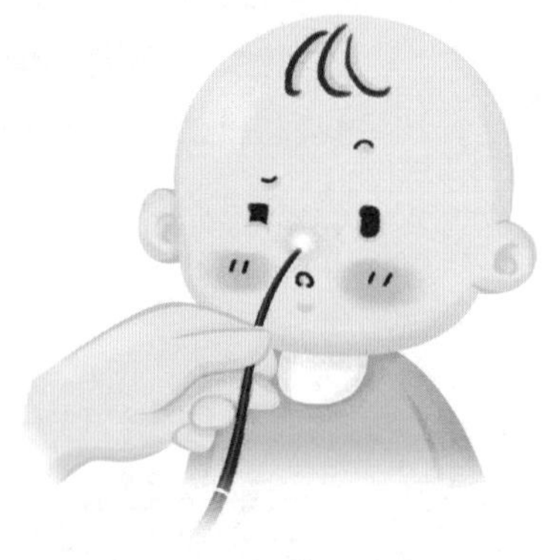

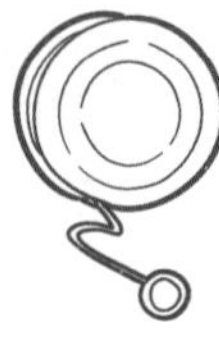

另外还有必要排除下宝宝是不是有胃食管反流的问题。我们食管与胃之间有一道闸门叫作贲门，它是单向的通道，食物只能从食管进入到胃部。如果贲门关闭不好，胃酸就会从胃反流到食管，甚至反流到咽部，引起咽炎，进而可能会诱发喉炎。

如果排除了以上问题，要想帮助宝宝预防急性喉炎的再次发生，爸爸妈妈帮助宝宝提高身体的免疫力就显得尤为重要了。

7 疱疹性咽峡炎如何在家护理？宝宝咽口水都痛，该怎么办？

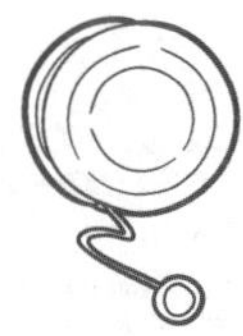

疱疹性咽峡炎是常见的一种流行性病毒性咽炎，宝宝患病后喉咙里长出红色或灰白色“泡泡”，突发高烧伴有咽喉痛、头痛、厌食等。家长也不必过分紧张，该病属于自限性疾病，多数宝宝会在3~6日自愈。若无合并细菌感染也无须使用抗生素，家长关键是对症处理，做好居家护理。

疱疹性咽峡炎一般有2~7天的潜伏期，此时宝宝没有任何症状，但病毒在体内大量复制。之后突然持续高热或反复高热到38℃~40℃，并伴有咽喉红肿、食欲不振等症状，继而口腔上腭黏膜出现水疱。到了溃疡期，宝宝低烧或退烧，但也到了最痛苦的时期，可能因水疱破溃形成溃疡，从而出现厌食、拒食的现象。

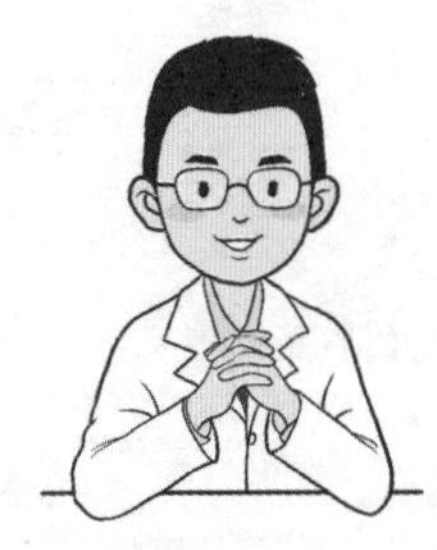

此时爸爸妈妈可以给宝宝喝放凉的牛奶或者冷水，少量多次。饮食上要清淡，容易消化的稀饭、米汤、面条为主，注意不要太烫时食用，以免刺激宝宝喉咙溃疡处。宝宝若仍抗拒进食，那么可以给他吃雪糕（雪糕的作用见上文）。

给宝宝的喉咙处喷一些含利多卡因（一种麻醉剂）喷喉药也可以缓解宝宝的痛苦，对于大一些、已经会漱口的宝宝，可以用含麻醉剂的漱口水来漱口。一些清热解毒的中成药如蒲地蓝口服液等（此时片剂宝宝比较难吃进去），可起到尽快消肿消炎的作用。个别情况下，为了缩短宝宝的病程，医生也可能会开具奥司他韦等抗病毒药物。

CHAPTER ELEVEN

第十一章 支气管炎

1. 宝宝感冒咳嗽和急性（支）气管炎咳嗽有什么不一样？ 267

2. 宝宝得了支气管炎，一开始没有痰，最近几天咳嗽时痰很多，是不是加重了？ 268

3. 病历本上经常看到医生会写“啰音”“小水泡音”“大水泡音”，这些是什么意思？ 269

4. 宝宝得了支气管炎该如何治疗？ 270

5. 治疗支气管炎，哪种情况要用到抗菌素？ 271

6. 得了支气管炎需要住院治疗吗？ 271

7. 过敏性体质的宝宝得了气管炎在治疗上有何不同？ 272

8. 支气管炎会变成肺炎吗？ 273

9. 喘息性支气管炎与哮喘如何区分？前者会发展为后者吗？ 274

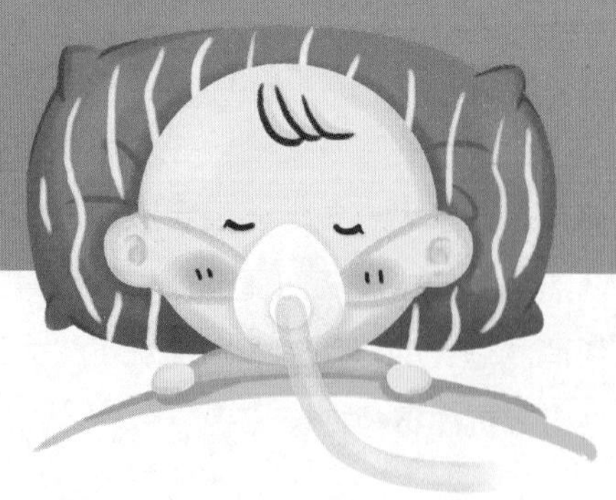

1 宝宝感冒咳嗽和急性（支）气管炎咳嗽有什么不一样？

我们的喉及以上部分，包括鼻子、咽等都叫作上呼吸道，喉以下的气管、支气管、肺都叫作下呼吸道。上呼吸道感染比较常见，正常情况下感染不应该去到下呼吸道，但是如果病毒、细菌的毒性比较强，或宝宝的免疫力比较低下，就可能进展到下呼吸道了。

在医学上，气管炎和支气管炎的症状差不多，治疗上也没有区别。感冒和急性（支）气管炎往往都会有咳嗽。如果是感冒引起的咳嗽，是咽喉部受到刺激，因为咽痒、难受发出清嗓样咳嗽，咳嗽的位置比较靠上，痰也比较容易咳出来，咳出来就舒服了。

如果是（支）气管炎引起的咳嗽往往位置比较低、比较深，咳嗽更加频繁。一开始几天是干咳（有些像异物进入气道），后面几天是湿咳，咳嗽时有呼噜呼噜的痰音或是能直接咳出痰来。

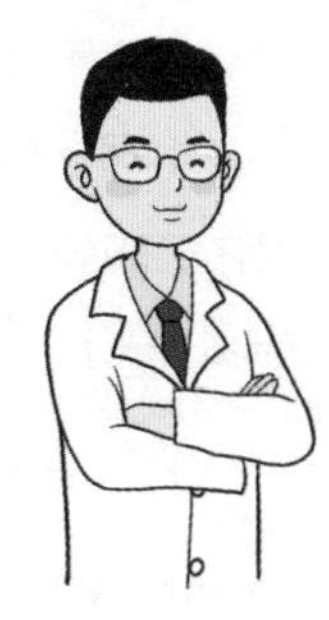

感冒和（支）气管炎都可能伴有发烧，也可能不伴有发烧，两者除了咳嗽的位置、声音、频繁度不同外，感冒往往还伴有鼻塞、流鼻涕等症状，（支）气管炎则往往没有。

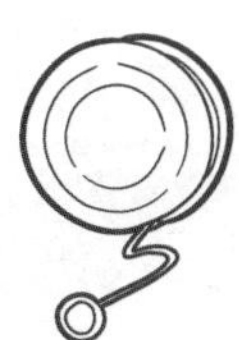

2 宝宝得了支气管炎，一开始没有痰，最近几天咳嗽时痰很多，是不是加重了？

宝宝咳嗽痰多了，有两个原因。

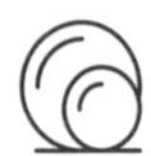

一是，这是疾病的自然进程，非但不代表病情加重了，反而提示是在好转。支气管炎头几天咳嗽主要是干咳，干咳就是病毒或细菌侵犯到了呼吸道黏膜，但还没有刺激黏膜产生分泌物，这时的咳嗽有些像异物进入气道，气道想通过咳嗽把它排出去一样。湿咳就是呼吸道黏膜细胞开始分泌一些黏液想把气道表面附着的一些病毒细菌粘住，“打个包”就成为“痰”，再通过气道内的纤毛摆动或咳嗽来把它们排出去。从这个角度上来讲，咳嗽有痰是好转的表现。

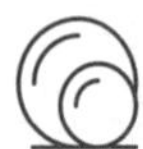

二是，在支气管炎的治疗中，医生也会开化痰止咳的药，这类药有稀释痰液的功效，浓稠的痰变稀后也更容易排出来，宝宝的病才能好得更快。不过给爸爸妈妈的感觉就是怎么以前没有痰（可能是痰太浓稠咳不出来）现在有痰了，或以前痰不多现在痰多了，但如果细心观察的话，宝宝之前的痰是黄色、浓稠的痰，现在痰多了，但颜色变为白色、稀薄，更容易咳出来了。

3 病历本上经常看到医生会写“啰音”“小水泡音”“大水泡音”，这些是什么意思？

宝宝因为咳嗽就医时，医生在听诊时就可以听到呼吸道传出的不同声音。

如果听到“啰音”，就意味着呼吸道是有炎症的。如果是“干啰音”意味着有炎症但没有痰，这时病毒或细菌已经开始侵犯呼吸道黏膜，但还没有刺激黏膜产生分泌物。“湿啰音”则意味着有炎症且黏膜细胞开始产生大量分泌物，以包裹住入侵的病毒或细菌，这就是我们通常说的痰，宝宝此时表现为咳嗽时会听到呼噜呼噜的痰音，或直接能咳出痰来。

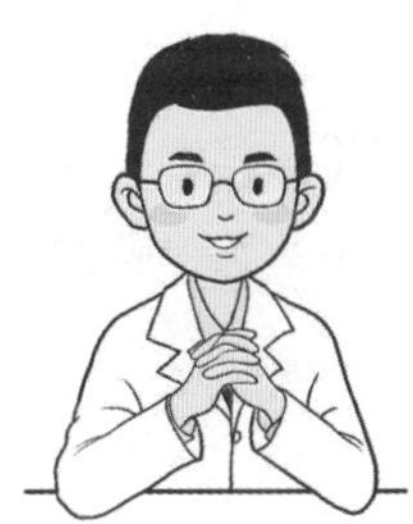

如果医生听诊时听到的是“大水泡音”“啰音”往往提示是支气管炎，是病毒或细菌感染导致支气管有痉挛收缩等。

如果医生在病历本上写的是“湿啰音”“小水泡音”说明炎症已经进展到了肺泡，就意味着是肺炎了。

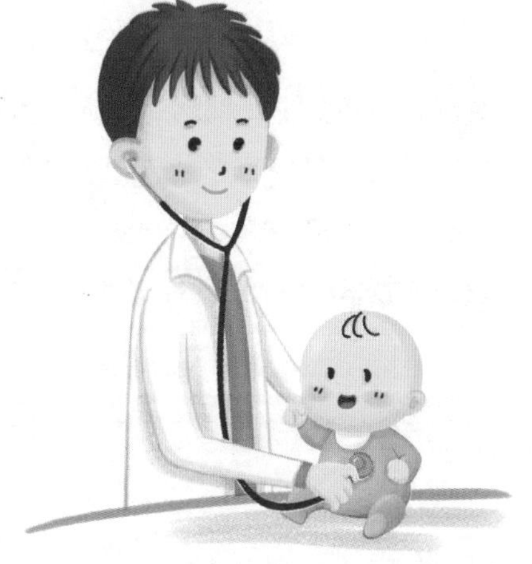

4 宝宝得了支气管炎该如何治疗？

如果宝宝平时身体是健康的（没有基础疾病），偶尔得支气管炎，且病情不重的话，建议只是对症治疗，比如咳嗽的话可以使用化痰止咳药，高烧的话可以用物理降温或吃退烧药。一般7~10天即可痊愈。

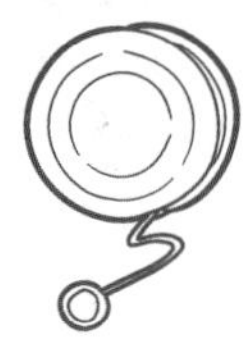

这里要提醒爸爸妈妈的是不要随意给宝宝买止咳药水喝。止咳的药水成分有很多种，一类是镇咳药，里面含有可卡因这一类中枢镇咳成分，它可以抑制咳嗽反射（大脑指挥身体“不要咳了”），起到强力镇咳的作用，宝宝本身咳痰功能就还没有发育完善，用了镇咳药不但不利于宝宝呼吸道中痰液的排出，反而可能会让病程迁延。还有一类是化痰止咳的药，比如说盐酸氨溴索（沐舒坦）等，它是通过稀释呼吸道的分泌物，帮助痰液更容易、更快地排出，来达到止咳的作用，更适合宝宝服用。

如果宝宝是过敏性体质（平时会长湿疹，有过敏性鼻炎），那么医生还会开抗过敏的药物，同时在雾化治疗的药物中增加支气管扩张剂等。如果已经继发了细菌感染，医生也会再增加抗菌素以进行抗感染治疗。

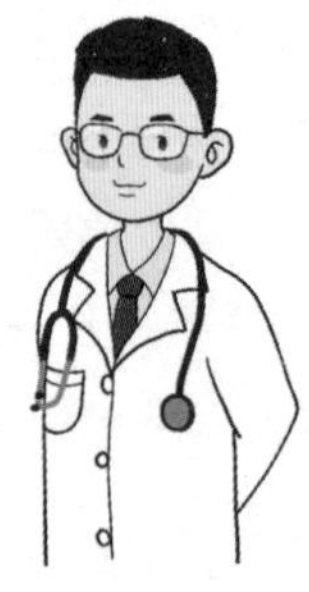

5 治疗支气管炎，哪种情况要用到抗菌素？

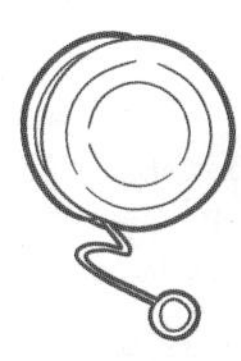

如果宝宝来就医时，痰是白色、稀薄的，或是没有痰的干咳，那是病毒感染的可能性比较大，如果痰是黄色、浓稠的，则提示可能继发了细菌感染。当怀疑是细菌感染时，医生会开具血常规的检查单，看下宝宝的白细胞总数、免疫细胞中的中性粒细胞，以及C-反应蛋白有没有升高，如果升高则提示是细菌感染，则需要吃抗菌素。

在引起支气管炎的病原体中，除了病毒和细菌外，还有一类比较常见的叫作支原体，它的个头大小介于病毒和细菌之间。支原体引起的（支）气管炎更为严重，治疗时需要用到抗菌素，如阿奇霉素、罗红霉素等，治疗时间也更长，支原体支气管炎过了潜伏期后就会出现鼻炎、咽炎、发热、咳嗽等症状。咳嗽开始是干咳，后期转为顽固性剧烈咳嗽，还会引起很多的并发症，如心肌炎、肺炎等。

6 得了支气管炎需要住院治疗吗？

如果宝宝本身有基础疾病、营养不良，或者因为疾病正在用激素或免疫抑制剂的，比如患有红斑狼疮的宝宝、做过肝肾移植的宝宝等，他们的身体情况比较特殊，治疗时也更为积极、强化，比如会用到抗病毒药物，以缩短病程，减少发展为肺炎的风险，但未必需要住院。

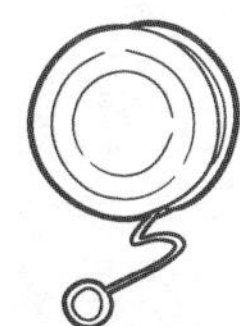

7 过敏性体质的宝宝得了气管炎在治疗上有何不同？

过敏性体质的宝宝患上（支）气管炎，如果治疗不及时可以进一步发展成为支气管哮喘，因此要引起重视。在治疗的过程中会更强化抗过敏治疗，可口服抗过敏药，如孟鲁司特钠、氯雷他定、扑尔敏等。同时还要强化雾化治疗，吸入支气管扩张剂或糖皮质激素可以降低局部的气道敏感，对止咳有一定的效果。特别是本身有哮喘病史的宝宝得了支气管炎，雾化治疗更是首选，既是预防手段，也是治疗手段。

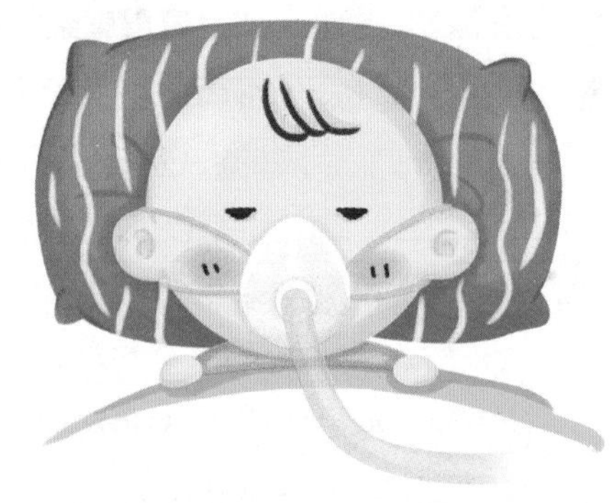

宝宝如果是过敏性体质，家中最好备一台家用雾化机，放入药物后在家就可以给宝宝做雾化治疗。

雾化治疗的优点一是可以直接作用于患处，二是不需要宝宝配合，只要把面罩捂住口鼻，或是把含嘴含在口中，宝宝照常呼吸即可，甚至宝宝睡觉时也可以做雾化治疗，尤其适合低龄的宝宝。

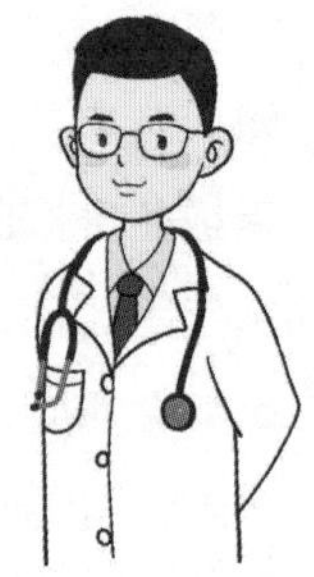

最后为了防止疾病的反复发作要明确过敏物质，尽可能避免接触过敏物质，这样才能避免反复出现过敏性咳嗽。

8 支气管炎会变成肺炎吗？

我们人体中的气管、支气管、肺就像一棵头朝下的大树，气管就是树干，支气管就是树枝，而肺叶就是树冠。病毒细菌感染一般是先从上呼吸道开始，然后依次侵犯气管、支气管、肺。

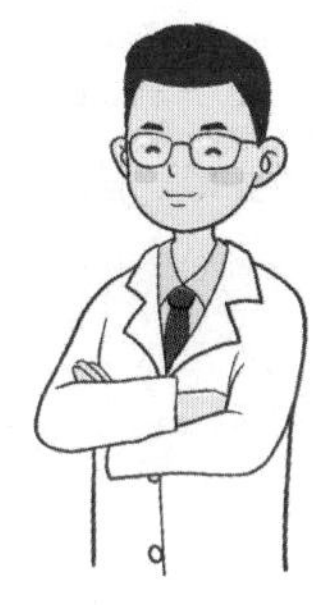

支气管炎可以说是肺炎的前奏，绝大部分肺炎都是从支气管炎发展过来的，这也是医生为何会主张气管炎、支气管炎要积极治疗，以免进展成为肺炎。

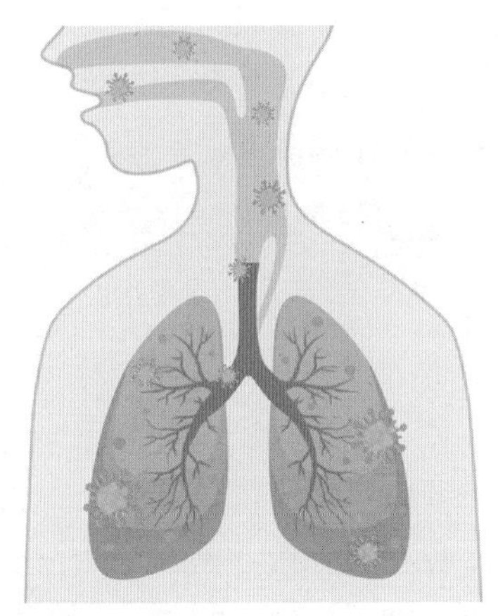

根据感染病毒的不同，从支气管炎发展到肺炎这个过程可能会很快，也许只有一两天，甚至几个小时，有时就会被家长忽略了，等到宝宝去到医院就医时，一诊断就是肺炎了。

宝宝被医生确诊为支气管炎后，可以把药带回家在家护理，但肺炎则不同，因为肺是氧气交换的场所，肺炎可能会导致缺氧，甚至会引起心肺衰竭，如果肺炎比较严重则需要住院治疗：一是可以接受吸氧治疗；二是可以静脉输液抗菌素以尽快控制炎症；三是方便医生随时监测宝宝缺氧的情况，一旦有心肺衰竭可及时发现，而第三点也是最重要的原因。

9 喘息性支气管炎与哮喘如何区分？前者会发展为后者吗？

医生诊断宝宝是否患有哮喘，需要宝宝发生过3次或以上的喘息发作。如果宝宝只发生了一次或两次这种很难受的喘息，医生还不能诊断为哮喘，只能诊断为喘息性支气管炎。由此可见，这两者的症状其实是一样的，只是发作次数少时是喘息性支气管炎，发作多了就是哮喘。因此喘息性支气管炎也可以看作是哮喘的前兆，因此在前兆阶段就要积极治疗，以阻止它再次发作，进展为哮喘。

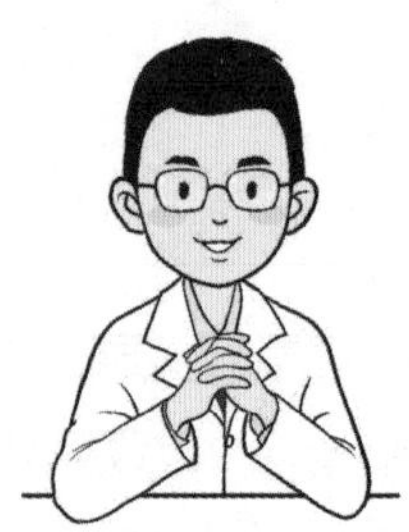

喘息性支气管炎和哮喘在急性发作期的治疗方法是差不多的，雾化治疗就显得尤为重要，雾化治疗所用的支气管扩张剂或糖皮质激素既是哮喘发作的预防药物，也是治疗药物。

但如果宝宝是哮喘的话，急性发作期过了之后，仍需进行3~6个月的维持治疗。如果是喘息性支气管炎，则后续治疗不需要这么长，关注的焦点则是让宝宝回避过敏原，减少过敏性刺激。比如宝宝每次喘息性支气管炎是由于上呼吸道感染引起的，那么就可以让宝宝通过接种疫苗，或提高免疫力来减少上呼吸道感染的发生。

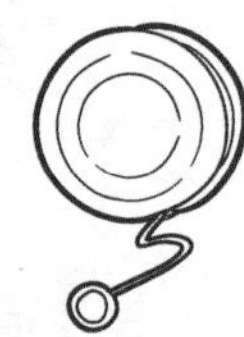

CHAPTER TWELVE

第十二章 肺炎

1. 支气管肺炎和支气管炎、肺炎是什么关系？ · · · · · · · · 276

2. 不是说呼吸道感染以病毒为主吗？宝宝得了肺炎，为何医生开了抗菌素？ · 277

3. 抗菌素是吃药好，还是打吊针好，有什么区别吗？ · · · · 278

4. 患轻症肺炎的宝宝在家护理期间需要注意些什么？一般多久可痊愈？ · 279

5. 宝宝验血白细胞不高，医生却让宝宝住院了，这是怎么回事？ · 280

6. 肺炎不是常见病吗，为何我家宝宝需要住院？ · · · · · · · 281

7. 宝宝支原体肺炎已经高烧 7 天了，医生怎么还不安排住院？ 282

8. 宝宝治疗已经 3 周了，怎么支原体抗体还是阳性？ · · · · 283

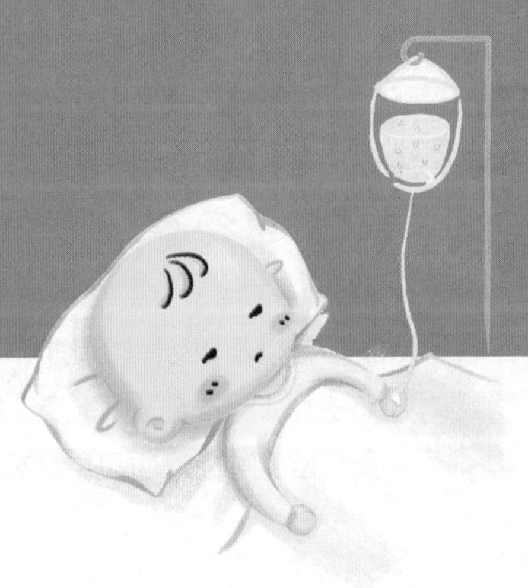

1 支气管肺炎和支气管炎、肺炎是什么关系?

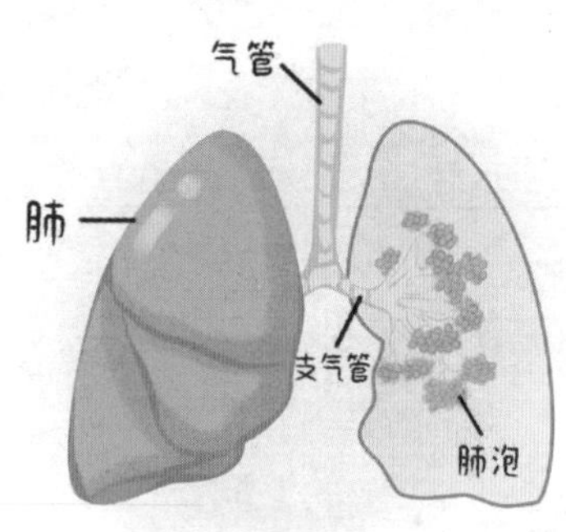

如果把气管、支气管和肺比作一套房屋的话，气管就是中间的大走廊，支气管就是进入房间的小“走廊”，肺泡则是一个个“房间”。气管与支气管都属于空气的通路，真正进行气体交换的部位就是肺泡，所有肺泡相连组成了肺。

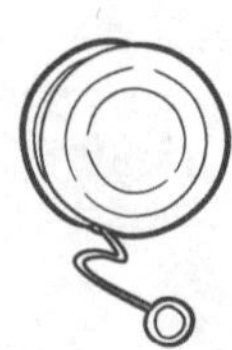

肺炎里面又分为大叶肺炎、小叶肺炎和间质性肺炎。成人的肺炎以大叶肺炎为主，就是具体的某个肺段发生了炎症（左肺有两个肺段，右肺有三个肺段），这与成人的免疫力比较强，可以把炎症局限在某个小的范围有关。

宝宝患上的肺炎基本上都是小叶肺炎，也就是支气管的末端、与肺泡交界的地方发生了炎症，往往炎症会弥漫在肺的各个地方。这与宝宝的免疫力相对较弱，没有办法将炎症局限在某个小的范围有关。小叶肺炎也叫作支气管肺炎。

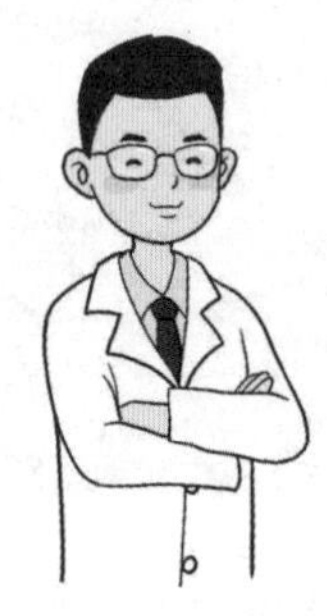

间质性肺炎就是肺泡与肺泡之间的支持组织，也就是小房间的“墙壁”部分发生了炎症，间质性肺炎一般是冠状病毒感染引起的，SARS 病毒、新冠病毒引起的肺炎都属于间质性肺炎。间质性肺炎在肺炎中治疗难度最大、致死率最高。

可以简单地打个比方，气管炎、支气管炎就是空气的通路——即“走廊”发生了炎症，小叶肺炎就是肺泡—— 即“房间”出了问题，而间质性肺炎就是“房间的墙壁”出了问题。

2 不是说呼吸道感染以病毒为主吗？宝宝得了肺炎，为何医生开了抗菌素？

在上呼吸道感染中是以病毒为主，但随着逐渐“深入”，到了气管炎、支气管炎时，细菌感染所占的比例就越来越高了。等到了肺炎，细菌感染至少占了一半以上，其他不到一半的可能是病毒感染、支原体感染、衣原体感染，以及比较少见的结核感染、真菌感染。

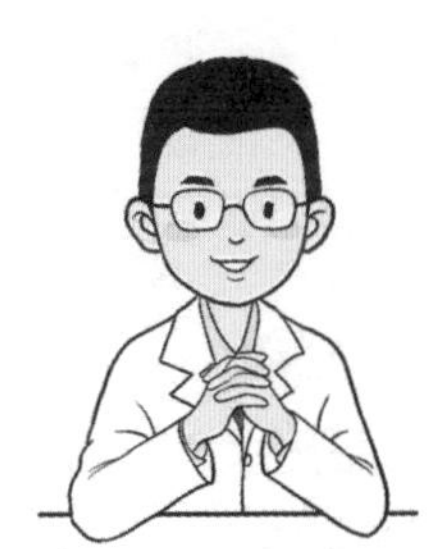

在这里面，细菌感染最为常见，医生可以根据症状（比如咳黄色浓痰）和听诊等体征检查（比如有湿啰音、小水泡音）做出基本判断，当然也可以抽血检测加以证实。如果是细菌感染的话，是没有自限性的，一般都需要用到抗菌素治疗，治疗周期大约 10~14 天。

- 支原体、衣原体感染引起的肺炎以高热、剧烈干咳为主，最为拖拉，治疗时也需要用到抗菌素，主要是阿奇霉素。
- 病毒感染引起的肺炎是有自限性的，但也最严重，治疗时虽不会用到抗菌素，但需要的支持手段并不少，一般都需要住院治疗。
- 结核感染引起的肺炎最为隐蔽、传染性也最强，一旦确诊一般需要到传染病专科医院治疗。
- 真菌感染引起的肺炎比较少见，以往遇到的病例中，有的是宝宝此前接触过鸽子粪、去过森林，或去过卫生条件比较差的场所等而染病的。

上述提到的肺炎都属于感染性肺炎，其实还有非感染性肺炎，比如过敏性肺炎、免疫性肺炎等，相对比较少见。

3 抗菌素是吃药好，还是打吊针好，有什么区别吗？

如果宝宝是细菌感染的轻中度的肺炎，我一般会开口服药给他们，目前口服抗菌素的效果都挺不错的。如果宝宝的肺炎比较严重，我一般会让宝宝输液来打抗菌素。

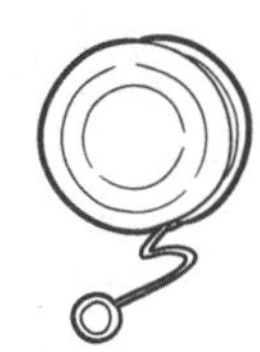

输液的优点是疗效会更强一点。

不过根据目前的规定，在门诊是不能输液来打抗菌素的，如果想输液的话必须要住院。

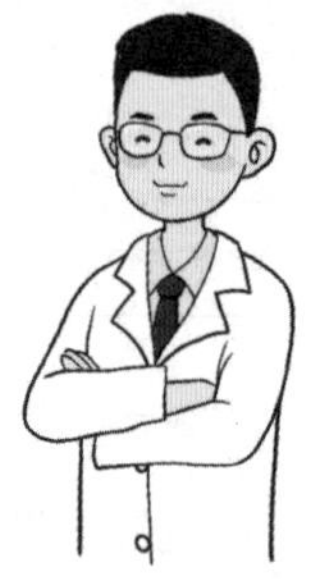

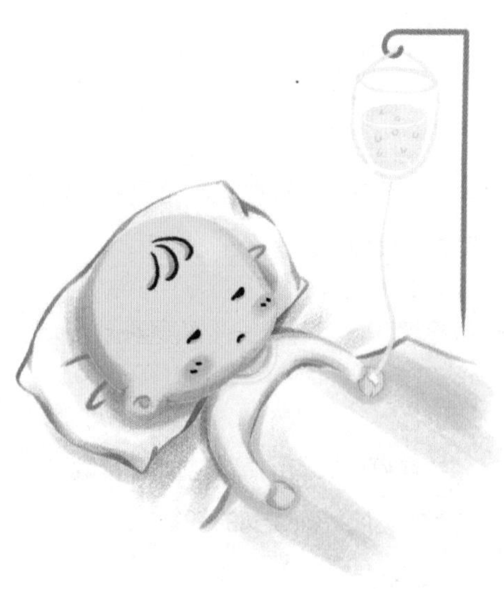

住院输液打抗菌素好处有很多：一是护士会掌握好输液的时间，在家中吃口服药有时会错过服药时间，或干脆漏掉一顿；二是护士可以密切观察宝宝用药后有无异常反应，如果有可以及时发现、及时处理。肺炎最凶险的情况就是可能会缺氧，引起心衰等并发症，住院的话也方便护士观察宝宝有无缺氧，可及时采取措施。

4 患轻症肺炎的宝宝在家护理期间需要注意些什么？一般多久可痊愈？

患轻症肺炎的宝宝在家护理期间，除了要按时吃药外，如果宝宝咳嗽得比较厉害，爸爸妈妈可以在家里给宝宝做些雾化治疗，更有利于痰液的排出，宝宝会更舒服些。如果宝宝发烧超过38.5℃，可以适当使用退烧药。

另外要让宝宝充分休息，可以吃些易消化、营养也比较均衡的食物。这段时间要避免吃煎炸食物，以及可能引起过敏性反应的食物，如海鲜等，也要少吃点牛羊肉。如果宝宝咳嗽且有痰的话，要少吃甜食。

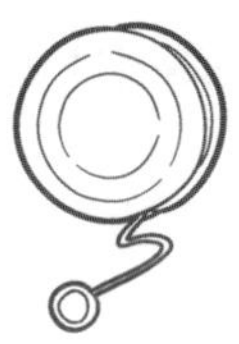

一般情况下轻症肺炎2周就可痊愈了，但如果是支原体肺炎恢复时间会拖得更长些，需要3~4周才能痊愈。

肺炎宝宝在家护理期间，爸爸妈妈尤其要密切观察宝宝有没有缺氧的表现，如果发现宝宝出现心跳加快、呼吸急促、烦躁不安、不明原因的大汗淋漓或腹泻、脸色苍灰，都提示轻症肺炎可能转为重症，要及时去医院看急诊。

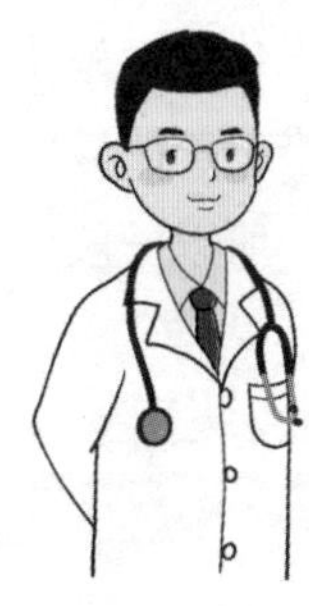

5 宝宝验血白细胞不高，医生却让宝宝住院了，这是怎么回事？

宝宝如果验血白细胞、中性粒细胞等免疫细胞高，说明是细菌性感染，治疗起来难度不大，反而不可怕。除非宝宝是因其他疾病住院，在医院里被传染得的肺炎，这种叫作“院内获得性肺炎”，治疗起来会相对棘手些，因为医院里的细菌身经百战，往往都有耐药性，要使用更高级别的抗菌素，需要输液等。

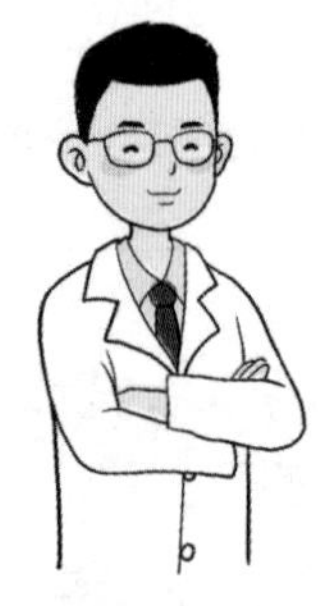

如果宝宝的白细胞、中性粒细胞不高，说明是病毒感染引起的肺炎可能性比较高。

病毒通常是比较难进入肺部的，一旦进入肺部，说明要不是病毒的毒性很强，就像新冠病毒、SARS病毒，要不就是宝宝的免疫力非常低，比如正在接受化疗，或正在服用免疫抑制剂等。这两种情况治疗起来难度都比较大，需要密切观察，需要吸氧等多种支持手段，所以一般都需要住院治疗。

6 肺炎不是常见病吗，为何我家宝宝需要住院？

肺炎的确是宝宝的常见病，但它同时也是导致儿童死亡的“第一杀手”，没错，肺炎也能要命，这就是肺炎需要住院的原因，但并不是所有肺炎都需要住院。以下四种情况，医生会毫不犹豫安排住院。

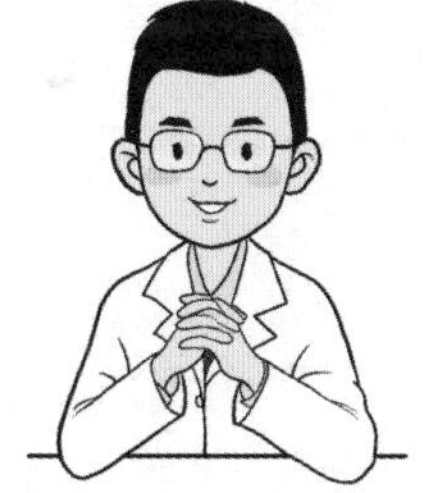

第一，6个月及以下宝宝患上肺炎。这类宝宝因为从子宫中带来的抗体还没有用完，吃的母乳也能提供免疫力的保护，比如说母乳中含有的溶菌酶、乳铁蛋白、巨噬细胞等，有了这么多“保护层”，这个年龄段的宝宝按理说是不应该得肺炎的，他们一旦得了肺炎，就说明要不是病原体异常凶猛，要不就是宝宝免疫力极低，不排除有其他的疾病。

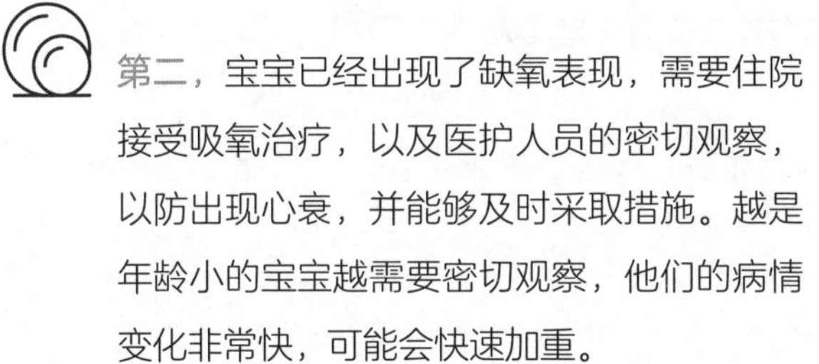

第二，宝宝已经出现了缺氧表现，需要住院接受吸氧治疗，以及医护人员的密切观察，以防出现心衰，并能够及时采取措施。越是年龄小的宝宝越需要密切观察，他们的病情变化非常快，可能会快速加重。

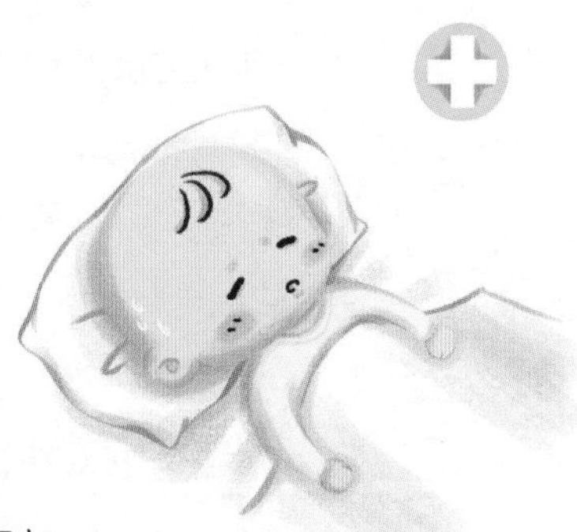

第三，病毒感染引起的肺炎。（详见上一问题）

第四，宝宝反复患上肺炎，比如说一年中第二次得了肺炎（一年中得了两次肺炎的宝宝被称作“复感儿”），需要住院做更为详细的检查。首先要排除的宝宝是不是有导致免疫力低下的疾病，如右肺中叶综合征等先天性免疫缺陷病；其次要排除宝宝是否有气道异物，气道异物会形成持续的感染灶，引起反复的肺部感染。找到原因后，再进行相应的治疗。

7 宝宝支原体肺炎已经高烧7天了，医生怎么还不安排住院？

支原体是一种个头大小介于病毒和细菌的病原体，支原体引起的肺炎有几个特点。

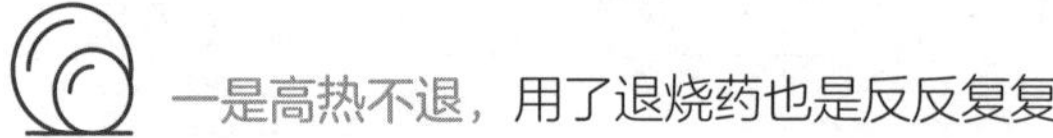

一是高热不退，用了退烧药也是反反复复；

二是刺激性干咳，咳得很厉害，且是日咳夜咳；

三是病程比较长，用了抗菌素仍需要3~4周才能痊愈；

四是症状重，体征轻，就是家长看着宝宝症状“很严重”，但医生用听诊器一听，宝宝的肺部并没有什么啰音，其实并“不严重”。

？ 家长急迫的心情可以理解，那么医生眼中评估“严重”的标准是怎样的呢？

就是看缺氧的严重程度，以及对其他器官因此受殃及的程度，简单地说就是会不会对身体真正造成功能性、实质性的损害，而不是依据症状看上去是否吓人。

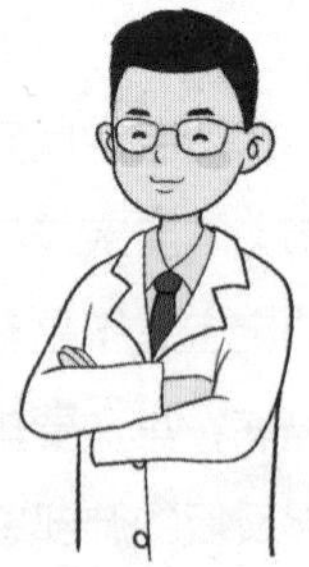

8 宝宝治疗已经3周了，怎么支原体抗体还是阳性？

宝宝抽血验支原体抗体，如果超过1：80就认为是感染了支原体，在这之上的数字越高，就说明感染的程度越严重。支原体抗体是宝宝体内产生的来对抗支原体的一种蛋白质。

但要注意的是，这只是提示近期宝宝感染过支原体，即使规范治疗3~4周后，病原体被杀灭了、高热咳嗽的症状消失了、X光片也显示痊愈了，但支原体抗体这个指标仍可能是阳性，这种阳性状态会持续半年左右。

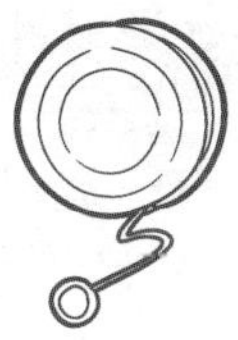

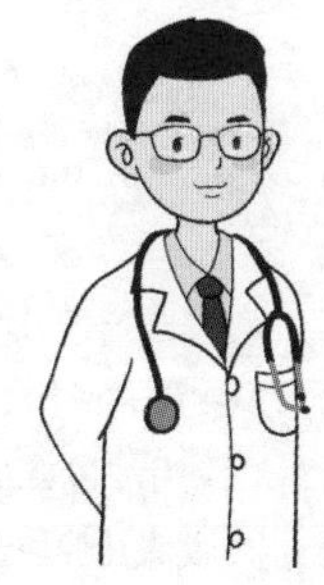

这个指标阳性在门诊也常常会引起家长误解，以为宝宝病仍然没有好，仍要求继续检查、开药。其实不然，这个指标意味着宝宝在这半年内对支原体是有抵抗力的，应该不会在半年内重复再得支原体肺炎，并不意味着原有的支原体肺炎仍没有好。

CHAPTER THIRTEEN

第十三章 便秘

1. 宝宝的便便并不硬，但三四天拉一次，算不算便秘？······286
2. 宝宝一周大便一次，但没有别的不舒服，需要治疗吗？······287
3. 5 岁宝宝最近短裤上总是湿湿的、黄黄的，医生说是便秘导致大便失禁，这是怎么回事？······287
4. 我家宝宝天天喝蜂蜜水、吃蔬菜，怎么还会便秘？······288
5. 宝宝便秘了饮食上要注意些什么？······289
6. 我家宝宝每天运动量不少，怎么还便秘，什么运动对缓解便秘最有帮助？······290

7. 宝宝便秘能用开塞露吗？该怎么治疗更好？ ········291
8. 缓泻剂种类很多，哪些更安全，如何给宝宝选？ ·····292
9. 我们按医生开的量给宝宝吃缓泻剂，但宝宝大便还是干干的，要不要加量？ ························293
10. 宝宝用缓泻剂一个月了，每天都有一次糊状大便，排便也不辛苦了，是不是可以停药了？ ·············294
11. 宝宝不愿意配合排便训练怎么办？ ·············295

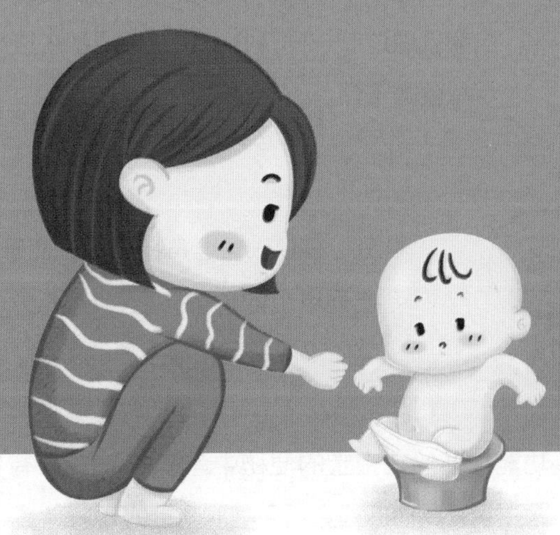

1 宝宝的便便并不硬，但三四天拉一次，算不算便秘？

判断宝宝是否便秘不仅仅是看硬不硬，还可以从形态、排便次数等几个方面来判断。

大便形态：便秘宝宝大便主要表现为硬球状或块状，形态干硬。如果是硬球状的大便，掉在地上甚至还能弹跳一下的，说明在宝宝的肠道内停留时间已经超过了100个小时，里面的水分都被肠道吸收了，所以才会这么硬。这种硬球状的大便如果没有及时排出来，会硬结成大块，导致排便困难。而婴幼儿肛门皮肤幼嫩，可能会因此在排便时干裂出血，导致宝宝对排便惧怕和抗拒，形成恶性循环。

排便次数：如果宝宝每周排便只有两次或三四天一次那就可以诊断为便秘了。在门诊我还接诊过不少宝宝半个月排一次大便，甚至一个月排一次大便，每次排便时全家就像过节一样开心。这种情况都应该尽早就医干预。

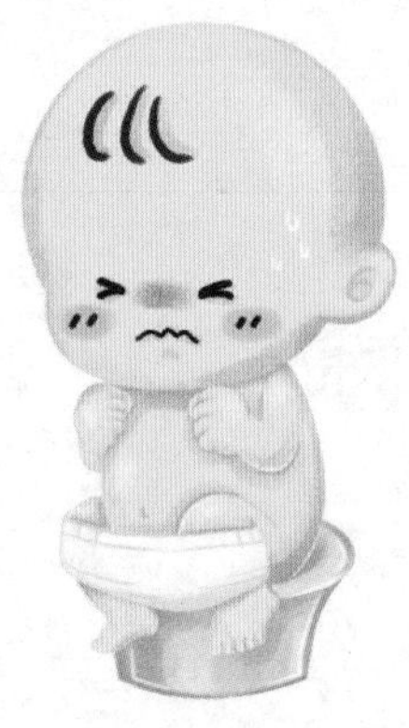

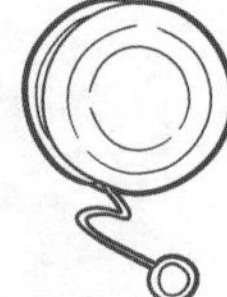

此外，便秘宝宝会抗拒排便，或是表现出排便痛苦、费力等情况。

若出现以上的情况，且持续超过一个月则可怀疑是功能性便秘，这也是儿童便秘最常见和最主要的类型。

功能性便秘在宝宝的便秘中占了90%，只有10%的便秘可能是其他疾病引起的，医生会开具抽血检查看甲状腺功能好不好，或者会让宝宝做灌肠检查，看有没有肠道发育的先天畸形，或者做B超检查，看看肠道有没有长东西。

2 宝宝一周大便一次，但没有别的不舒服，需要治疗吗？

在门诊我也发现了一个现象，如果宝宝腹泻，爸爸妈妈会很重视，及时来医院就医，但如果是便秘，很多时候并不会来看医生。有不少宝宝来看医生，是因为去亲戚家便便时把别人家的马桶堵住了，在别人的提醒下爸爸妈妈才意识到这是个问题，才带宝宝来就医。

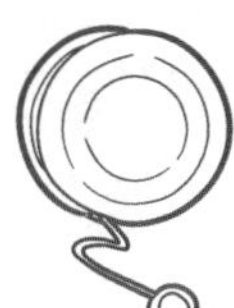

其实宝宝便秘影响的并不仅仅是排便，还可能导致宝宝食欲下降，中医认为脾胃不和寝难安，排便不好会影响睡眠质量，导致宝宝睡眠质量差、辗转反侧，甚至影响生长发育等。

3 5岁宝宝最近短裤上总是湿湿的、黄黄的，医生说是便秘导致大便失禁，这是怎么回事？

在门诊也常有爸爸妈妈问我这个问题，他们会感到很难理解，便秘和大便失禁怎么会发生关联。实际上是因为宝宝便秘，硬结的大便堵塞在直肠口出不来，但是肠道里面还是在不断产生大便，这些后面产生的大便想要排出来又被堵住了怎么办？粪水就会从硬结的大便与直肠之间的缝隙里慢慢渗流下来，这就会导致宝宝的短裤总是湿湿的、黄黄的一片。宝宝当然是想憋住大便，但像这种情况是难以控制得住的，粪水会自动流出来，医学上把这种现象叫作“粪储流性大便失禁”，也是便秘的一个表现。

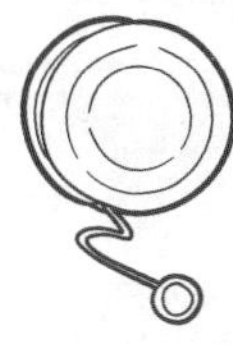

有的爸爸妈妈会担心宝宝会不会一辈子这样，将来上大学、工作了还大便失禁怎么办。其实不用担心，宝宝大便失禁并不是他的肛门出了问题“关不住闸门”，其实只要把他的便秘问题解决了，大便失禁的问题自然也就好了。

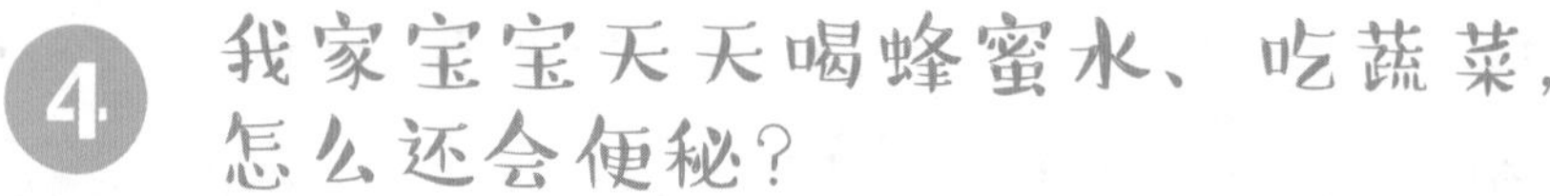

4 我家宝宝天天喝蜂蜜水、吃蔬菜，怎么还会便秘？

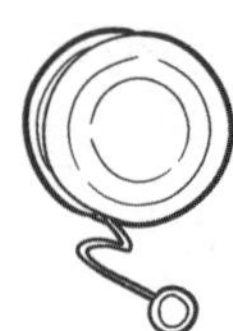

有的爸爸妈妈在我的诊室里说：“我们天天给宝宝喝蜂蜜，让他多吃青菜、多吃火龙果，甚至连肉都不让他吃了，怎么宝宝还是便秘。”还有的爸爸妈妈给宝宝一直补充益生菌、膳食纤维，但不明白宝宝为何还是会便秘。

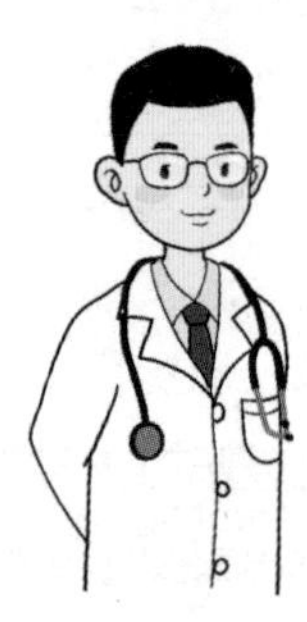

其实这也是一个认识的误区。以上这些做法对缓解便秘都是有帮助的。但便秘的治疗必须是规范、全面、有力的治疗，才能达到真正缓解、痊愈的效果。我还是建议爸爸妈妈带宝宝来寻求儿科医生或者儿科消化专科医生的帮助。

这里我还想特别强调，便秘的宝宝不要不吃肉，便秘与我们民间常说的“热气”或者不消化是两码事。便秘的小朋友不一定就是消化不良，所以不能因为他便秘就限制他吃肉，或者太过度地限制他的饮食，导致宝宝后期营养不良，这是得不偿失的。

5 宝宝便秘了饮食上要注意些什么？

便秘的宝宝需要进行饮食调整，要多吃富含纤维素的食物，即绿叶青菜和水果。如果孩子挑食，可将青菜做成菜羹，但不能用果汁代替水果。此外需要比正常同龄宝宝每天多喝200~250毫升的水。

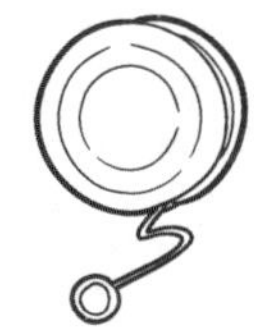

不少家长会给宝宝买益生菌食用。对儿童便秘而言，选择合适的益生菌可以起到辅助疗效，建议家长购买能促进胃肠蠕动的益生菌。

此外，膳食纤维有助于促进肠道蠕动和肠道菌群的健康，也可按需购买服用。至于胃肠动力药，仅可能对动力不足型且常规治疗效果不佳的宝宝产生帮助。

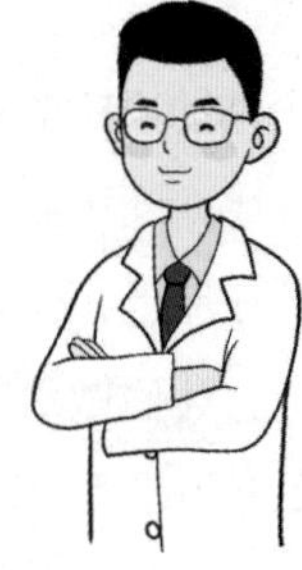

6 我家宝宝每天运动量不少，怎么还便秘，什么运动对缓解便秘最有帮助？

运动可以促进肠道蠕动，对缓解便秘有一定的帮助。

在所有的运动中，踩单车对缓解便秘帮助最大。

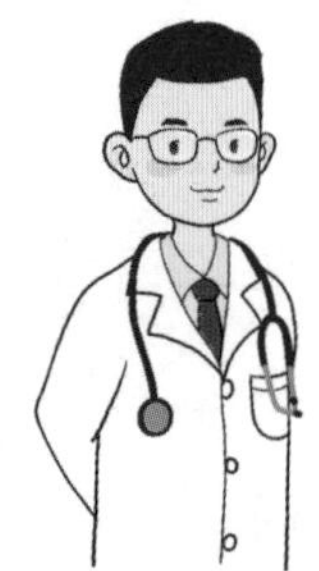

如果是大点的宝宝可以去踩单车，但还不会踩单车的宝宝怎么办？对于两三岁及以上、仍不会踩单车的宝宝，可以让他学踩三轮车，或是旁边加了两个辅助小轮的单车。对于更小的宝宝，比如还不到一岁的宝宝，可以让他躺在床上，爸爸妈妈抓住他的两个小脚，让他做踩单车的动作，也是可以促进肠蠕动的。

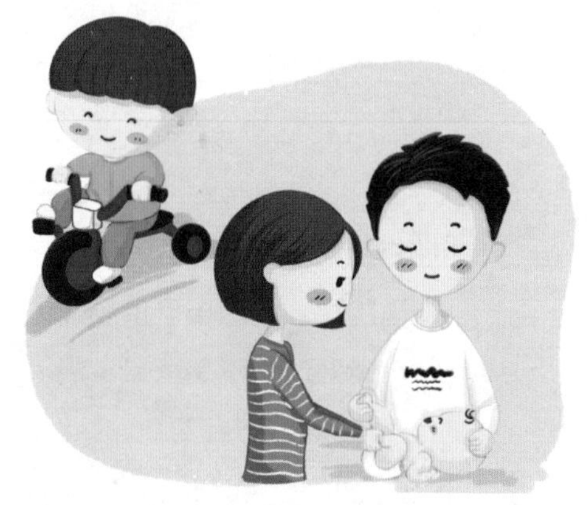

另外，给宝宝做腹部按摩，以及中医的脐疗、捏脊等也是有帮助的。

7 宝宝便秘能用开塞露吗？该怎么治疗更好？

宝宝便秘的治疗分为两个阶段。

第一阶段是使大便通畅，也就是让肠道疏通，大便不再梗塞。

我不建议家长让宝宝使用开塞露，因为会令宝宝排便敏感性下降，后续可能更难自主排便。

针对便秘比较严重的宝宝，我建议可以到医院进行短时期的洗肠和灌肠。针对大部分轻中度便秘的宝宝，只需服用缓泻剂即可。缓泻剂即泻药，主要目的是增加大便水分含量和体积，可以触发宝宝的排便反射，同时这时候大便的形态比较稀烂较易排出。常见的缓泻剂包括聚乙二醇和乳果糖。

第二阶段是排便训练，光靠服用缓泻剂无法从根本上治疗儿童便秘，家长需要注意对宝宝进行排便训练，即每天让孩子在固定的时间和地点上厕所，不论是否真的可以排便。重在让宝宝形成条件反射，让肠道在特定的时间加速蠕动，时间以起床后或晚饭后比较适合。

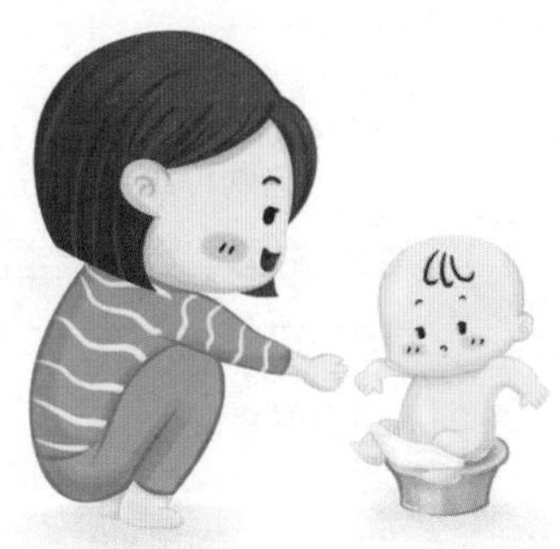

8 缓泻剂种类很多，哪些更安全，如何给宝宝选？

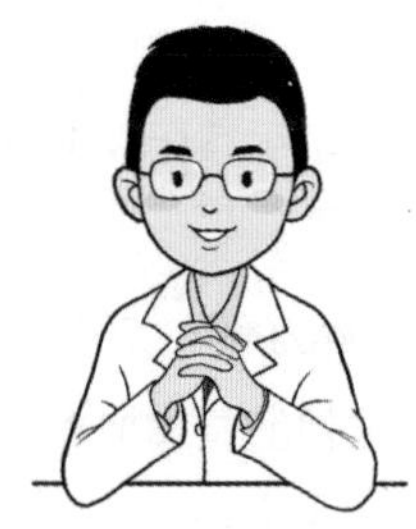

治疗宝宝便秘医生通常会开的缓泻剂包括聚乙二醇和乳果糖，它们虽然是泻药，但是非常安全，从宝宝到孕妇、哺乳期妈妈，再到老人都可以使用。

这两种药为何说安全呢？这要从它们的作用机理说起。它们进入宝宝的肠道后并不会被吸收，而是会增加大便里水分的含量，使得大便的体积膨胀，这会刺激肠壁，更容易启动排便反射，加之它们会使得大便变得稀烂，这样宝宝排出大便更轻松、容易。

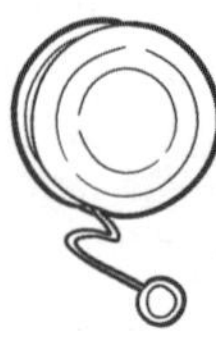

这两种缓泻剂在医院或药店都可以买到，有进口的也有国产的，选择比较多。如果宝宝肠道产气比较多，就是说经常放屁可以选择聚乙二醇，可以减少产气，但它有个缺点就是服用时需要喝大量的水，宝宝未必会愿意配合。

如果宝宝放屁不多，可以选择乳果糖，口味甜甜的宝宝更容易接受，而且里面还含有益生元，不仅可以改善大便的情况，还有助于改善肠道益生菌群。

9 我们按医生开的量给宝宝吃缓泻剂，但宝宝大便还是干干的，要不要加量？

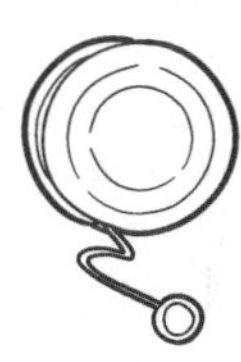

虽然说每种药物都有指导使用剂量，但每个宝宝都有个体差异，所以用药也是要“个体化”。比如说同样是5岁的宝宝，有的用一包聚乙二醇才能达到每天排便，有的用半包就够了，所以说每个宝宝都要找到适合自己的“合适剂量”，服用后能够保证每天都有一次以上的糊状大便，这就是合适的剂量了。

对于初次因便秘就诊的宝宝，我给他们开了缓泻剂后都会交代爸爸妈妈一定要两周后带宝宝来复诊，目的就是根据宝宝头两周用药后排便的情况来调整用药量。

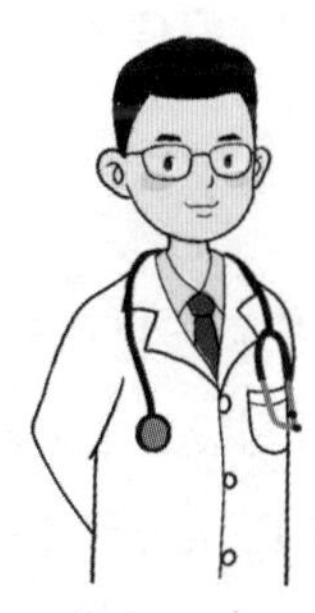

因为我第一次给宝宝开药时，是按照他这个年龄段的推荐剂量开药的，用药两周后，如果爸爸妈妈反馈，宝宝仍需要两三天才大便一次，那我就会稍微增大药量，如果宝宝一天有七八次大便还很稀烂，那我就会调小剂量。

10 宝宝用缓泻剂一个月了，每天都有一次糊状大便，排便也不辛苦了，是不是可以停药了？

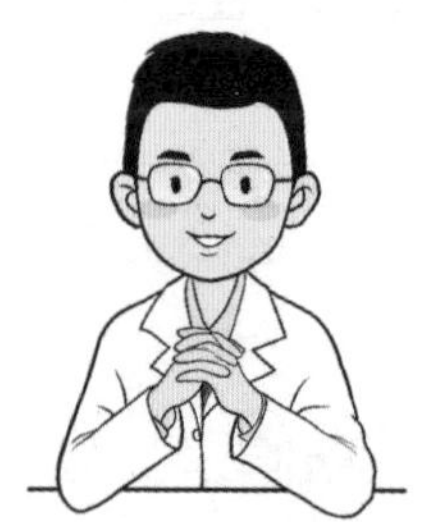

宝宝排便即使正常了，我仍建议他要连续吃缓泻剂 3~6 个月。目的在于在有缓泻剂助力、宝宝有糊状大便、排便不辛苦、不费力的情况下，对他进行排便训练。

排便训练实际上是整个便秘治疗的关键点，而这一点常常会被爸爸妈妈所忽视。只有当排便训练成功后，家长才可以慢慢减少缓泻剂的剂量，直到停药。如果随意停药，容易造成复发。

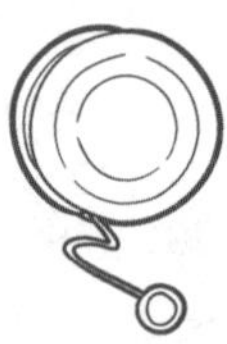

排便训练就是每天固定的时间、地点，让宝宝去厕所排便5~10分钟，不管他有没有大便，都要去。最佳的训练时间段是早晨起床后或晚饭后。早晨起床时，宝宝的身体从平躺变为直立，身体会有一个直立反射，更容易产生便意。吃饭后，胃肠蠕动，也比较容易产生便意。

我们的胃肠道非常聪明，它里面的神经细胞仅次于大脑的，经过一段时间的训练后，他会自己对条件反射形成记忆，知道“每天在哪个时间我就要开始加速蠕动，把粪渣排出去”。等到那时就可以将药慢慢减下来，直到最后停药，所以爸爸妈妈不用担心宝宝会长期依赖缓泻剂，当然减药要在医生的指导下循序渐进。

11 宝宝不愿意配合排便训练怎么办？

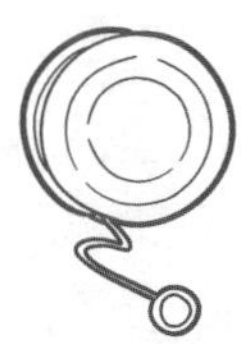

宝宝之前因为便秘排便比较痛苦，因此刚开始进行排便训练时很抗拒是正常现象。现在用了缓泻剂后排便轻松了，最多一个月的时间宝宝对“排便=痛苦”这个记忆就淡化了，就会愿意配合排便训练了。在此之前，爸爸妈妈不要因为宝宝不配合就轻易放弃。还是那句话，没有排便训练，只靠吃药是治不好便秘的。

排便训练至少需要一个月的时间，等排便训练成功之后，才可以慢慢将药量减下来。这里要提醒的是，减药的过程一定要慢，条件反射的建立是需要一定时间的，所以整个过程可能会持续 3~6 个月。

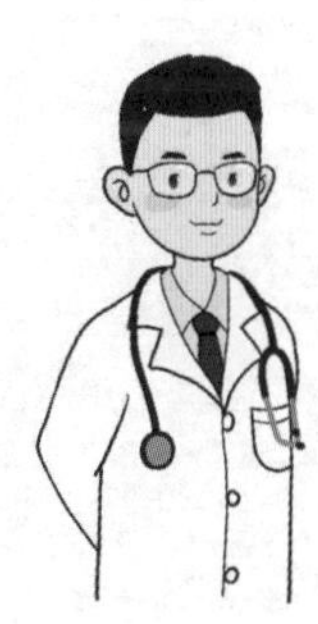

这期间有时需要爸爸妈妈花些心思，鼓励宝宝把排便训练坚持下去。所以我常和爸爸妈妈们说，时间不是我们的敌人，而是我们的朋友。排便训练要有耐心，只要有耐心，最终排便对于宝宝来说一定会成为一件快乐的事，这也是他胃肠健康的表现。

CHAPTER FOURTEEN

第十四章 尿路感染

1．宝宝只有尿急的症状，没有尿频、尿痛，是不是尿路感染？297

2．宝宝尿路感染，医生让多喝水，还有哪些治疗手段？ · · 298

3．宝宝已经在治疗中了，但仍说尿尿痛，不敢去尿怎么办？ · 299

4．宝宝尿路感染反反复复，到底是什么惹的祸？ · · · · · · 300

5．男宝宝阴茎口有点红需要处理吗？会引起尿路感染吗？ · · 301

6．女宝宝的外阴如何清洗才能降低感染概率？ · · · · · · · · 302

7．男宝宝喜欢玩自己的“小鸡鸡”，会不会导致感染？ · · · 302

8．宝宝容易尿路感染，是穿开裆裤好，还是穿纸尿裤合适？ · 303

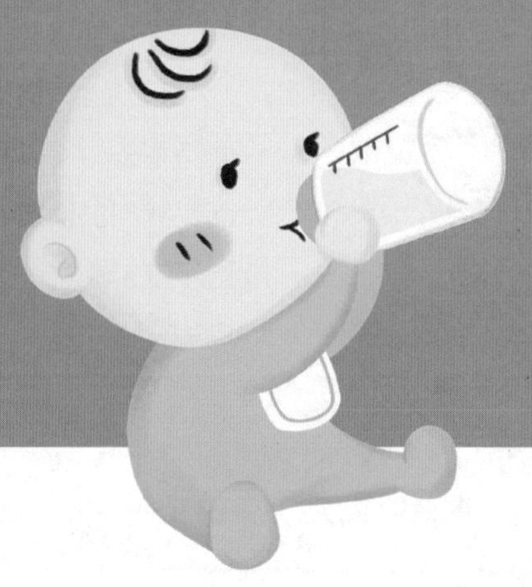

1 宝宝只有尿急的症状，没有尿频、尿痛，是不是尿路感染？

尿路感染的三大典型症状就是尿频、尿急、尿痛，但不一定是三个症状同时出现，如果有其中的一个或者两个症状就要考虑是不是尿路感染。要判断是否尿路感染其实很简单，只要验个尿就可以了。

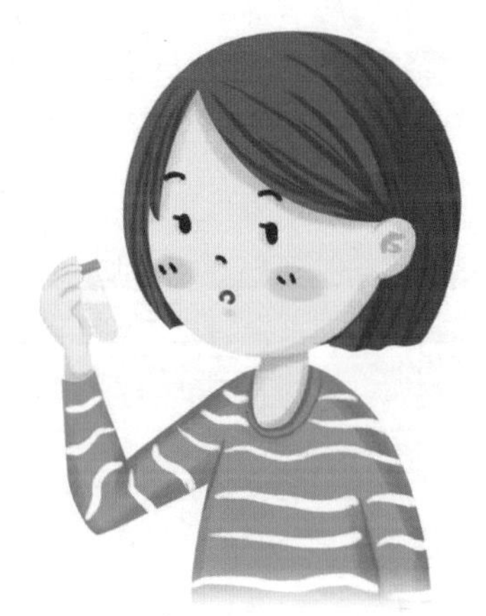

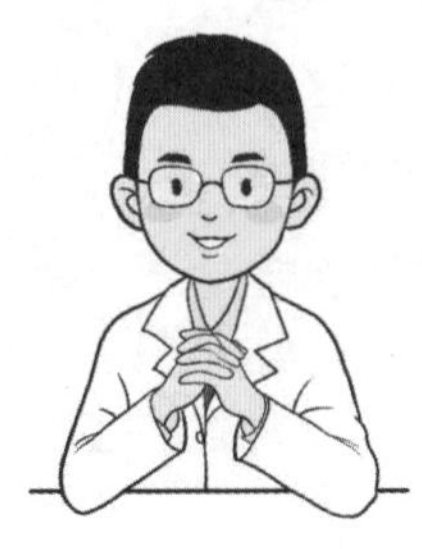

这里要提醒的是，宝宝尿路感染有个特点，就是症状不典型，未必有尿急、尿频、尿痛这三个症状，也可以表现为厌食、腹痛等，这种现象在医学上被称为“疾病模仿者”，也就是说一种疾病在模仿其他疾病的症状，而且年龄越小的宝宝这种现象越普遍。

因此在临床上容易被误诊，为了预防误诊或贻误病情，如果宝宝出现莫名其妙的厌食、腹痛等症状，却找不到病因，那不妨验个尿。

2 宝宝尿路感染，医生让多喝水，还有哪些治疗手段？

宝宝尿路感染的治疗有三个主要手段。

一是服用抗菌素，可杀死引起尿路感染的细菌，一般抗菌素可选择阿莫西林类，或者是头孢类。要坚持服用两周，以防止病情反复，不要症状一消失就自行停药，自行停药也是引起尿路感染反复发作的原因之一。

二是服用苏打片，用来碱化尿液，碱性的尿液不利于那些引起尿路感染的细菌的生长。

三是多喝水，如果是少量细菌的话，可以通过多喝水、多排尿把细菌排出体外。

尿路感染的宝宝与腹泻的宝宝对水的要求是不同的，腹泻的宝宝不能喝高渗透压的水，尿路感染的宝宝喝水则没有这个要求。也就是说，只要宝宝肯喝，什么水都可以，比如可以给宝宝喝菜汤、果汁、口服补液盐、牛奶，甚至饮料、碳酸饮料都可以。

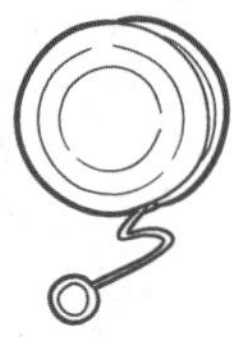

3 宝宝已经在治疗中了，但仍说尿尿痛，不敢去尿怎么办？

宝宝尿尿痛是因为尿路感染引起的红肿热痛等症状，如果感染还没好，宝宝尿尿时痛是没办法避免的。但只要开始治疗，一两天后炎症得到控制，尿尿痛的症状也就随之缓解了。医学上也不会用药物来对尿尿痛进行止痛。

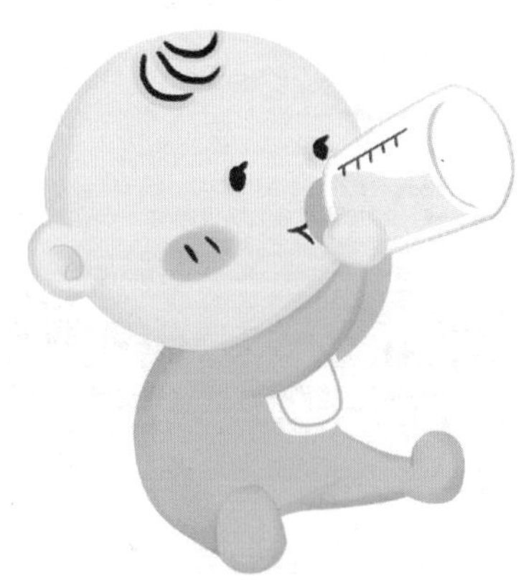

在这个过程中，可以鼓励宝宝大量喝水，多排尿，可以稀释细菌和尿液，能一定程度上起到缓解尿尿痛的作用。

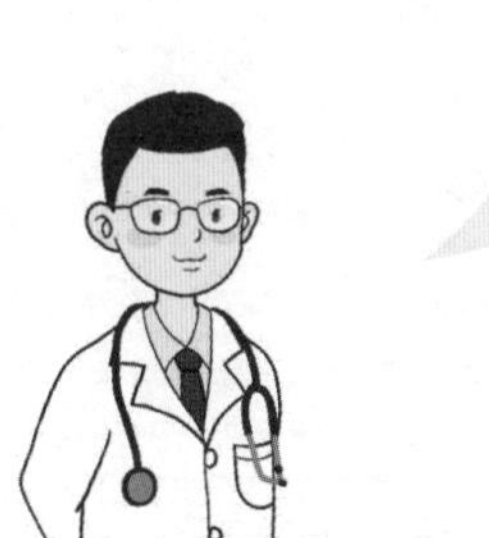

4 宝宝尿路感染反反复复，到底是什么惹的祸？

如果宝宝一两年得一次尿路感染是在可接受范围内的，但如果一年得了两三次，甚至两三个月就得一次，那就被认为太过频繁，要找下原因。

对于反复尿路感染的宝宝首先要排除先天性的泌尿道畸形，畸形容易导致细菌在某个部位积聚，不容易被彻底清除，从而导致反复尿路感染。排除先天性的泌尿道畸形并不难，只要做个泌尿道的 B 超即可。

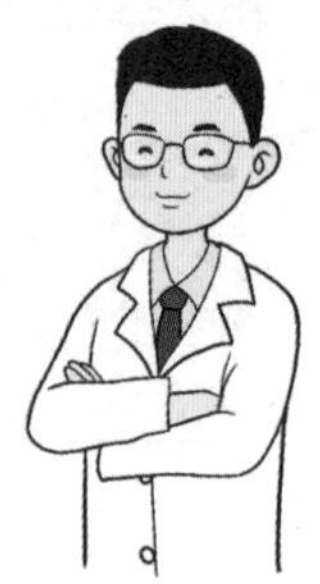

如果有必要的话，可以进一步做尿路细菌培养，目的就是进一步明确宝宝尿路感染的是阳性球菌还是阴性杆菌，以及明确是上一次感染没好又复发了，还是感染了新的细菌。尿路细菌培养有助于治疗更精准。

在必要时，也可进行膀胱造影检查、核磁共振检查等。

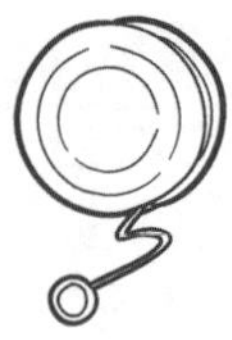

如果排除了泌尿道畸形的话，宝宝反复尿路感染就要考虑是否免疫力过低，要针对免疫力问题进行治疗，以及进行生活方式的改变。

5 男宝宝阴茎口有点红需要处理吗？会引起尿路感染吗？

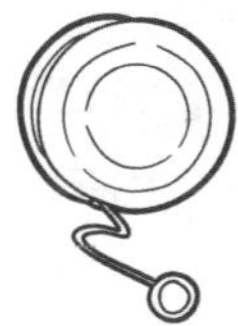

男宝宝阴茎口红红的，说明已经有轻微的感染了，如果细菌继续上行，是可能引起尿路感染的，所以我建议要积极处理。其实女宝宝也会出现会阴处红红的，都需要处理，处理的方法基本相同。

外阴或阴茎口红红的，属于轻度的尿路感染，可以不吃抗菌素，只要外用药即可，包括外洗以及涂药。外洗的药包括苯扎氯胺溶液，以前大多使用高锰酸钾溶液。外涂的药膏包括百多邦，皮维碘等。

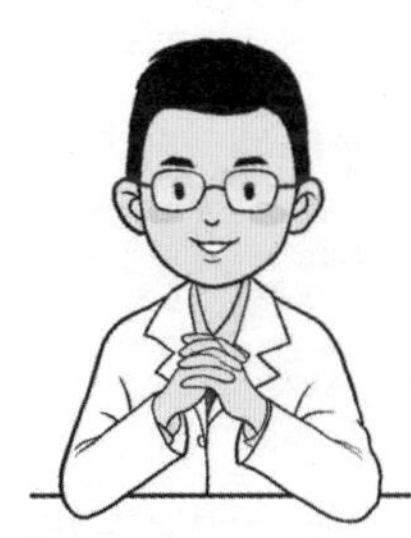

这里要提醒的是，大部分男宝宝的包皮都相对较长，看起来有赘皮，这个地方特别容易发红，爸爸妈妈每次为宝宝洗澡时要注意将这里翻出来清洗，以免藏污纳垢，如果这个部分已经发红了，也可用刚才说的方法外洗或涂药。

6 女宝宝的外阴如何清洗才能降低感染概率？

宝宝大小便后，用干净、柔软的干纸巾或湿纸巾，从前往后轻轻沾干净即可，方向很重要，从前往后可避免将粪便擦到会阴部。不需要每次便便后都用水洗。除非宝宝正在腹泻，或已经得了尿布疹或有得尿布疹的迹象，可用清水洗后，用干纸巾轻轻把水沾干净，不要摩擦皮肤。

宝宝洗澡时用清水正常清洗会阴即可。我们皮肤有自然、健康的微生态，包括女宝宝的外阴也有它的自然微生态，如果用肥皂或者沐浴露去清洗，反而可能会破坏这个微生态，降低它的屏障功能。

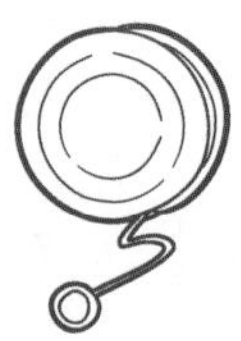

7 男宝宝喜欢玩自己的“小鸡鸡”，会不会导致感染？

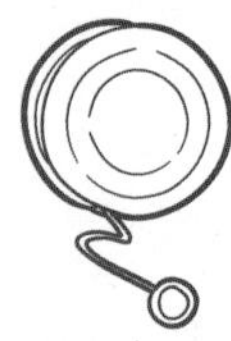

会的，因为宝宝的小手不一定卫生，这样玩“小鸡鸡”的过程可能会导致尿路感染，也可能把“小鸡鸡”抓伤。

对于宝宝的这个坏习惯，爸爸妈妈可以先用制止的方法，如果没有效果，可以用转移注意力的方法，或陪伴宝宝玩耍，不要让他因为无聊而玩“小鸡鸡”。以上方法仍无效的话，可以用给宝宝穿纸尿裤的方法，来帮他改变这个习惯。此前也有妈妈试过让宝宝戴手套（让他玩“小鸡鸡”时不方便，就可能放弃了）的方法来纠正他的这个坏习惯。

8 宝宝容易尿路感染，是穿开裆裤好，还是穿纸尿裤合适？

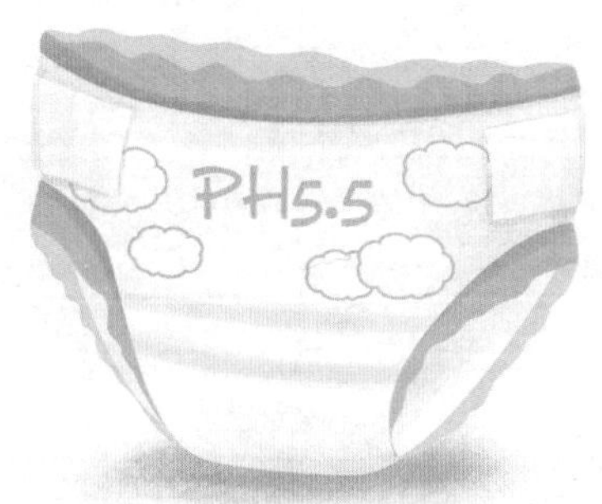

开裆裤并非完全不能穿。特别是在南方，天气潮湿闷热的时间很长，宝宝穿着开裆裤小屁屁能更充分暴露在空气中，不容易得尿布疹，不容易得尿路感染，而且他活动也更自如，但穿开裆裤要注意的是环境卫生要有保障。

如果纸尿裤不透气，更换又不勤的话是有可能导致尿路感染的。

所以说，宝宝外出时尽量穿纸尿裤，因为外面环境的卫生难以保障，而且还有宝宝隐私的问题。但是爸爸妈妈要给宝宝勤换纸尿裤，选购纸尿裤时注意它透气、吸水的指标，另外也可以选择带有弱酸涂层的纸尿裤，对保护宝宝的皮肤屏障也有帮助。

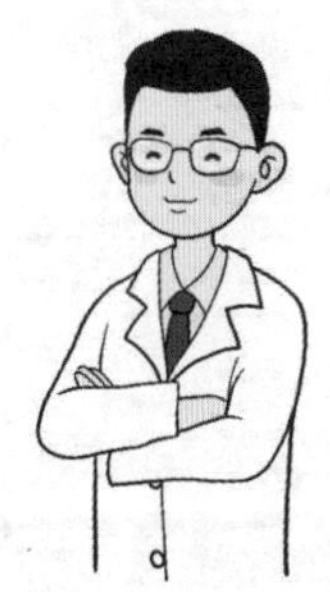

在家中时，如果家里没有宠物、地板干净、照看的人手充足的话，可以让宝宝穿着开裆裤活动。

CHAPTER FIFTEEN

第十五章 手足口病

1. 手足口病疫苗有必要打吗？ ······ 305

2. 打了手足口病疫苗为何还是会得手足口病？ ······ 306

3. 怀疑宝宝得了手足口病一般去医院看什么科？ ······ 306

4. 在手足口病高发季节，宝宝出现了哪些症状就该去医院？ · 307

5. 治疗手足口病没有特效药，为何医生还开药？ ······ 308

6. 轻症手足口病患儿如何在家护理？ ······ 309

7. 大人会成为“带毒者”，把病毒带回家吗？ ······ 310

8. 手足口病的传染期大约为多长时间？如何判断宝宝的手足口病快好了？ ······ 311

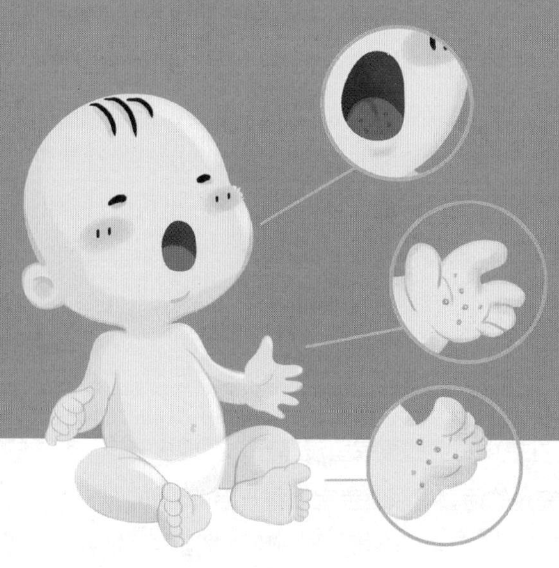

1 手足口病疫苗有必要打吗？

手足口病是由肠道病毒引起的传染病，多发生于5岁以下的婴幼儿，可引起发热和手、足、口腔、臀等部位的皮疹、溃疡，个别患者可引起心肌炎、肺水肿、无菌性脑膜脑炎等并发症。引发手足口病的肠道病毒有20多种，其中柯萨奇病毒 A16 型(CoxA16) 和肠道病毒71型（EV71）最常见，也容易发展为重症。所以手足口病疫苗主要就是预防71型（EV71）病毒，所以学名叫作EV71疫苗。

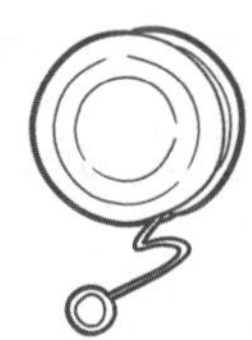

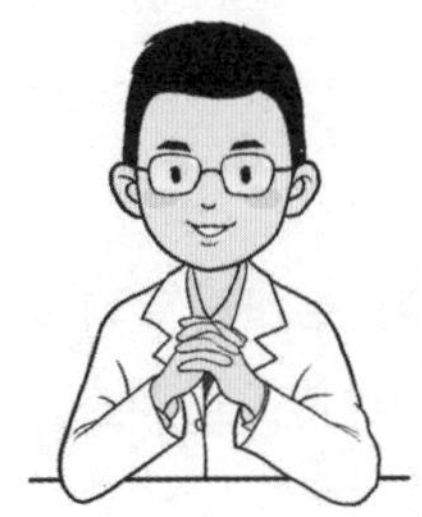

国家卫生健康委员会颁布的《手足口病诊疗指南》和中国疾病预防控制中心《肠道病毒71 型灭活疫苗使用技术指南》中均提到，建议满 6 月龄的儿童尽早接种 EV71 疫苗，越早越好，鼓励在 12 月龄前完成全程接种。完成接种后宝宝以后就需要每年接种了。

即使错过了6~12月龄这个年龄段，只要宝宝还在3岁以内，我仍建议接种。因为手足口病发展为重症主要发生在3岁及以内的宝宝，如果宝宝超过3岁了，即使得了手足口病也是轻症，无须担心了。

2 打了手足口病疫苗为何还是会得手足口病？

我们之前讲过，引起手足口病的肠道病毒有20多种，接种的手足口病疫苗主要是预防可能引起重症手足口病的肠道病毒71型（EV71），疫苗对其他肠道病毒并没有预防能力，所以宝宝仍可能得手足口病，但即使得了也是轻症。

所以说，手足口病疫苗是值得打的，还是那句话，手足口病并不可怕，可怕的是会发展成重症，疫苗能预防重症手足口病那就是有价值的。

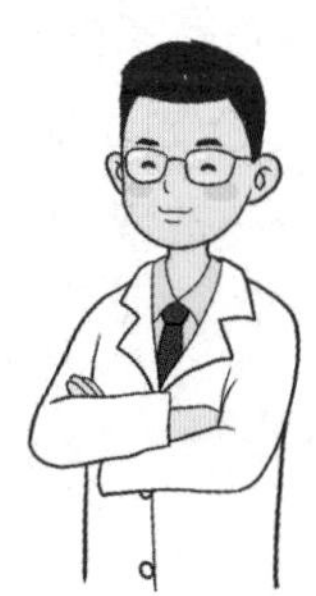

3 怀疑宝宝得了手足口病一般去医院看什么科？

如果是去综合性医院的话，一般是看儿科，大的医院儿科还会细分专科，可以看儿内科、儿科消化科，或儿科感染科，因为手足口病是一种传染性疾病。如果是带宝宝去儿童医院等专科医院的话，也可以直接看感染科。

这里要特别提醒的是，如果你怀疑宝宝是重症手足口病的话，那么请毫不犹豫地去看急诊。

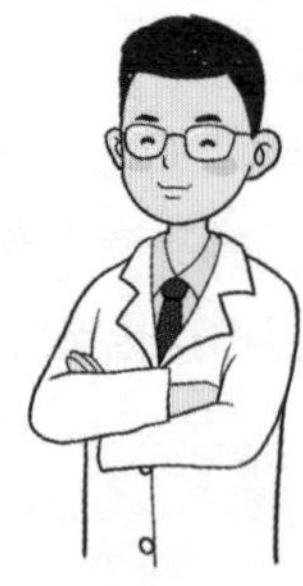

4. 在手足口病高发季节，宝宝出现了哪些症状就该去医院？

如果孩子在口腔、手、足、臀等部位出现丘疹或疱疹时，无论是否有发烧，家长都应该带宝宝去医院，由医生来确诊是否手足口病，并判断是否有发展为重症的可能。如果确诊是手足口病，医生则会做传染病登记。

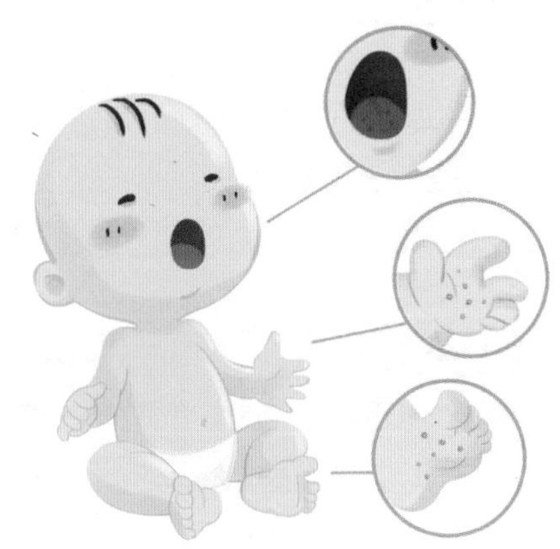

如果宝宝的年龄在3岁以上，没有持续高热不退，白细胞等免疫细胞不会高得离谱或低得离谱，血糖不会很高，血压也正常，精神状况还不错，那么一般判断宝宝是轻症。

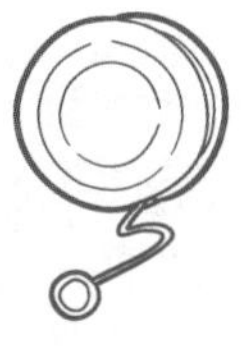

对于症状较轻的宝宝可以在家中对症处理，密切观察，隔离护理，避免传染给其他小朋友，一般是 7 天左右就会好了。

一旦出现高热持续不退、呕吐、气促、手抖（该症状提示病毒已侵犯了孩子的神经系统）、精神差、手脚冰凉、面色苍灰等症状，医生则怀疑为重症手足口病，病情随时可能迅速恶化，所以一般会建议留院观察。

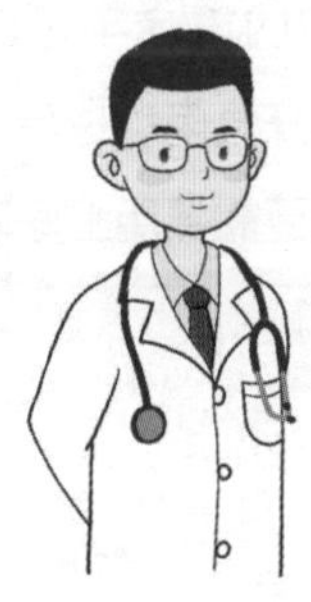

5 治疗手足口病没有特效药，为何医生还开药？

对于手足口病的治疗并没有什么特效药，那么为何患有手足口病的宝宝在门诊就医时医生还会开药呢？

这是因为宝宝出疱疹可能会很痛或很痒，发烧也会使宝宝非常难受，医生一般会开具一些中成药，对症解决问题，宝宝没有那么辛苦，精神愉快，对于对抗病毒，身体尽快康复都是有帮助的。

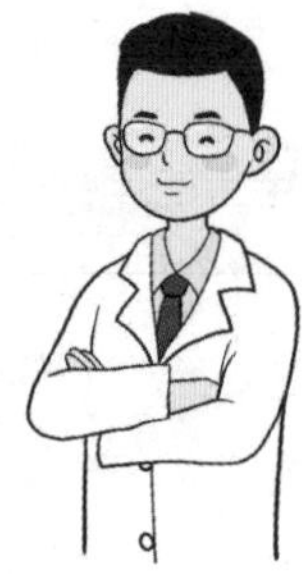

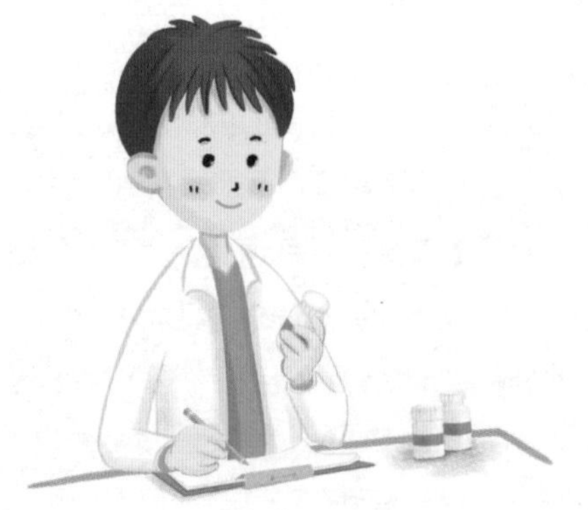

对于住院的重症手足口病宝宝，医生还会开具丙种球蛋白、激素等药物，甚至需要用上呼吸机，费用则高很多。

6 轻症手足口病患儿如何在家护理?

手足口病其实是儿科常见病，医生对此的处理与上呼吸道感染差不多。确诊孩子患了手足口病也不用太担心，轻症的回家护理即可。

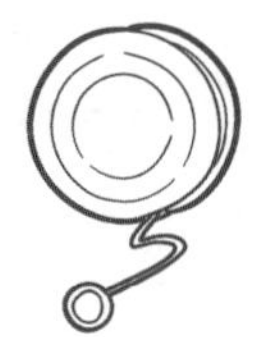

发热38℃以下的孩子可通过多喝水、温水擦浴、充分休息来退烧，必要时可以服用对乙酰氨基酚等退烧药。

手足口病引起的疱疹并不会特别痒，一般情况下宝宝不会过度抓挠。

不过，手足口病引起的口腔内疱疹则可能会特别疼痛，宝宝会因此不愿意进食。针对这种情况，家长可以给宝宝准备流质或半糊状食物，或者让宝宝吃些雪糕。每次餐后用温水漱口，疱疹破损后会特别痛，甚至有口水流过时都会痛，这种情况下可以涂一点碘甘油，以减轻疼痛，促进愈合。

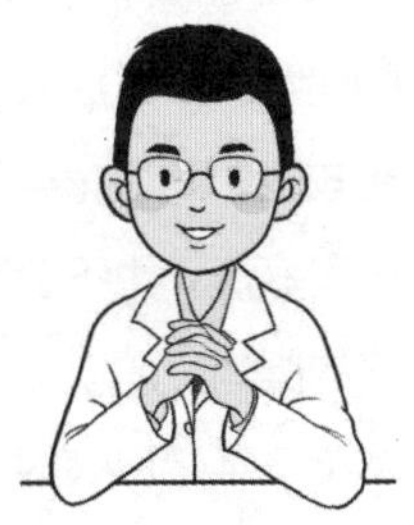

如果宝宝有腹泻的情况，可以服用口服补液盐和益生菌。但手足口病引起的腹泻也不会像秋季腹泻那么严重。

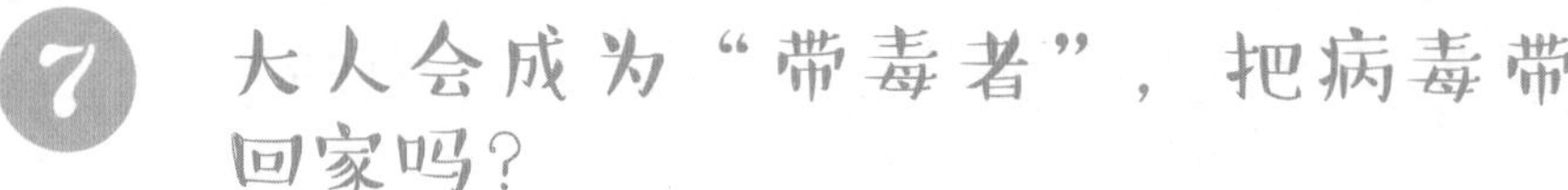

7 大人会成为“带毒者”，把病毒带回家吗？

会的。如果家中有手足口病的宝宝，负责护理的爸爸妈妈最好不要接触别的孩子。

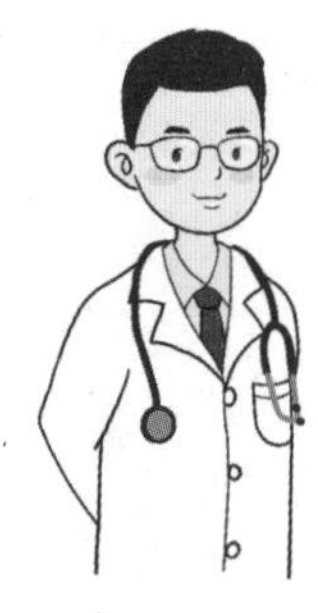

在手足口病的高发期，家长从外面回来，最好先洗手，尤其是接触宝宝的食物前一定要洗手。

其实成人也会感染引起手足口病的病毒，不过成人的免疫力强，症状也较轻，如果感染了可能手、足不会出现疱疹，也不会发烧，只表现为轻度的腹泻，所以成人甚至不知道自己感染了手足口病的病毒。但他们会成为病毒的携带者，是有可能传染给宝宝的。所以在手足口病的高发季节，爸爸妈妈下班回到家，一定要先洗手、洗脸、漱口，更换外套后再去接触宝宝比较好。

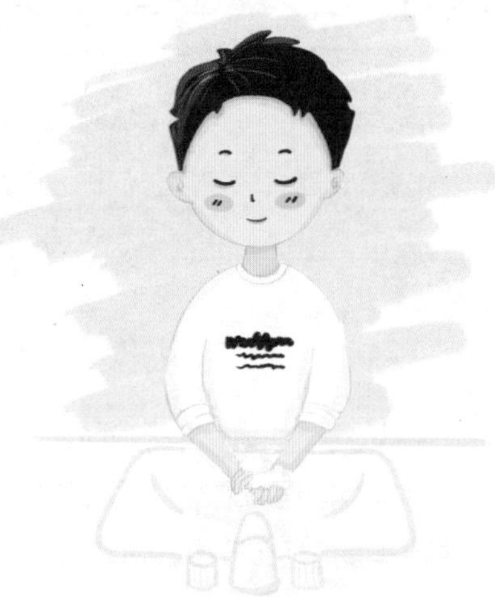

8 手足口病的传染期大约为多长时间？如何判断宝宝的手足口病快好了？

手足口病的传染期大约为两周左右，一般来说开始发烧或者开始出疹时，也就是第一周，此时的传染性很强；第二周开始宝宝的病情处于好转的过程中，传染性会弱一些，但也是有传染性的。

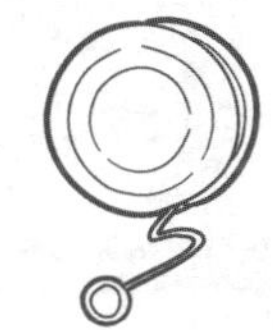

宝宝的疱疹开始从鲜红色变得颜色暗淡了，就是疾病好转的迹象。

CHAPTER SIXTEEN

第十六章 食物过敏类疾病

1. 宝宝对牛奶过敏，他这一生都不能喝牛奶了吗？ · · · · · ·313

2. 食物过敏是不是可以不管，等宝宝长大自然就好了？ · · · ·314

3. 食物过敏引起宝宝皮肤瘙痒怎么办？ · · · · · · · · · · · ·315

4. 食物过敏的症状除了长湿疹，还有哪些？ · · · · · · · · · ·316

5. 食物过敏会遗传吗？爸爸对虾过敏，宝宝是不是也会对虾过敏？ ·316

6. 婴儿由于食物过敏发烧怎么办？ · · · · · · · · · · · · · ·317

7. 宝宝牛奶过敏如何进行脱敏治疗？ · · · · · · · · · · · · ·318

8. 宝宝不肯喝脱敏奶粉怎么办？ · · · · · · · · · · · · · · ·319

9. 还有哪些食物过敏可以用脱敏疗法？ · · · · · · · · · · · ·320

10. 宝宝对大米、面粉都过敏，但是这类食物没有脱敏疗法，该如何给他添加辅食？ · · · · · · · · · · · · · · ·321

11. 大宝食物过敏，二宝即将出生有办法预防食物过敏吗？ ·322

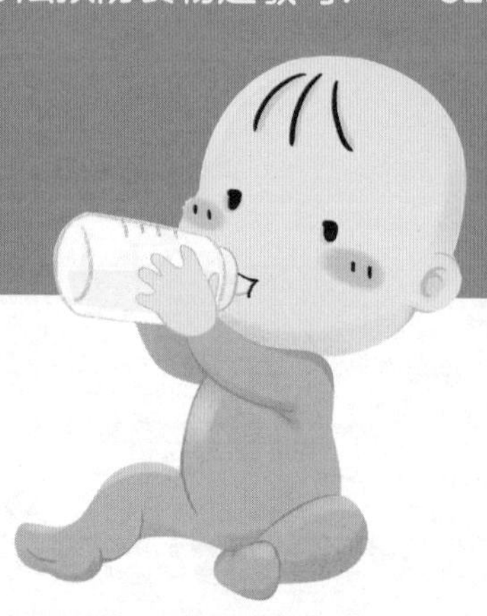

1 宝宝对牛奶过敏，他这一生都不能喝牛奶了吗？

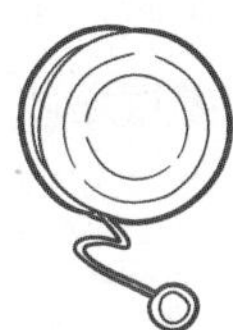

宝宝出生后遇到的第一种会引起过敏的食物就是牛奶，开始添加辅食后，又可能会逐渐发现他对坚果、海鲜、鱼类、小麦等过敏。

根据目前的研究和临床观察，在所有可能会引起过敏的食物中，除了花生引起的过敏可能会伴随终生外，其他大部分食物过敏都不是终生的，过了一段时间后就不再过敏了。

以牛奶为例，目前的研究证实，对牛奶过敏的宝宝等长到 5 岁时，有 97% 的宝宝不再对牛奶过敏了，也就是说可以正常喝牛奶了。

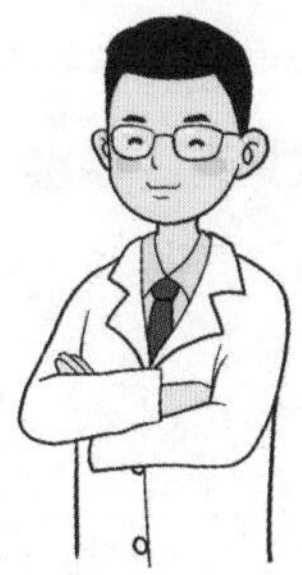

在门诊时有些妈妈会忧心忡忡地问我：“我的孩子是不是永远不能吃……？”我想对她们说的是，不用担心，绝大部分食物过敏仅仅是阶段性的，宝宝再长大一点是不会错过任何美食的。

2 食物过敏是不是可以不管，等宝宝长大自然就好了？

绝大部分食物过敏是阶段性的，等宝宝长到一定的年龄就不再对这些食物过敏了。但这不意味着在此之前就不用管它，既不让宝宝回避这些食物，同时也不接受规范治疗，那么长期存在的过敏就可能造成免疫紊乱，以及对某些器官造成不可逆的伤害。

以一个对鸡蛋过敏的宝宝为例，爸爸妈妈明知道他对鸡蛋过敏还让他照常吃鸡蛋，宝宝就会发生过敏反应，表现出湿疹、过敏性鼻炎、哮喘，或者出现其他过敏性疾病。等到宝宝长到三四岁了，真的如爸爸妈妈预期的那样，吃鸡蛋不再过敏了，但是此前过敏导致的过敏性鼻炎、哮喘等疾病却可能伴随宝宝几年、十几年，甚至终生。

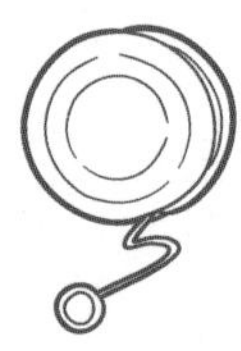

这里我想强调一个概念，其实现在包括牛奶、鸡蛋、坚果等在内的17种食物引起的过敏是有“脱敏疗法”的，可大大缩短宝宝食物过敏的时间，这样既不会影响宝宝的营养摄入，又可以减少过敏反应对身体造成的损伤。

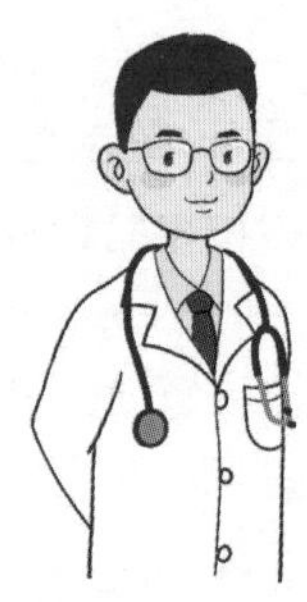

对于没有“脱敏疗法”的食物，爸爸妈妈还是要让宝宝回避这种食物，“回避”也是干预的手段。

3 食物过敏引起宝宝皮肤瘙痒怎么办？

食物过敏是会引起皮肤瘙痒的，有的在瘙痒的同时还伴随有湿疹。

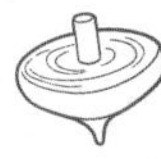

如果宝宝只是皮肤痒但没有湿疹，就只能让宝宝口服抗组胺药、抗过敏药来帮助他降低过敏反应，可以达到止痒的效果。也可以用一些中成药的洗剂给宝宝洗澡，也能达到止痒的效果。如果知道宝宝对哪种食物过敏的话，就让他暂时不要吃这些食物。

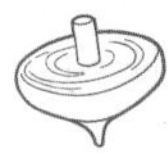

如果宝宝因食物过敏导致湿疹的发生，除了上述的方法外还要对湿疹进行局部处理。湿疹的皮肤管理叫作“阶梯式治疗”，分为基础治疗和轻中重度治疗。简单地说就是“保湿+抗炎”。

保湿剂的产品很多，在药店和母婴店都可以买到，给宝宝在湿疹处涂保湿剂要足量、厚涂（详见第一部分第八章《如何为湿疹宝宝选保湿膏？保湿膏的用法有讲究吗？》）。湿疹外面看上去是有渗液、湿湿的，其实皮肤真正的状态是保湿能力下降，保不住水分，水分不停地渗出、蒸发。通过保湿可帮助皮肤提高锁水的能力，然后修复这些干裂的细胞，有利于止痒。

湿疹引起的瘙痒、干燥，其实就是皮肤发生了炎症反应，局部涂抹抗炎软膏能起到修复炎症反应的作用。抗炎软膏要适量涂抹，将软膏从妈妈食指的指尖处开始挤，向下一直挤到食指第一关节处，这么多抗炎软膏可以涂满一岁以下宝宝的整张脸，如果是给1岁到5岁的宝宝涂，则可以涂满半张脸。

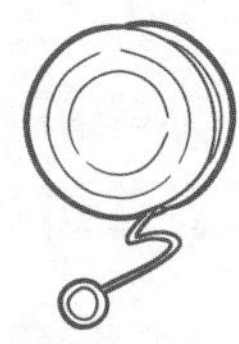

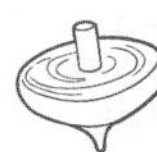

最后要提醒的是炉甘石洗剂虽然有止痒的效果，但它是一种收敛型的止痒剂，如果宝宝有湿疹则不建议用炉甘石洗剂来止痒。

4 食物过敏的症状除了长湿疹，还有哪些？

很多爸爸妈妈以为宝宝食物过敏只会长湿疹，这是错误的。其实还有可能出现瘙痒、皮疹、荨麻疹、水肿、干燥等皮肤症状，喘息、哮喘、咳嗽、鼻炎等呼吸系统症状，腹泻、便秘、屁多、呕吐、反流、生长发育迟缓等消化系统症状。有时宝宝甚至就是表现出对某一类食物特别抗拒，那也有可能是他对这类食物过敏，吃了以后身体不舒服，但他还不懂得如何表达，爸爸妈妈会误以为他挑食。

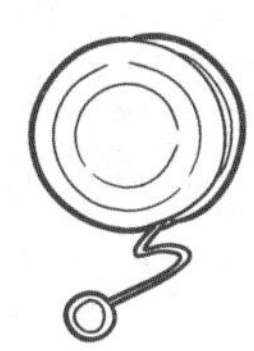

如果出现上述症状，建议爸爸妈妈平时要多观察宝宝的身体状况，就诊时除自认为的主要问题外，也要把宝宝的其他不适一并讲给医生听，帮助医生准确诊断。

5 食物过敏会遗传吗？爸爸对虾过敏，宝宝是不是也会对虾过敏？

这是我在门诊中经常被爸爸妈妈们问到的一个问题。对食物过敏的宝宝通常都是过敏性体质，过敏性体质是有遗传倾向的，就是说如果父母是过敏性体质，那么宝宝是过敏性体质的概率就比别的宝宝高，但也不是说一定就会是过敏性体质。

研究显示，如果父母都是过敏性体质的话，宝宝有 60%~80% 的概率会是过敏体质。如果父母中有一方是过敏性体质，宝宝有 33% 的概率是过敏性体质。但如果父母都不是过敏性体质，宝宝仍有 11%~15% 的概率是过敏性体质。

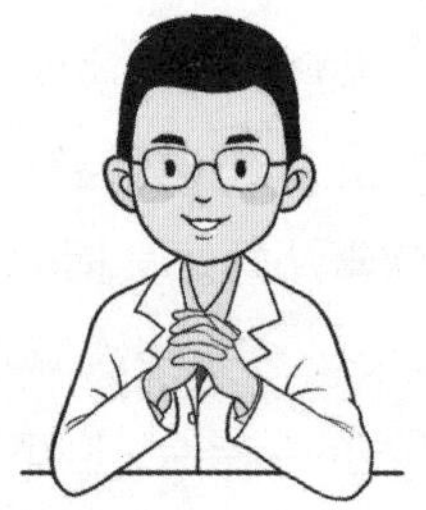

有意思的是，过敏性体质虽然会遗传，但具体对哪种食物过敏并不一定会被遗传，也就是说如果爸爸把过敏性体质遗传给了宝宝，爸爸是对虾过敏，但宝宝却可能对猕猴桃过敏，对虾并不过敏。

6 婴儿由于食物过敏发烧怎么办？

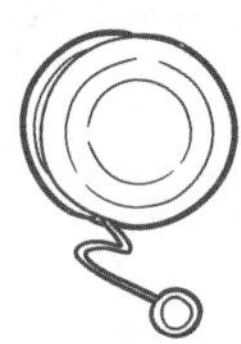

这种情况比较少见，但一旦发生了就提示可能是强过敏反应，身体内的免疫抵抗比较激烈，引起了全身症状。爸爸妈妈要打起精神，应及时带宝宝看医生，此时发烧本身不是主要的关注点，了解有无其他的合并问题才是关键，也就是食物过敏是否引起了其他脏器的损伤。

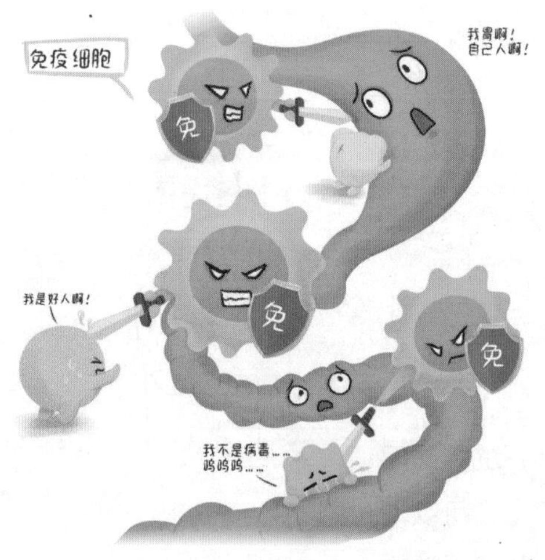

我们的免疫系统就相当于身体的“警卫部队”，当有外敌入侵时它们就会冲去打仗，过敏就是我们的免疫系统紊乱了导致“敌我不分”，吃进去的食物本来是无害的，免疫系统却把它识别为“敌人”进行攻击，攻击的同时还会误伤了身体的其他器官。发烧就相当于打仗发出的轰隆声，轰隆声本身不是关注的焦点，焦点是在打仗中有没有“伤敌八百自损一千”。

如果只是单纯的发烧，那就按照发烧的处理原则来处理。如果出现了脏器损伤，那就需要急诊观察或者是住院观察。

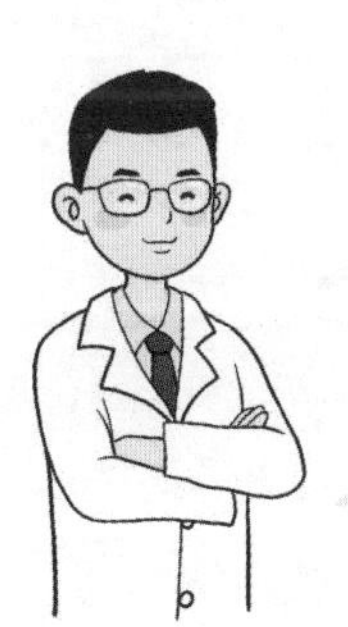

爸爸妈妈要注意的是，以后要让宝宝尽可能回避会引起强过敏反应的食物，尽量不碰。

宝宝牛奶过敏如何进行脱敏治疗？

食物过敏就是说食物本来不是“敌人”，但宝宝的免疫系统紊乱了而错误地把它当作敌人去进行抵抗，引起的过激反应就是过敏。

脱敏疗法又叫作口服免疫耐受，它的机理就是让一些微量的可能引起过敏的蛋白质去刺激宝宝的机体，这种微量的刺激持续一段时间后，宝宝的免疫系统就慢慢地不再认为它是敌人，不再产生过激的反应了。

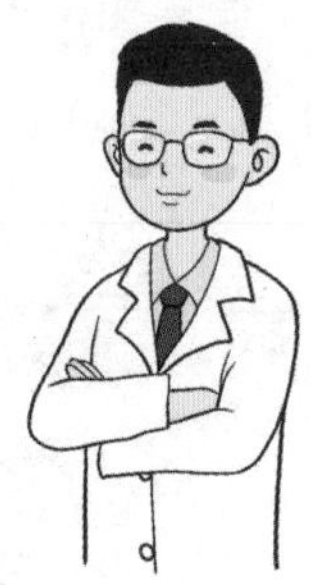

现在针对牛奶过敏的宝宝已经有成体系的特殊配方奶粉了。如果宝宝是重度的牛奶过敏患者，可以喝氨基酸奶粉、深度水解奶粉，如果宝宝对牛奶过敏的症状比较轻，可以选择喝部分水解奶粉，最后逐渐恢复到普通的整蛋白奶粉。经过6个月到9个月的治疗就能够达到牛奶脱敏了。

8 宝宝不肯喝脱敏奶粉怎么办？

脱敏奶粉的味道是苦，甚至还有腥味，大多数宝宝的确接受起来比较难。脱敏奶粉为何会做得这么难喝？因为它里面没有会让宝宝过敏的蛋白质，只有氨基酸，两者的营养价值是一样的，但氨基酸的味道就是苦的，蛋白质的味道是香的，所以普通配方奶喝起来香香的，脱敏奶粉喝起来就是苦苦的。

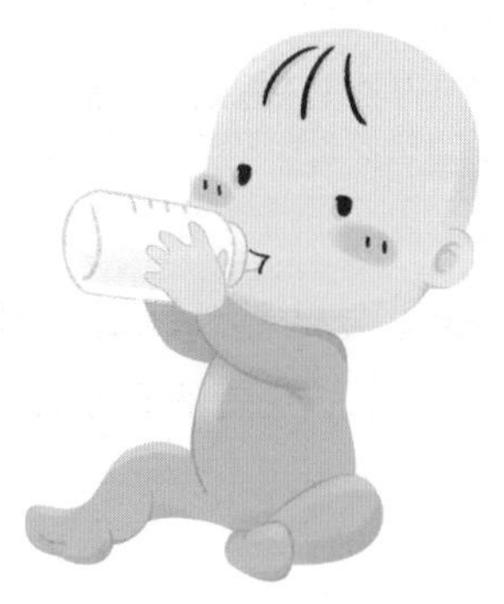

对于6个月以内的宝宝，他们对味道还没有形成偏好，给他什么味道他就接受什么味道，所以接受起脱敏奶粉来就比较容易。

大一点的宝宝喝过了普通配方奶，也接触了味道丰富的辅食，而且味蕾发育渐趋完善，已经有了味道的偏好，再换脱敏奶粉，刚开始肯定有难度。

可以在奶粉里加点梨汁或葡萄糖粉来改善味道，让宝宝更容易接受。喝过几次后，宝宝虽然不喜欢这个味道，但身体的感受是舒服的，慢慢就会适应了。对于实在无法接受脱敏奶粉的宝宝，家长只能尽可能从食物中让宝宝避开过敏原。

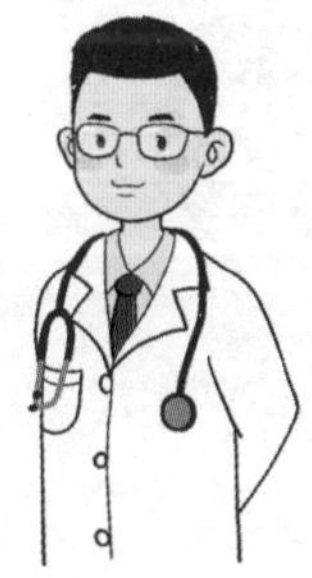

9 还有哪些食物过敏可以用脱敏疗法？

除了我刚才讲过的牛奶过敏外，现在对小麦、燕麦、大米、鸡蛋、大豆、花生、开心果、核桃、山核桃、扁桃仁、榛子、芝麻、腰果、三文鱼、鳕鱼、虾共17种食物的过敏都有了脱敏疗法。这17种食物覆盖了共八类过敏原，已经有企业从这17种常见过敏食物中提炼出微量蛋白质混合在一起给宝宝服用，以达到脱敏的作用。

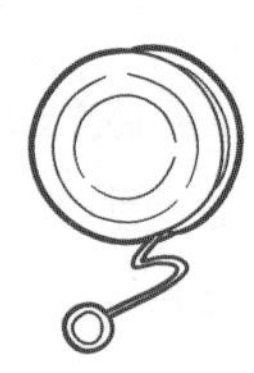

在民间，有些父母会在宝宝身体状态比较好的时候，让他很微量地吃一点他本来会过敏的食物，这也是基于同样的原理。

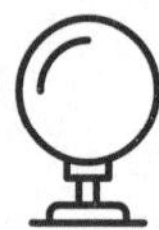

还有一类方法严格地说不能叫作脱敏疗法，但也能帮助宝宝改善食物过敏，达到脱敏的效果。

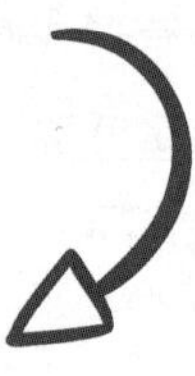

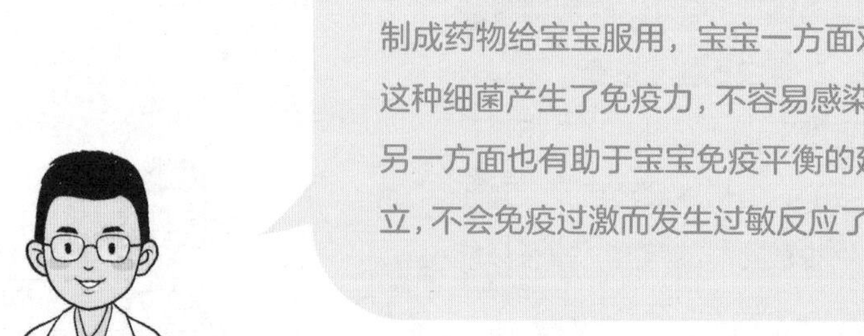

这种方法是从细菌中取出蛋白质制成药物给宝宝服用，宝宝一方面对这种细菌产生了免疫力，不容易感染；另一方面也有助于宝宝免疫平衡的建立，不会免疫过激而发生过敏反应了。

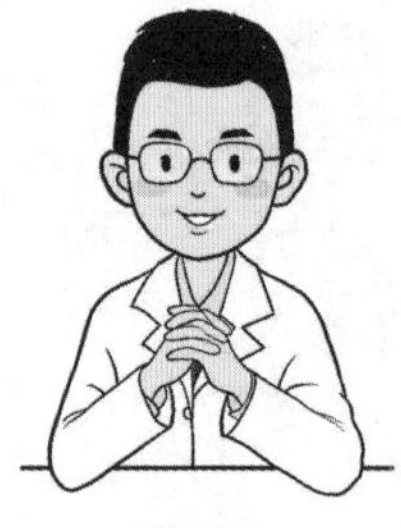

10 宝宝对大米、面粉都过敏，但是这类食物没有脱敏疗法，该如何给他添加辅食？

如果宝宝对大米过敏，可以把大米先炒一下，然后再磨成粉，做成米糊给宝宝吃。大米中导致过敏的蛋白质是具有热敏性的，这种蛋白质在高温下就会被破坏。

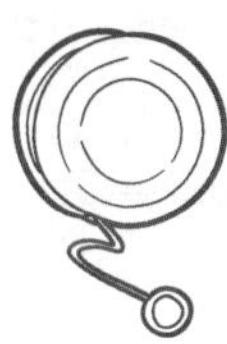

如果宝宝对小麦过敏，那么所有的面制品他都不能吃，在宝宝小的时候，可以选择无麸质辅食，等宝宝大一些咀嚼能力更好了，可以把面粉烤成面包，破坏掉导致过敏的蛋白质，宝宝吃了就不会过敏了。

中医中有“焦香入脾”的说法，就是说脾胃虚弱、这不能吃那不能吃的宝宝却喜欢吃烤的、香香的食物，应该与西医说的高温破坏了导致过敏的蛋白质有异曲同工之妙。

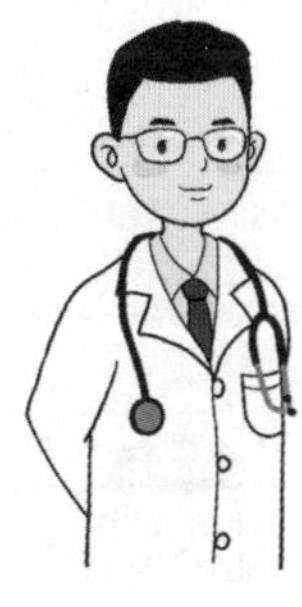

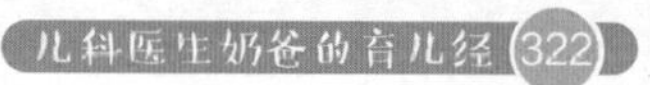

11 大宝食物过敏，二宝即将出生有办法预防食物过敏吗？

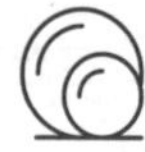

是有办法的。

妈妈在孕期尽量不要使用抗生素、解热镇痛药，否则会增加宝宝出生后的过敏风险。妈妈在分娩时尽可能选择顺产，如果是剖宫产的话会增加30%的过敏风险。宝宝出生后，家里应注意环境卫生，但不要过多使用消毒剂，消毒剂也会增加40%的过敏风险。另外，家里不要有人吸烟，也不要有太多毛绒玩具。

在宝宝6个月到1岁添加辅食的阶段，要让宝宝接触的食物尽可能多样化，可大大降低他将来发生食物过敏的风险。

已经有研究证实，如果过敏高风险的宝宝在4~11个月龄时有规律地摄入花生，那么花生过敏的发生率可降低80%。在宝宝4~6个月龄期间，让他开始持续摄入熟鸡蛋，也会降低他发生鸡蛋过敏的风险。

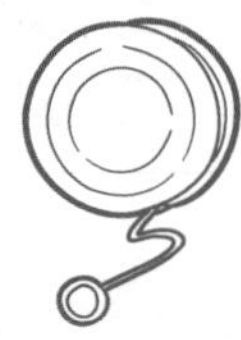

从这些最新的研究可以看出，对待过敏传统的理念就是“回避保护”，但现在新的理念认为，“调整肠道菌群（使用益生菌）+ 恰当、可控的暴露”是更有利于过敏的预防和治疗。

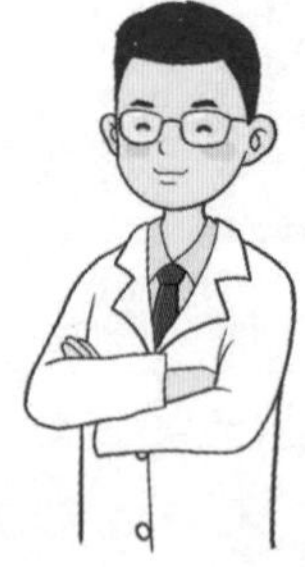

CHAPTER SEVENTEEN

第十七章 乳糖不耐受

1. 宝宝喝奶后会说肚子痛，怎么鉴别是不是乳糖不耐受？ · · 324

2. 乳糖不耐受和牛奶过敏如何区分？ · · · · · · · · · · · · · · 324

3. 宝宝因为乳糖不耐受总是哭，会不会一直这样下去？ · · · 325

4. 三个月大的宝宝乳糖不耐受，需要停掉母乳，换成特殊配方奶粉吗？ · 326

5. 乳糖酶为何医院里不能开？一天用几次？ · · · · · · · · · 326

6. 乳糖酶一次吃几滴？吃多了有副作用吗？ · · · · · · · · · 327

7. 宝宝用了乳糖酶之后乳糖不耐受症状没有了，一停就又出现了，会不会对乳糖酶产生依赖？ · · · · · · · · · · · · · · 327

8. 如果不能一下子停掉乳糖酶，那么该如何停？ · · · · · · · 328

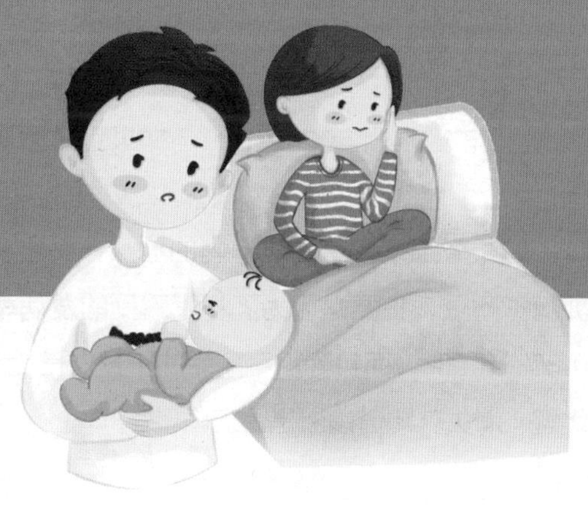

1 宝宝喝奶后会说肚子痛，怎么鉴别是不是乳糖不耐受？

乳糖不耐受是因为乳糖酶不足导致小肠内的乳糖不能被及时分解，乳糖便进入了结肠，结肠内有很多细菌，没有分解的乳糖在细菌的作用下就会发酵，于是产生“酸、气、泻、痛”四大症状。

酸，就是大便的酸味很重，如果用PH试纸测试的话，PH值比较低；气，就是宝宝会有腹胀、放屁、大便里起泡等症状；泻，就是宝宝会有腹泻，但腹泻不会像轮状病毒引起的腹泻那么严重；痛，就是产生的气如果不能及时排出的话，宝宝会出现肠绞痛、腹痛。爸爸妈妈们可以用这四个方法来鉴别宝宝是不是乳糖不耐受。

2 乳糖不耐受和牛奶过敏如何区分？

刚才说过，乳糖不耐受的症状主要集中在结肠部位，以“酸、气、泻、痛”为主要症状。

牛奶过敏也会出现腹痛，但还会有别的症状。牛奶过敏影响的是整个消化道，不仅仅是结肠（引起腹泻、便秘、腹痛），还可能影响直肠（引起便血）、食管（引起胃食管反流）。此外牛奶过敏还会影响到消化道外的其他器官，比如皮肤（出现湿疹）、呼吸道（过敏性鼻炎、哮喘等）。

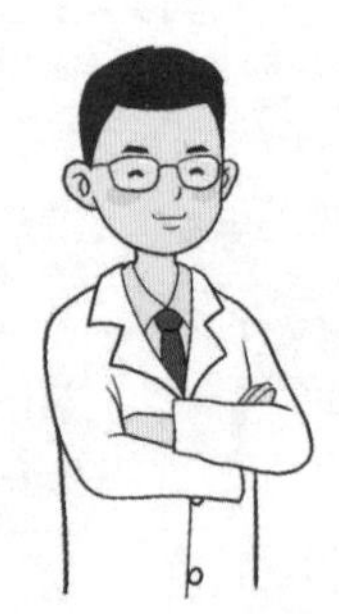

如果宝宝除肠道症状外，还合并有其他症状，尤其是消化道外的症状，基本考虑是牛奶过敏。

如果宝宝仅仅有消化道内的症状，又主要是肠道症状，那么医生会优先考虑是乳糖不耐受，主要是因为乳糖不耐受的发病率为10%~20%，远远高于牛奶过敏的0.8%~3.5%。而且乳糖不耐受的干预非常简单，只要补充了乳糖酶看宝宝症状是否缓解、消失就知道诊断是否正确了。

3 宝宝因为乳糖不耐受总是哭，会不会一直这样下去？

乳糖不耐受中有一类是先天性的，也就是说它的基因导致乳糖分泌不足，这一情况会伴随一生，但这种情况非常罕见，全世界才报道了20例左右；还有一类，也就是绝大多数乳糖不耐受是阶段性的。宝宝还在妈妈子宫中从34周起他的肠道就开始分泌乳糖酶，出生后乳糖酶的分泌会逐渐增多。乳糖酶可以帮助宝宝把奶中的乳糖分解，并进行消化吸收，从而促进宝宝的生长发育。宝宝出生后吃奶量越来越多，乳糖酶的分泌也在增长，但增长的速度如果追不上吃奶量的增加就会出现有部分奶中的乳糖不能及时被消化掉，就出现乳糖不耐受了。

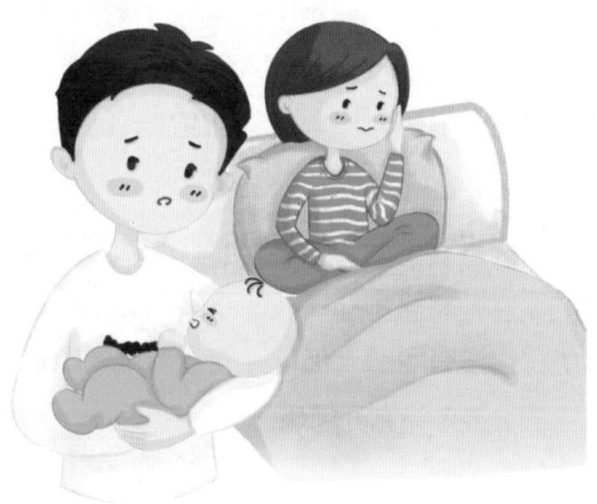

乳糖不耐受在3~6个月的宝宝中最常见，顶峰期是在宝宝3个月时，因此乳糖不耐受在民间又被叫作“百日哭”。过了6个月后，宝宝开始添加辅食后，吃奶量就稳定了下来，乳糖酶的分泌也就逐渐追了上来，乳糖不耐受就会缓解，甚至消失了。

每次接诊乳糖不耐受的宝宝时，我常会告诉父母关于乳糖不耐受的 4 个关键词，“良性的”“很常见（6 个宝宝中就可能有一个乳糖不耐受）”“自限性（不用管它也能好）”“能够解决的（有办法缓解宝宝因为乳糖不耐受而产生的症状，让他可以不那么痛苦地度过这几个月）”，这样可以让父母不用那么焦虑。

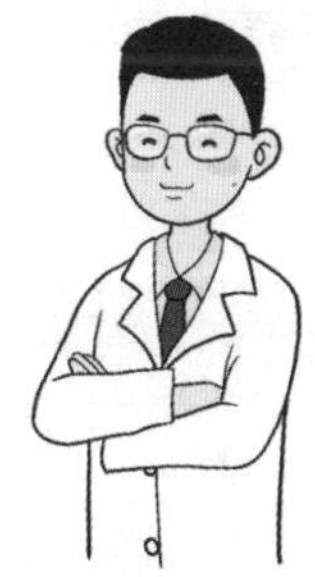

4 三个月大的宝宝乳糖不耐受，需要停掉母乳，换成特殊配方奶粉吗？

如果宝宝一直是吃母乳，不要因为乳糖不耐受而停掉母乳，我们都知道母乳才是宝宝最好的食物。那么如何解决乳糖不耐受的问题呢?

每次喂奶时可以先让宝宝吃几口奶后，再给他的口中滴几滴乳糖酶，然后再接着吃奶。

如果宝宝是吃配方奶的，发现有乳糖不耐受的问题，可以暂时换成低乳糖或无乳糖的配方奶粉。如果爸爸妈妈不想换成特殊配方奶粉也没有问题，仍可继续给宝宝喝普通配方奶粉，只是喝的同时需要给宝宝补充乳糖酶。

5 乳糖酶为何医院里不能开？一天用几次？

这也是我在诊室里经常被问到的问题。乳糖酶因为不属于药品，所以不能进到医院药房中。乳糖酶作为营养品、保健品，是能在母婴店、药店买到的。

至于乳糖酶的用法，不是一天吃几次，而是每次吃奶时都要补充乳糖酶，也就是说宝宝一天吃几次奶就要吃几次乳糖酶。如果宝宝是母乳喂养，可以每次喂奶时先让宝宝吃几口奶后，再给他的口中滴几滴乳糖酶，然后接着吃奶。如果是喝配方奶就更容易了，可直接添加在配方奶中摇匀静置20~30分钟后再喝。

6 乳糖酶一次吃几滴？吃多了有副作用吗？

乳糖酶一般来说每次吃奶时补充，一次给宝宝的口中滴6滴，但宝宝是有个体差异的。爸爸妈妈可以观察，如果滴了6滴宝宝吃奶后仍有乳糖不耐受的症状，那么下次喝奶时可以增加2滴，直到最后找到最适合宝宝吃的量。乳糖酶就是一种蛋白质，就算吃多了也不要紧，会被身体排出来，不会对宝宝的身体产生什么副作用，只是乳糖酶的价格较贵，可能会给爸爸妈妈的钱包带来负担。

7 宝宝用了乳糖酶之后乳糖不耐受症状没有了，一停就又出现了，会不会对乳糖酶产生依赖？

乳糖不耐受并不是一种病，吃了几天乳糖酶这个“药”后，这个“病”就好了。乳糖酶是帮助乳糖消化吸收的，只要宝宝乳糖酶的分泌还没有足够多，他就一直需要补充乳糖酶，直到最后他自身分泌的乳糖酶与他的吃奶量相匹配后，就不再需要补充乳糖酶了，所以说绝对不是对乳糖酶产生了依赖。

8 如果不能一下子停掉乳糖酶，那么该如何停？

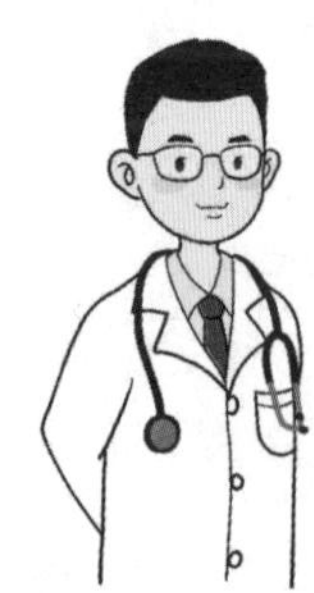

宝宝体内的乳糖酶分泌是在逐渐增多的，当宝宝用了乳糖酶后乳糖不耐受的症状没有了，不要马上停掉乳糖酶，而是可以逐渐减量。

比如说，宝宝现在每次吃6滴乳糖酶，症状很稳定，那么一到两周后，可以减少至每次吃4滴，宝宝的症状仍然很稳定，接着一到两周后就可以减少为2滴，之后一到两周后再减少到1滴，再一到两周后考虑完全停掉。在减量的过程中，如果宝宝的乳糖不耐受症状又出现了，则提示可能减得太快了，应该再进一步放慢减量的速度。